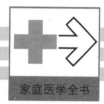

家庭医学全书

U0306045

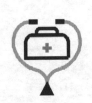

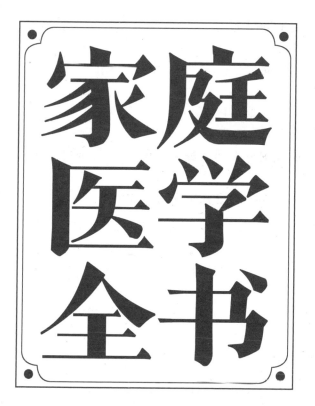

家庭医学全书

周宇/主编

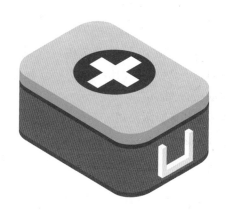

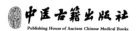

中医古籍出版社

Publishing House of Ancient Chinese Medical Books

图书在版编目（CIP）数据

家庭医学全书 / 周宇主编. –– 北京：中医古籍出
版社，2021.11

ISBN 978–7–5152–2242–4

Ⅰ.①家… Ⅱ.①周… Ⅲ.①家庭医学 Ⅳ.①R1

中国版本图书馆CIP数据核字(2021)第140531号

家庭医学全书

主编　周宇

策划编辑　姚强
责任编辑　张凤霞
封面设计　李荣
出版发行　中医古籍出版社
社　　址　北京东直门内南小街16号（100700）
电　　话　010-64089446（总编室）010-64002949（发行部）
网　　址　www.zhongyiguji.com.cn
印　　刷　天津海德伟业印务有限公司
开　　本　640mm×910mm　1/16
印　　张　16
字　　数　340千字
版　　次　2021年11月第1版　2021年11月第1次印刷
书　　号　ISBN 978-7-5152-2242-4
定　　价　69.00元

前　言

　　现如今，人们的工作和生活节奏日益加快，许多人都希望平时能在家中自助治疗一些常见的疾病，而不用时时、事事都去医院求助于医生。此外，在遇到一些突发的意外伤害时，为自己或家人做一些必要的应急护理，也可为伤者争取宝贵的救治时间。大量的事实证明，自我防病治病和紧急情况下的护理救治，对维护自身和家人的身体健康、保障自身和家人的生命安全是完全可行的。只要我们掌握基本的医学常识、护理常识和急救技能，就能成为自己和家人健康的"保护神"。

　　针对以上种种现实需求，我们精心编写了这本《家庭医学全书》。本书共分为三大板块：首先，着重介绍了许多常见病的诊断方法，按照不同病症分科，以图文结合的方式介绍了各种常见病的病因及治疗方法，帮助读者轻松应对生活中的常见病。其次，介绍了急症和意外伤害时的急救常识以及技巧，帮助读者轻松掌握各种急救技能。最后，介绍了中医基础理论、常用中草药的药性以及针灸推拿法，让读者真正享受花钱少、无副作用的疾病诊疗方法。

　　阅读本书，读者能获得一系列专业的防病、治病、保健和急救方案，掌握准确而实用的医学知识，了解疾病真相。平时，如果我们能做到对自身和家人的身体状况有较为清楚的了解，随时监测身体的各项指标，判断身体发出的各种警讯，完全可以根据病情和经济状况选择合适的自疗妙方，从而免去了上医院求医的种种麻烦以及不菲的花销。遇有大病必须去医院时，自己多一分医学知识储备，也能更好地配合医生治疗，使医生能够更准确地诊断疾病，治疗效果也会倍增。

　　我们在学习和实践本书医学知识的过程中，为自身和家人建立一个科学的家庭自备药箱显然是十分必要的。在选用家庭自备药的时候还应注意以下几点：

　　第一，家庭自备药的目的是应付急需和治疗一些常见的小伤小病，因此选择药物品种宜有的放矢，不宜盲目求全，以免造成不必要的浪费。

第二，家庭自备药应首先选择给药方法简便的剂型，比如适合口服、含服、喷雾以及局部外用的药品，尽量不选用或者少选用供注射用的针剂。另外，不少医院的自制药物，因密封条件欠佳，因此不宜作为家庭自备药物。

第三，家庭成员的健康状况良好，没有经常发病者，平时准备一些治疗感冒和外伤的药品就可以了。

第四，家庭成员中有常患某种疾病者，就应特意储备防治该病的药品，比如家中有患冠心病、心绞痛的老人，应常备硝酸甘油等缓解心绞痛的药物；有患支气管哮喘的病人，应常备异丙肾上腺素气雾剂等解痉平喘的药物。

第五，家中有小孩子的，因为儿童容易遇到感冒、咳嗽、消化功能紊乱、外伤等情况，所以家中备有常用的感冒口服液、小儿止咳糖浆、消食片等适合儿童服用的药物，以及酒精、止血纱布、创可贴等外伤应急药品都是很有必要的。

需要特别指出的是：对自己不能确诊或症状较重的疾病，不可擅自用药，尤其是小儿生病时常常发病急，恶化迅速，小儿自己也难以言表，故应及时去医院诊治。对成年人突发的各种病痛，如老年人原有的慢性病突然恶化，也应及时去医院诊治。

最后，愿本书能满足每一个家庭的需要，帮助您随时解决健康问题，为您和家人的健康保驾护航。

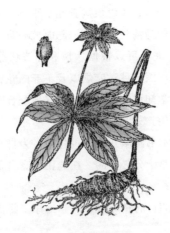

目 录

chapter

第一章

常见病的诊断

现代社会中，随着人们工作和学习压力的增大，生活中越来越多的人被一些常见病所困扰，比如头痛、眩晕、咳嗽、胸痛等，这些疾病时刻都在影响着我们的健康。

如果我们对这些疾病多一些了解，就可以很好地预防疾病。即使得了病，也能很快地找出生病的原因，有助于疾病的诊断和治疗，这样我们就能远离生活中的致病隐患，拥有一个健康的身体。

头痛

头痛是临床上常见的症状之一，引起头痛的原因很多，其中有些是严重的致命疾患。在进行病因诊断时，往往十分困难。

引起头痛的常见病因

(一)头部疾病

(1)脑实质疾病：如脑瘤、脑震荡、流行性乙型脑炎等。

(2)脑血管疾病：如脑出血、蛛网膜下隙出血、脑血管硬化等。

(3)脑膜疾病：如化脓性脑膜炎、结核性脑膜炎、流行性脑脊髓膜炎等。

(4)颅内肿物及颅内压增高：包括脑瘤、脑脓肿、囊肿、颅内血肿、脑寄生虫等。

(二)五官疾病

(1)眼部疾病：如散光、青光眼、远视和虹膜睫状体炎。

(2)耳部疾病：如中耳炎、乳突炎。

(3)鼻部疾病：如鼻炎、鼻窦炎。

(4)咽部疾病：如咽炎、扁桃体炎。

(三)全身性疾病

(1)传染病：如疟疾、血吸虫病。

(2)心血管疾病：如高血压、动脉硬化。

(3)精神神经系统疾病：如神经衰弱、偏头痛、癔病、癫痫等。

诊断

(一)了解病情

1. 头痛发生的时间：原发性高血压的头痛时间往往在晨间；脑瘤和副鼻窦炎的头痛时间一般在上午时比较剧烈；眼部疾病所导致的头痛，常常在下午或晚上发生，或者经常发生在看书之后。

2. 疼痛的部位

(1)前额头痛：常见于眼、鼻、咽部疾病，以及贫血和发热性疾病。

(2)顶部头痛：常见于神经衰弱等。

(3)侧部头痛：常见于耳部疾病、偏头痛以及癔病等。

(4)枕部头痛：常见于脑膜炎、高血压、尿毒症、癫痫和蛛网膜下隙出血等。

(5)全部头痛或位置不固定的头痛：多见于脑震荡、动脉硬化、脑炎、神经衰弱等。

3. 疼痛的程度：脑膜炎常常会导致剧烈的头痛；脑瘤、副鼻窦炎和眼部疾病会导致中等程度的头痛。

4. 头痛伴随的症状

(1)失眠：神经衰弱、脑膜炎所引起的头痛都会影响到睡眠；脑瘤、副鼻窦炎所引起的头痛一般不影响睡眠。

(2)恶心呕吐：流行性脑脊髓膜炎、流行性乙型脑炎、脑瘤等可伴有呕吐而无恶心；偏头痛时常可伴有恶心呕吐；鼻部和眼部的疾病引起的头痛很少引起呕吐。

(3)视力减退：眼部疾病一般都引起视力减退，脑瘤也可能出现视力减退现象。

(4)耳鼻流脓：耳、鼻部疾病的可能性最大。

(二)体格检查

(1)体温增高：常见于发热性疾病和传染病，如伤寒、疟疾、流行性脑脊髓膜炎、流行性乙型脑炎等。

(2)心脏检查：高血压病可有左心扩大及心尖区柔软吹风样收缩。

(3)神经系统检查：流行性脑脊髓膜炎、流行性乙型脑炎等可出现抬头试验、抬腿试验和划足底试验阳性。

(4)血压测定：血压增高常见于高血压病及肾性高血压；血压偏低常可见于贫血和重型流行性乙型脑炎。

(5)视力检查：在远视和散光时，可以发现视力不正常。

(6)鼻部检查：副鼻窦炎和乳突炎时，常有局部压痛，副鼻窦炎可发现鼻腔流脓。

(7)耳部检查：中耳炎时，可有外耳道流脓和鼓膜穿孔现象。

(8)咽部检查：扁桃体炎时，扁桃体肿大，表面可有白色分泌物。

头痛鉴别诊断表

病名	症状体征
流行性乙型脑炎	多发于夏、秋季节，发热，头痛，喷射式呕吐，随着病情发展，出现烦躁、昏迷、抽搐、颈有抵抗
脑震荡后遗症	受伤后，有数分钟意识丧失，病人清醒后出现头晕、头痛等症状，可达数月或数年常无明显体征。发现脑肿瘤、脑脓肿、脑血肿头痛呈持续性，逐渐加剧，可伴有喷射式呕吐，视力逐渐减退，可出现复视、面部麻木、面瘫等，眼底检查可发现视神经乳头水肿
流行性脑脊髓膜炎	多发于冬、春季节，起病急，高热，剧烈头痛，喷射式呕吐，很快进入昏迷，颈有抵抗，抬腿试验、划足底试验阳性，胸腹部散在出血点，严重者可出现全身性瘀斑
化脓性脑膜炎	一年四季均可发生，发热，头痛，呕吐，常有大叶性肺炎或中耳炎史。颈有抵抗，抬腿试验、划足底试验阳性
结核性脑膜炎	一年四季均可发生，发热，头痛，呕吐，常有肺结核史；病程长，发展到晚期会出现昏迷，颈有抵抗，抬腿试验、划足底试验阳性
蛛网膜下腔出血	一年四季均可发生，有高血压病史。头痛，呕吐，一般无发热，昏迷不多见，脑脊液呈血性
脑动脉硬化	多见于老年，头晕，头痛，或有暂时性昏厥，神志不清，记忆力与智力减退
青光眼	眼疼头痛，视力减退，看灯周围有色彩圈，可出现恶心呕吐，慢性患者起病缓，临床表现为眼压增高，角膜水肿，瞳孔扩大呈椭圆形
虹膜睫状体炎	眼痛，怕光，流泪，视力减退，越近角膜充血越重，颜色紫红，瞳孔缩小，不能对光反射
慢性鼻炎	鼻塞流涕，两侧鼻塞或左右交替，多为间歇性，常于平卧时加重，可有嗅觉减退
急慢性中耳炎	阵发性疼痛，感染严重者可剧烈疼痛，有跳动感，可有发热，慢性患者可长期间歇性流脓，外耳道有脓液流出，耳镜检查可发现鼓膜充血或穿孔，咽部干痛，鼻黏膜充血
慢性副鼻窦炎	鼻塞，流大量鼻涕，嗅觉不灵，头胀，头晕，头部隐痛，鼻腔脓涕，有时咽后壁亦有鼻涕黏附，副鼻窦区有压痛感
偏头痛	阵发性一侧头痛，剧烈时伴呕吐，吐后头痛反而减轻。不发作时与正常人一样，中年以后可能停止发作，无阳性体征，可出现于高血压、癔病、神经衰弱、癫痫等
扁桃体炎	咽喉疼痛，伴发热，畏寒，关节酸痛，扁桃体肿大充血，可有白色分泌物

治疗

(一)西药

(1)复方阿司匹林或氨非咖：每次1片，每日3次，用于一般性头痛。

(2)非那根：每次25毫克，每日3次，有轻微头痛时可以选用。

(3)杜冷丁：每次100毫克，每日3次，主要用于剧烈疼痛，在一般性止痛药无效时应用。或用50～100毫克，进行肌内注射。

(4)酒石酸麦角胺：每次1～2毫克，每日3次，对偏头痛效果较好，可以防止偏头痛的发作。

(二)新针疗法

1. 前额头痛

主穴：印堂、合谷。

备穴：上星、列缺。

治法：平刺印堂，刺合谷达到一定感应时出针。每次二穴，如果效果不佳可配用备穴。

2. 顶部头痛

主穴：涌泉、悬钟。

备穴：太冲、百会。

治法：涌泉针0.8～1寸，没有效果时配用太冲或百会。

3. 侧部头痛

主穴：太阳、外关。

备穴：风池、内关。

治法：用太阳透率谷，达到强烈酸麻胀痛时出针。远端配外关，一般出针即有一定的效果，效果不佳时改用或配用备穴。

4. 枕部头痛

主穴：风池、后溪。

备穴：昆仑、丰隆。

治法：如主穴效果不佳，可加备穴。

5. 全部头痛

主穴：印堂、百会、太阳。

备穴：足三里、合谷。

治法：针主穴，效果不佳时配用备穴。

(三)推拿疗法

1. 抹太阳至风池，左右各30～50次，然后拿风池、肩井穴（刺激较强）20～30次，最后重复抹印堂至攒竹至鱼

头痛按摩法

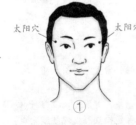
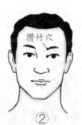
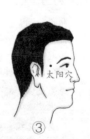
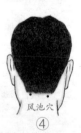
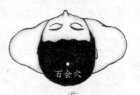

① **前额痛** 使用穴位：前额五点包括两边太阳穴、两边眉毛中点、两眼内侧与鼻根交界处。

② **膀胱经部头痛** 使用穴位：攒竹穴。

③ **偏头痛** 使用穴位：太阳穴（眉梢与外眼角中间）。

④ **后头痛** 使用穴位：风池穴（头后部两侧凹窝）。

⑤ **头顶痛** 使用穴位：百会穴（两耳尖直上连线与鼻中直上连线相交处）。

腰至太阳穴10次，每日治疗1~2次。

2．先按印堂、攒竹、阳白、头维穴，以酸胀为度。接着用抹法，印堂至神庭、印堂至太阳各20~30次。

(四)草药单方

1．川芎9克，白芷9克。煎服或研末吹鼻。

2．全蝎3克，蜈蚣三条，地龙9克。焙干，研末吞服，每次3克，每日2次。

(五)中医辨证施治

(1)外感头痛：头痛发热，咽痛或扁桃体肿大，或有呕吐，苔薄脉数，宜清热祛邪。连翘15克，板蓝根50克，大青叶50克，拳参50克，川芎茶调散9克。水煎服，每日1剂。

加减法：鼻流脓涕加苍耳子9克，辛夷6克。

(2)肾虚头痛：头脑空痛，耳鸣，头晕，腰背酸痛，苔薄脉细弦，宜养阴补肾。熟地9克，党参9克，山药9克，杜仲9克，山茱萸6克，枸杞子9克，当归9克。水煎服，每日1剂。

(3)肝阳头痛：烦躁，易怒，头痛，失眠，苔薄脉弦，宜平肝息风。龙胆9克，黄芩9克，钩藤12克(后入)，牡蛎50克(先煎)，磁石50克(先煎)，川芎4.5克，夏枯草12克。水煎服，每日1剂。

眩晕

眩晕是目眩和头晕的总称，也就是感觉自身或外界的东西在旋转运动。眩晕通常会使人站立不稳、头昏眼花。

引起眩晕的常见病因

(一) 脑部疾病

脑瘤、脑血栓等。

(二) 心血管疾病

高血压、低血压、动脉硬化等。

(三) 精神神经系统疾病

癔病、神经衰弱、癫痫等。

(四) 耳部疾病

前庭神经炎、迷路炎、晕船、晕车等。

诊断

(一)详细询问以下各点

(1)眩晕与环境的关系：长期生活在嘈杂的环境中，耳源性眩晕可能最大，在坐船或乘车时发生眩晕的可能性较大。

(2)眩晕发生的情况：感觉到自身及周围环境在旋转，常见于脑部疾病；没有感觉外物及自身在旋转，只是站立不稳，常见于心血管疾病。

(3)眩晕伴有的症状：伴有恶心呕吐，眼球震颤，应考虑是耳源性眩晕；伴有口吐白沫、抽搐等，应考虑癫痫；情绪激动时头晕加重，应考虑是高血压或动脉硬化。

(二)体格检查

详细检查病人是否有高血压、贫血、眼球震颤、中耳炎或者其他疾病。

治疗

(一) 一般性眩晕可服用镇静剂

(1)利眠宁：每次10毫克，每日3次。

(2)三溴片：每次0.6~0.9克，每日3次。

(3)苯巴比妥：每次15~30毫克，每日3次。

眩晕发作时除用上述镇静剂外，还可以服用下列药物。

(1)晕海宁：每次50毫克，每日3次。

(2)氟桂嗪：每次5~10毫克，每日2次。

(3)非那根或冬眠灵：每次12.5~25毫克，每日3次。

(4)山莨菪碱(654-2)：每次10~20

眩晕鉴别诊断表

病名	症状体征
迷路炎	常继发于中耳炎、乳突炎，发热，眩晕，呕吐，听力障碍，闭目难立，眼球震颤，乳突部可有压痛，运动病(晕车、晕船)于乘车和坐船时，发生恶心呕吐
耳源性眩晕	突然发生眩晕，外界东西及自身感觉旋转，恶心呕吐，面色苍白，出汗，严重的会出现神志不清，眼球震颤
白血病	头晕，乏力，发热，鼻、牙龈、胃肠道、皮下、脑等部位均可出血，周围血液中可找到幼稚细胞，白细胞明显增生，肝脾可肿大
脑肿瘤	头痛，眩晕加剧，常伴顽固性呕吐，站立不稳，眼球震颤，放射线有助于诊断高血压。头晕，头痛，头胀，心悸。在情绪激动后头晕加重，血压升高，心脏可向左扩大，心尖区可有收缩期杂音
动脉硬化	头晕，头痛，记忆力减退，脉弦紧，眼底血管硬化变细
缺铁性贫血	面色苍白，头晕眼花，耳朵嗡嗡作响，两眼皮内及指甲血色变淡，红细胞及血红蛋白减少
再生障碍性贫血	头晕，面色苍白，皮下出血点，尿血，便血，红细胞、白细胞、血小板均减少
神经衰弱	头晕，头痛，耳鸣，眼花，记忆力差，思想不能集中，失眠。无明显阳性体征，癫痫发作时大叫一声，意识丧失，全身抽搐，口吐白沫，大小便失禁，发作后头晕头痛，精神疲倦，发作时瞳孔散大

毫克，每日1次，静脉滴注。

眩晕发作时，最好是卧床休息，这样能减轻眩晕的感觉。如果不断地呕吐，可以进行静脉注射葡萄糖。

(二)推拿疗法（同"头痛"）

(三)中医辨证施治

(1)肝阳眩晕：急躁，容易发脾气，头晕头痛，苔薄黄，脉弦数，宜平肝潜阳。天麻4.5克，嫩钩藤12克(后下)，珍珠母50克(先煎)，磁石50克(先煎)，首乌藤15克，龙胆3克。水煎服，每日1剂。

(2)痰湿眩晕：头晕头重，胸闷恶心，舌苔白腻，脉象濡滑，宜祛痰化湿。焦白术9克，姜半夏9克，茯苓9克，陈皮6克，白芷4.5克。水煎服，每日1剂。

加减法：心烦、口苦加竹茹6克，枳实9克；目赤、小便红，加黄柏9克。

(3)血虚眩晕：面色苍白，耳鸣目花，苔薄，舌质淡，宜补血安神。当归9克，丹参12克，五味子4.5克，柏子仁9克，首乌藤50克。水煎服，每日1剂。

(4)气虚眩晕：神疲乏力，胃口不好，苔薄，脉细，宜健脾益气。党参9克，黄芪9克，焦白术9克，远志4.5克，茯苓9克，炒枣仁9克。水煎服，每日1剂。

耳石复位疗法治眩晕

第1步：患者正坐，慢慢平躺到床上。第2步：医生用手轻轻托住患者的后脑勺。第3步：医生将病人的头轻轻向左转45度，然后向右转45度，重复10次。第4步：病人坐起将身体先向左侧身，然后向右侧身，重复10次。第5步：完成以上四步后轻轻将病人扶起，正坐5分钟。

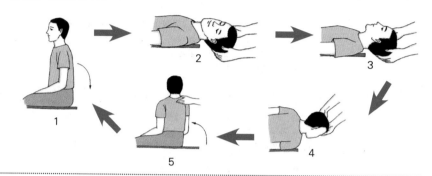

咳 嗽

咳嗽是人体的一种保护性呼吸反射动作。咳嗽的产生，是由于当异物、刺激性气体、呼吸道内分泌物等刺激呼吸道黏膜里的感受器时，冲动通过传入神经纤维传到延髓咳嗽中枢，引起咳嗽。

咳嗽的动作是短促深吸气，声门紧闭，呼吸肌、肋间肌和膈肌快速猛烈收缩，使肺内高压的气体喷射而出，随着急速冲出的气流，呼吸道内的异物或分泌物被排出体外。

引起咳嗽的常见病因

(一)呼吸系统疾病

呼吸道各部位，如咽、喉、气管、支气管和肺，异物、炎症、肿瘤、出血等刺激均可引起咳嗽。

(二)心脏病

如二尖瓣狭窄或其他原因所致左心

功能不全引起的肺瘀血与肺水肿，可引起咳嗽。右心或体循环静脉栓子脱落引起肺栓塞时，也可出现咳嗽与咳血。

(三)传染病、寄生虫病

如百日咳、白喉、肺结核、肺吸虫病等。

(四)循环系统疾病

如心力衰竭时引起的肺水肿。

诊断

(一)详细询问病史

(1)咳嗽出现的时间：早晨咳嗽加剧，常见于支气管扩张；夜间的单声咳嗽，常见于肺结核。

(2)咳嗽的具体表现：急性咳嗽常见右上大叶性肺炎、呼吸道感染等，慢性咳嗽常见于肺结核、慢性支气管炎等。

(3)咳痰的性质和多少：咳出大量的脓痰，常见于支气管扩张、肺脓肿；铁锈色痰常见于大叶性肺炎；泡沫性痰常见于支气管哮喘，粉红色痰常见于心力衰竭引起的肺水肿。

咳嗽鉴别诊断表

病名	症状体征
上呼吸道感染	突然发病，流涕，咳嗽，鼻塞，发热，畏寒，鼻有分泌物，咽部充血
急性支气管炎	咳嗽痰少，常有轻度发热；慢性患者天冷时加重，气候变暖时减轻，肺部可听到干性或湿性啰音。支气管哮喘阵发性咳嗽，一般晚间较为厉害，发作时呼吸困难，不能平卧，发作将止时，咳出白色泡沫痰，两肺满布哮鸣音
肺吸虫病	咳嗽，咯血。本病发生多有地方性，痰中可找到肺吸虫虫卵
白喉	发热，咳嗽，咳声粗而浊，类似狗叫。严重者出现喉梗阻现象，呼吸困难，蝉鸣声，紫绀，烦躁不安等，喉、咽及扁桃体覆有乳白色或灰白色假膜，不易拭去，若用力拭去，会有浅表出血
百日咳	多见于儿童，一阵阵地咳个不停，最后产生一种特殊声音，好像雄鸡啼叫的尾声一样，肺部有时可听到干性啰音
心力衰竭、心脏病	咳嗽，气急，不能平卧，痰带粉红色，口唇紫绀，两肺满布湿性啰音，心率加快，可有杂音
支气管扩张	长期慢性咳嗽，大量脓痰，体位改变时更多，经常痰中带血或咯血。有少量干性或湿性啰音
支气管癌、肺癌	年龄在中年以上，咳嗽少痰，痰中带血，胸痛，很快消瘦。晚期可出现恶病质，放射线检查有助于明确诊断
支气管肺炎	多见于老人及小孩，发热干咳，或咯黏液浓痰，严重者可出现气急、紫绀。初期少量干性啰音，以后湿性啰音增加，可出现密集细小湿性啰音及捻发音
非典型性肺炎	起病缓慢，发热，干咳，后有少许黏痰，偶带血丝，一般2～3周内恢复，可有少量干性或湿性啰音
大叶性肺炎	起病比较突然，寒战，高热，有频繁的咳嗽，随着病情的发展可出现铁锈色痰，胸痛明显，在有病的一侧可听到支气管呼吸音和湿性啰音，叩诊浊音；白细胞和中性粒细胞显著增高
肺脓肿	高热，大量黄色或绿色脓性痰液，痰静置后可分为三层：上层为黏液及泡沫，中层为浆液，下层为脓块及坏死组织。如未及时治疗可见并发肺部，可听到湿性啰音，白细胞及中性粒细胞显著增高
肺结核	面颊潮红，胃口不好，盗汗，胸部隐痛，经常痰中带血或咯血。放射线检查有助于诊断
胸膜炎	发热，干咳，无痰，咳嗽及呼吸时胸痛加剧，患侧叩诊浊音，语颤及呼吸音减低或消失

(4)咳嗽的节律：咳嗽嘶哑常见于急性咽喉炎；轻微短促的咳嗽常见于肺结核初期；发作时咳声不绝，持续10～20次，咳嗽之后因吸气而产生特殊的高音声调，可能是百日咳。

(5)咳嗽伴发的症状：

①咳嗽伴发高热常见于肺炎；咳嗽伴发低热常见于肺结核。

②咳嗽伴有呕吐常见于百日咳、慢性咽炎；咳嗽伴有呼吸困难常见于哮喘、心力衰竭；咳嗽伴有消瘦常见于肺癌。

③咳嗽痰中带血常见于急性支气管炎、肺结核等；咳嗽大量咯血常见于支气管扩张及晚期肺结核等。

(二)体格检查

1. 咽部充血常见于上呼吸道感染；扁桃体肿大常见于扁桃体炎。

2. 肺部听到哮鸣音常见于哮喘；干性啰音常见于支气管炎；肩胛间听到细湿啰音常见于肺结核；肺底部听到湿性啰音常见于肺炎及慢性支气管炎继发感染；两肺中听到湿性啰音常见于心力衰竭及支气管肺炎。

3. 如果心脏有杂音，则可能是心脏疾病。

(三)实验室检查

1. 白细胞和中性粒细胞增高，常见于肺部炎症。

2. 将痰放在白色透明的瓶子里，24小时静置后，可分为3层：上层为白色泡沫，中层为混浊的液体，下层为黄绿色沉渣，常见于肺脓肿及支气管扩张。

治疗

(一) 祛痰及镇咳药

(1)氯化铵(10%)：口服每次5～10毫升，每日3次；或用片剂，每次0.5～1克，每日3次，用于咳嗽、痰不易咳出的患者，尿毒症患者禁用。

(2)复方甘草合剂：口服每次10毫升，每日3次。用于一般咳嗽，若咯痰不畅，可加入氯化铵。

(3)咳必清：口服每次12.5～25毫克，每日3次。用于剧烈咳嗽，对上呼吸道感染引起的咳嗽效果更佳，多痰及心力衰竭病人禁用。

(4)磷酸可待因：口服每次15毫克，每日3次。一般情况下不宜应用；若咳嗽剧烈，影响呼吸、饮食及睡眠，而且痰液不多者，可暂时使用；肺源性心脏病、呼吸衰竭者应禁用。

(5)敌咳：口服每次10毫升，每日3次。可使痰液变稀，用于一般咳嗽。

(二)草药单方

1. 鲜萝卜300克，洗净，带皮切丝，绞汁内服，用于治疗咳嗽痰多，喉痒咽干。

2. 佛耳草15克，水煎服，用于治疗咳嗽痰多，不发热。

3. 枇杷叶(去毛)50克，老桑叶50克，车前草50克。水煎服，每日分2次服。用于治疗喉痒咳嗽较剧，痰多黏稠。

(三)中医辨证施治

(1)燥火咳嗽：干咳，口唇咽喉干燥，舌边及舌尖色红，宜清燥润肺。桑叶9克，杏仁9克，枇杷叶9克(去毛)，麦冬9克，北沙参9克。水煎服，每日分上、下午服。

(2)风热咳嗽：咯痰不爽或干咳，口干，咽喉疼痛，或有发热，舌苔薄黄，脉滑数，宜清热化痰。桑叶9克，菊花9克，杏仁9克，甘草3克，桔梗4.5克，连翘9克，薄荷3克(后下)，芦根50克(去节)。水煎服。

(3)风寒咳嗽：头痛、鼻塞或流清

民间偏方——刮痧治咳嗽

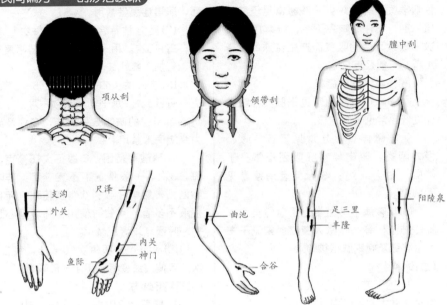

任选以上穴位的一穴或者多穴进行刮痧治疗均可缓解咳嗽症状。

涕，咳嗽痰稀，怕冷或有发热，舌苔薄白，宜疏散风寒。杏仁9克，紫苏9克，前胡9克，制半夏9克，桔梗3克，陈皮3克，甘草3克。水煎服，每日分上、下午服。

(4)痰湿咳嗽：咳嗽痰吐白沫，喉中漉漉作声，甚至气急不能平卧，宜化痰平喘。炙麻黄4.5克，光杏仁9克，炙甘草3克，焦白术9克，川朴6克，云茯苓9克。水煎服，每日1剂。

(四)中成药

(1)宁嗽露：每次15毫升，每日服3～4次。

(2)半夏露：每次2食匙，每日服3～4次。

(3)杏仁止咳糖浆：每次1食匙，每日服3～4次。

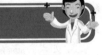

呕 吐

呕吐是胃内食物反入食管，经口吐出的一种现象。呕吐发作时常有出汗、心跳、面色苍白和腹部不适或疼痛的感觉，开始时吐出胃里的残渣，以后甚至可以呕出胆汁。

引起呕吐的常见病因

(一)中枢性呕吐

常见的有流行性乙型脑炎、流行性脑脊髓膜炎、脑血管疾病、脑肿瘤等。

(二)周围性呕吐

常见的有胃炎、胃溃疡、胃穿孔、胃癌、肠梗阻、腹膜炎等。

呕吐鉴别诊断表

病名	症状体征
流行性脑脊髓膜炎	突然高热，头痛，喷射式呕吐，皮下瘀斑，昏迷，抽搐，发病于冬春季，颈有抵抗，抬腿试验、划足底试验阳性
流行性乙型脑炎	高热，头痛，呕吐，烦躁不安，嗜睡昏迷，发病于夏秋季，颈可有抵抗，抬腿试验、划足底试验可出现阳性
结核性脑膜炎	高热，头痛，呕吐，昏迷，有结核病史，散发于四季
慢性胃炎	上腹部疼痛，饭后有灼热感和饱腹感，胃口不好，口臭，嗳气，上腹部可有压痛
胃下垂	上腹部有下坠感，胃口不好，有时可出现恶心呕吐，体质较瘦，常伴有肝、肾等内脏下垂
溃疡	溃疡引起幽门梗阻时出现明显呕吐，平时有慢性、节律性、周期性上腹部疼痛，上腹部有压痛，幽门梗阻时可有震水音
胃穿孔	上腹部突然剧烈疼痛，常发生于饱餐后，有溃疡病史，腹肌紧张如板样，肝浊音界消失，进行性消瘦
幽门梗阻	出现明显呕吐，上腹部触及块物，锁骨淋巴结肿大，长期大便隐血试验阳性，胃神经官能症，恶心、呕吐频繁，甚至厌食，常伴有头痛、上腹不适等症状
胆石症	突然发生于多食油腻后的晚上，右上腹疼痛，向右肩放射，发热，呕吐，可出现黄疸，右上腹有触痛，肌紧张，有时触及胆囊，剑突右下方会有阵发性剧烈绞痛，有"钻顶"感，恶心，呕吐，可吐出蛔虫剑顶右下方有轻度触痛
急性胰腺炎	突然发生，多见于暴饮暴食后，上腹部持续性剧烈疼痛，多向腰背部放射，恶心，呕吐，2～3天后发热，中上腹部横位性触痛，血、尿中淀粉酶明显升高
急性阑尾炎	转移性右下腹疼痛，发热，恶心，呕吐，右下腹阑尾点局限性触痛，反跳痛
急性腹膜炎	腹痛剧烈，恶心，呕吐，发热，可出现休克，腹肌紧张如板样，腹部有明显触痛，白细胞计数明显升高
肠梗阻	腹部有阵发性绞痛，大便秘结，呕吐出胆汁或粪液，腹部有压痛，可见到肠型及肠蠕动波
急性传染性肝炎	发热，恶心，呕吐，厌食油腻，体温下降时有的出现黄疸，小便如红茶，肝轻度肿大，有压痛，巩膜黄染、副霍乱和伤寒

诊断

(一)详细询问病史

(1)呕吐与恶心的关系：呕吐时没有感觉恶心，呕吐后并不感到轻松，常见于中枢性呕吐；呕吐时感觉恶心，呕吐后感到恶心暂时缓解，常见于周围性呕吐。

(2)呕吐物的性质：呕吐物有酸臭味及隔日的食物，见于幽门梗阻；混有胆汁或粪便，见于肠梗阻；混有血液，说明呕吐剧烈，使胃黏膜少量出血。

(3)呕吐物的量：少量呕吐可能是胃神经官能症及妊娠呕吐；大量的呕吐可能是幽门梗阻。

(4)呕吐与饮食的关系：如果食物尚未到达胃内就发生呕吐，多为食道的疾病，如食道癌；呕吐发生于饭后 2~3 小时，可见于胃炎、胃溃疡和胃癌；发生于饭后4~6小时，可见于十二指肠溃疡；发生于饭后6~12小时，并吐出前一日所吃的食物，常见于幽门梗阻。

(5)呕吐伴发的症状

①呕吐伴发热、头痛和喷射式呕吐，应考虑是流行性脑脊髓膜炎或流行性乙型脑炎等。

②呕吐伴发腹泻，应考虑是急性胃肠炎、霍乱等。

③呕吐伴发腹痛，应考虑是溃疡病、阑尾炎、胆囊炎等。

④呕吐伴发昏迷，应考虑是尿毒症、糖尿病酮中毒、肝昏迷等。

⑤呕吐伴发神经系统症状，应考虑是脑血管疾病等。

⑥呕吐伴发黄疸，应考虑是传染性肝炎等。

(6)已婚妇女突然停止月经将近2个月，则应考虑是妊娠呕吐。

(7)如果服用氯化铵、氨茶碱、水杨酸盐、磺胺类和奎宁等药物后，出现呕吐，应考虑是药物反应。

(二)体格检查

1. 如果呕吐伴有发热症状，应详细检查抬腿试验和划足底试验；若皮肤上出现红色瘀斑，应该考虑是流行性脑脊髓膜炎和流行性乙型脑炎。

2. 注意腹部肌肉紧张度和压痛。腹软、上腹部多有压痛，常见于溃疡病；右上腹部有压痛，常见于胆囊炎或传染性肝炎；腹部若有块状物，应考虑是肿瘤等。

3. 剧烈呕吐后，会丧失大量水分，容易引起脱水，所以要及时地补充水分。

治疗

(一)西药

1. 阿托品，每次0.3毫克，每日3次。

2. 复方颠茄片，每日3次，每次1~2片。

3. 维生素B_6，每次10~20毫克，每日3次，常用于妊娠呕吐。

4. 冬眠灵，每次12.5~25毫克，每日3次。有强烈的镇吐作用，可用于剧烈的呕吐，不可与苯巴比妥钠配伍。

5. 呕吐严重，出现脱水现象，可用5%葡萄糖液或盐水1000~2000毫升，加维生素C1000毫克，进行静脉滴注。

(二)新针疗法

主穴：内关。

备穴：中脘、足三里。

治法：针刺内关应捻转2分钟。如效果不佳，加备用穴或灸中魁穴。

(三)草药单方

1. 制半夏9克，生姜4片，煎汤内服。

2. 冲酱油汤内服。

3. 把生姜捣成汁，涂在舌尖上，或者直接服用生姜汁。

(四)中医辨证施治

(1)外邪犯胃：若出现发热、恶心呕吐、脉浮的现象，宜祛邪和胃。藿香

9～15克，紫苏9～15克，厚朴4.5克，姜半夏6克。水煎服，每日1剂。

加减法：食滞加六曲9克，焦山楂9克；若口苦、胸闷加竹茹6克，黄连1.5～3克；若呕吐清水，苔白腻，去藿香、紫苏，加桂枝4.5克，白术9克。

(2)脾胃虚弱：若出现倦怠乏力、恶心呕吐、饮食不振、苔薄、脉濡、大便稀薄的现象，宜温中健脾。党参9克，白术9克，干姜3克，半夏9克，炙甘草4.5克。水煎服，每日1剂。

加减法：吐清水加吴茱萸3克；若舌质红加怀山药9克，莲肉9克，去干姜。

指压内穴止呕吐

因小恙引起呕吐，可用中指压内关穴止呕。内关穴在掌后(掌面方向) 2寸处尺、桡骨之间，压至有酸胀感即说明已中穴位，约1分钟即止呕吐。

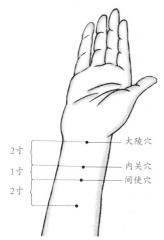

2寸 —— 大陵穴
1寸 —— 内关穴
—— 间使穴
2寸

(五)中成药

1．藿香正气丸，每日2次，每次9～12克。适用于恶心呕吐、发热畏寒。

2．纯阳正气丸，每日2次，每次1.5～3克，适用于恶心呕吐、腹痛腹泻。

3．左金丸，每日2次，每次3～6克，适用于口吐酸水、呕吐物酸臭。

4．木香槟榔丸，每日2次，每次9克，适用于呕吐、腹泻。

胸痛

胸痛是常见的症状，一般是由胸部疾病引起的。胸痛的严重程度与引起胸痛的原因不一定有确切的关系，如胸部带状疱疹可产生剧烈胸痛，而急性心肌梗死的胸痛有时并不很严重。

引起胸痛的常见病因

(一)胸腔脏器疾患

胸腔脏器包括胸膜、肺、纵隔、心脏及食管、大血管等，可引起胸痛的疾病有肺癌、胸膜炎、气胸、肺部感染、肺梗死、心绞痛、心肌梗死、心包炎、食道肿瘤、食管裂孔疝等。

(二)胸壁疾患

包括胸壁的挫伤、肋软骨炎、肋骨骨折、皮炎、肌炎、肌间神经炎、带状疱疹等。

(三)腹腔脏器疾患

如肝脓肿、膈下脓肿、胰腺炎、急性胆囊炎、脾梗死等也可放散到胸部引起疼痛。

(四)脊柱疾患

由颈胸段脊髓发出的神经分支分布到胞壁、胞膜、膈肌、心脏等部位。当颈胸椎由于外伤、劳损等原因，导致关节、椎体间的轻度错位时，可刺激有关的神经丛而出现胸痛。

诊断

(一)问清病史

(1)疼痛时间：呼吸或咳嗽常使肋间

诊断胸痛的程序

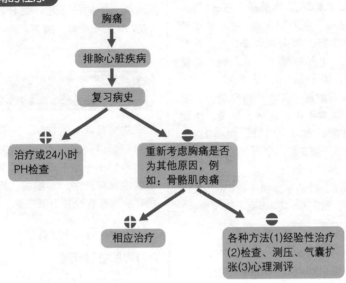

神经痛或胸膜炎的疼痛加剧；食道炎的疼痛常发生于吞咽食物时；心绞痛或心肌梗死常在劳累后晚上发生疼痛。

(2)疼痛部位：胸膜炎的疼痛常位于胸侧部；肋间神经的部位则沿肋间分布；外伤的疼痛常见于外伤的部位；心绞痛常位于胸骨下或心前区，并常放射到左肩和左臂内侧。

(3)疼痛性质：神经痛常为针刺样或刀割样；骨痛呈酸痛或锥痛；肌肉痛呈酸痛样；急性食道炎的疼痛呈灼热痛；心绞痛常感觉到压迫感和窒息感。

(4)疼痛伴发的症状：呼吸系统炎症常有气急、发热、咳嗽、咯痰等症状；气胸常伴有呼吸困难和紫绀；心肌梗死常伴有休克现象。

(二)体格检查

1.呼吸系统炎症常常导致胸痛，如大叶性肺炎的患病一侧叩诊浊音，听诊湿性啰音及支气管呼吸音；胸膜炎患病一侧叩诊实音，听诊呼吸音降低，语颤减弱。

2.当肋骨骨折时，胸痛有挤压痛感，出现血肿，或可听到骨摩擦音。

3.在呼吸运动时因疼痛加重，使呼吸运动受到限制，常见于气胸、胸膜炎、肋间神经痛。

4.注意口唇及胸壁有无疱疹，口唇有疱疹常见于大叶性肺炎；胸部有疱疹常见于带状疱疹。

治疗

(一)镇痛药

1.胸痛时，无论有无发热现象，都可选用镇痛片，每次1片，每日3次；消炎痛片，每次25毫克，每日2~3次；或用炎痛喜康10~20毫克，每日1次，口服或肌内注射。

2.若疼痛剧烈，出冷汗，或伴有血压下降，可选用延胡索乙素，每次100毫克，每日3次；或口服杜冷丁，每日3次，每次50毫克，或肌内注射50~100

胸痛鉴别诊断表

病名	症状体征
带状疱疹	疱疹是沿着胸部肋间神经分布，从背后向前蔓延，疼痛剧烈。疱疹呈带状
肋间神经痛	沿着胸部肋间神经分布的部位有刺痛，往往在咳嗽时和深呼吸时加重、无明显阳性体征，发现有外伤史，局部疼痛骨折处有压痛、血肿，可察及骨摩擦音
急性支气管炎	咳嗽时胸骨后疼痛，痰少，可伴发热，可听到干性啰音
心血管神经官能症	胸痛、心悸、头晕、头痛、失眠等症状，无心血管系统阳性体征发现
急性食道炎	胸骨后疼痛，常于进食时疼痛加剧
食道癌	多见于老年人，消瘦，胸骨后闷痛感，逐步地不能进食，最后流质也不能咽下，钡剂放射线透视有助于明确诊断
纵膈肿瘤	咳嗽，胸痛，肿瘤压迫气管及食道时，出现呼吸困难及吞咽困难，放射线有助于诊断
气胸	胸痛，伴有呼吸困难，感觉吸气不足，紫绀，患侧呼吸音降低，叩诊高清音。胸有胸部外伤史，胸痛，呼吸困难
紫绀	患侧呼吸音降低，叩诊实音，心及气管移向健侧
胸膜炎	胸痛在咳嗽、呼吸时加重，可有发热、咳嗽、呼吸困难等症。患侧叩诊浊音，呼吸音降低，语颤减弱
心包炎	心前区疼痛，伴发热、出冷汗和疲乏，可出现呼吸困难及咳嗽，心率加快，可听到心包摩擦音
心绞痛	有心脏病史，多见于中老年，胸痛时心前区有压迫感。疼痛可放射到左肩和左臂，伴出冷汗，心电图有助于诊断
心肌梗死	突然心前区剧烈疼痛，常于晚上发生，伴有血压下降、面色苍白、出冷汗、四肢发冷等休克症状

毫克。

3. 局限的疼痛可以用0.5%～1%利多卡因，对肋间神经痛效果较好。

(二)新针疗法

主穴：内关，丘墟透照海。

备穴：阳陵泉、支沟。

治法：先针内关、阳陵泉，持续捻转2～5分钟，如果疼痛不能停止，可针刺支沟穴。如果这一切都不能缓解胸痛，可以用皮肤针，在疼痛部位轻度叩刺，以后再进行拔罐。

(三)推拿疗法

1. 揉华盖、膻中穴，约2～3分钟。

2. 于膏肓俞和膈俞采用揉法或摩法1～2分钟，如果是肋骨骨折或带状疱疹者则不宜进行推拿。

(四)中医辨证施治

(1)气滞：刺痛以胸肋为主，或有胸闷，苔薄，治宜疏肝理气。金铃子9克，延胡索12克，广木香4.5克，制香附9克，广郁金9克，枳壳4.5克。水煎服，每日1剂。

(2)肺热：胸痛、咳嗽、黄色咯痰、发热形寒，宜清肺热。金银花50克，连翘50克，鲜芦根60克(去节)，冬瓜子60克，薏苡仁15克，鱼腥草50克，桔梗4.5克，桃仁4.5克。水煎服，每日1剂。

(3)血瘀：胸痛，苔薄，舌质有紫块，脉律不齐，宜活血祛瘀。当归15克，丹参15克，赤芍9克，桃仁6克。每日1剂，水煎服。若兼有气滞者可加香附、郁金、青皮。

腹泻

腹泻是一种常见症状，是指排便次数明显超过平日习惯的频率，粪质稀薄，水分增加，腹泻常伴有排便急迫感、肛门不适、失禁等症状，腹泻分急性和慢性两类。

引起腹泻的常见病因

(一)急性感染

急性胃肠炎、食物中毒、痢疾等。

(二)慢性疾患

慢性结肠炎、血吸虫病、肠结核、直肠癌或结肠癌等。

诊断

(一)详细询问病史

(1)有无腹痛：肚脐周围绞痛，应考虑是食物中毒；左下腹疼痛，应考虑是细菌性痢疾；右下腹疼痛，应考虑是阿米巴痢疾和肠结核；中上腹部疼痛，应考虑是胃肠炎；腹泻后腹痛不缓解者，应考虑是痢疾；腹泻后腹痛能缓解者，应考虑肠结核、肠炎等。

(2)病程和大便次数：急性腹泻，一般发病急、病程短、腹泻次数较多；慢性腹泻，一般病程长，腹泻次数较少。

(3)大便的性状：脓血样大便常见于细菌性痢疾；豆瓣酱样大便常见于阿米巴痢疾；水样大便常见于急性胃肠炎；米泔水样大便常见于霍乱；白色黏冻样大便常见于食物中毒或慢性结肠炎。

(4)有无里急后重：一般肠炎没有里急后重的症状；细菌性痢疾多见里急后重。

(5)年龄：肠系膜淋巴结核，多见于儿童；肠结核，多见于中年人；结肠癌和直肠癌，多见于老年。

(6)流行区：要了解当地地方病的情况。在血吸虫病流行区域，要考虑血吸虫病。

(二)体检和实验室检查

(1)检查病人的全身状况：注意有无皮肤干皱发冷、眼窝凹陷、口渴饮水、脱水等现象。

(2)检查腹部的状况：有无压痛、肿块、肝脾有无肿大等。腹部不同部位的疼痛，可能是不同的疾病引起的腹泻。腹部若有肿块，应考虑肿瘤；肝脾出现肿大，应考虑是血吸虫病。

(3)检查大便：大便中有红细胞、脓细胞和巨噬细胞，则是细菌性痢疾；大便中有阿米巴滋养体及包囊，则是阿米巴痢疾。

(4)肛门指诊：对可能是直肠癌变的病人，必要时可做肛门指诊。

治疗

(一)饮食

一般可给予粥、米汤、面条等易

消化的食物，宜多饮盐开水。如有脱水者，应及时补充水分。

(二)止泻药

在一般情况下，特别是在急性腹泻时，不宜单独用止泻药物，而应根据其病因，进行针对性的治疗。

(1)次碳酸铋：用于治疗一般性腹泻。每次0.3 ~ 1.5克，每日3次。

(2)矽炭银：用于治疗急性肠炎，或者因受冷而引起的腹泻。每次1 ~ 3片，每日3次。

(3)复方樟脑酊：用于治疗剧烈的腹泻，效果较好，但不宜长期连续服用。每次2 ~ 5毫升。

(三)新针疗法

主穴：足三里、气海、止泻。

备穴：上巨虚、天枢、阴陵泉。

治法：先针刺足三里，得气后再刺气海。如果继续腹泻，可针刺止泻穴，或用艾条在肚脐周围熏灸10分钟。

腹泻鉴别诊断

病名	症状体征
伤寒、副伤寒	体温逐渐上升，1周后持续高热，恶心，呕吐，腹泻，神志呆滞，肝脾肿大，玫瑰色皮疹，相对性缓脉
细菌性痢疾	怕冷，发热，腹痛，腹泻，里急后重，脓血样大便，左下腹压痛，大便镜检可见到巨噬细胞及脓细胞和红细胞
急性胃肠炎	有饮食不洁或受寒病史，呕吐物有馊气，水样大便，常在腹泻后有松快感，上腹部或脐周围部有压痛
食物中毒	常有进食未烧熟的蟹、变质的鱼、肉等饮食不洁史，且同食的人，常同时有相同的症状。症见呕吐、腹泻、水样大便，可伴有发热，脐周围绞痛，大便可培养出致病菌
阿米巴痢疾	低热或无热，腹泻，无明显的里急后重，豆瓣酱样大便，常有特殊臭味，右下腹压痛，大便镜检可找到阿米巴滋养体及包囊
霍乱、副霍乱	一般先有腹泻，再见呕吐，米泔水样大便，量多，次多，脱水，小腿肌肉酸痛，严重的病人可引起周围循环衰竭而死亡，大便可培养出霍乱弧菌
血吸虫病	有疫水接触史，腹泻一般较轻，可有脓血样大便，可见肝脾肿大，急性者有发热、荨麻疹等，大便沉渣检查可找到血吸虫卵，大便孵化可见阳性
肠结核	常有结核病史，腹胀，腹泻与便秘常交替出现，右下腹痛多发生于饭后，大便后可缓解，右下腹可有压痛
慢性结肠炎	病程长，症状轻，大便有白色黏冻，腹泻前常腹痛加剧，腹泻后即缓解，无明显阳性体征
结肠癌、直肠癌	年龄多在中年以上，贫血，消瘦，大便常带有血液
直肠癌	在肛指检查时，可触及坚硬而高低不平的肿块
消化不良	小儿常因喂养不当，成人常因消化道慢性疾病所引起，大便中可见不消化食物，并伴有消瘦、贫血、营养不良等

(四)推拿疗法

1. 病人正坐，横擦脾俞、胃俞、肾俞、八髎，以热为度。

2. 病人仰卧，先摩中脘10分钟，接着摩腹10分钟。

3. 病人俯卧，按脾俞、胃俞及大肠俞，以酸胀为度。

(五)草药单方

可选用马齿苋、铁苋菜、凤尾草、辣蓼、鸡眼草、地锦草等，各用50克，水煎服。

以上草药对于急性腹泻的效果较好，对细菌性痢疾也有很好的疗效。

(六)中医辨证施治

(1)湿热：如果出现舌苔黄腻、发热、腹泻、大便脓血的症状，宜清化湿热。白头翁15克，秦皮15克，黄芩9克，黄柏12克，白芍6克，甘草3克。水煎服，每日1剂。

加减法：肛门下坠者，可加木香9克。

(2)寒湿：如果出现怕冷发热、恶心呕吐、腹痛喜热、大便溏薄、舌苔白腻、脉沉缓的症状，宜散寒温中。藿香9克，苏梗、叶各9克，姜半夏9克，吴茱萸3克，干姜3克。水煎服，每日1剂。

加减法：因饮食生冷而引起的腹泻，可加肉桂3克；因食物不洁而引起的腹泻，可加玉枢丹1.5克，用开水吞服。

(3)脾虚：可有胃口不好、消化不良、大便稀薄、苔薄、脉弱的症状，宜健脾化湿。党参9克，茯苓9克，炒白术9克。炒扁豆12克，薏苡仁12克，炒莲肉9克，水煎服，每日1剂。

加减法：如出现四肢发冷的症状，可加附子9克(先煎)，肉桂3克(后下)；若五更腹泻，可加补骨脂9克，肉豆蔻9克。

(4)伤食：如果出现腹泻、腹胀痛、舌苔腻的症状，宜消导化滞。枳实9克，白术9克，黄芩9克，黄连3克，大黄3克，六曲12克，山楂9克。水煎服，每日1剂。

(七)中成药

1. 木香槟榔丸，主治伤食腹泻，每日2次，每次9克。

2. 香连丸，主治湿热腹泻，每日3次，每次3克。

按摩穴位治疗儿童腹泻

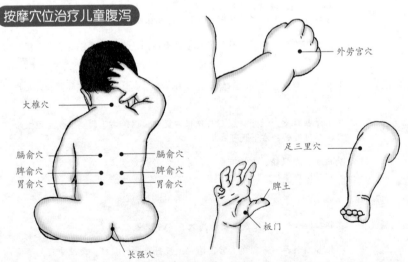

任选以上穴位的一穴或者多穴进行按摩治疗均可缓解儿童腹泻症状。

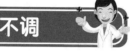

月经不调

由于卵巢激素的作用，使子宫内膜起周期性变化后，周期性的子宫出血，就成为月经。第一次月经称初潮，现代女性月经初潮平均在12.5岁，绝经年龄通常在45～55岁之间。

月经不调是指由于卵巢功能不正常所引起的月经周期超前或落后，行经日期的紊乱或者经量过多或过少。如果出现月经不调，应当及时救医，不能忽视。

治疗

月经是女性正常的生理现象，但是由于受到环境影响、女性健康状况和其他疾病的影响，会出现月经不调的现象。因此，在治疗时应了解病因，进行妇科检查，针对病因进行针对性的治疗。

(一)西药

1. 内分泌周期治疗：在月经的第5日开始，每晚服乙雌酚1毫克，连服20日，最后5日，每日加黄体酮10毫克，肌内注射。在治疗完毕后3～5日月经来潮，可连续进行三个周期。必要时可用复方炔诺酮治疗或复方甲地孕酮，服法是在月经的第5日起，每晚服1片，共服20日。

2. 月经量多，可以在行经时，注射丙酸睾丸酮25毫克，每日1次，连续2～3日。经量减少后可减为3日注射一针，1个月内总量不得超过250毫克。

3. 子宫收缩剂：益母流浸膏，每日3次，每次3毫升。

4. 止血药：仙鹤草素，肌内注射，每次5毫升。

(二)瑜伽疗法

月经不调和痛经困扰很多女性，通过瑜伽的伸展、扭转可加强骨盆区域的血液循环，强壮内脏器官，对月经不调女性很有帮助。

鸵鸟式

双腿内侧并拢，吸气，身体向前靠近双腿，双手抓住双脚的脚踝或是将手心放在脚心下，背部挺直，延伸颈部前侧，拉长整个背部。

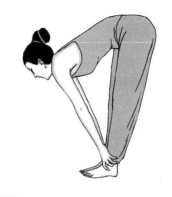

(三)草药单方

1. 月经不调

(1)珍珠菜根50克，加酒、糖适量，水煎服。

(2)野菊花根60克，加红糖适量，水煎服。

(3)益母草50克，超前者加旱莲草、黄花蒿各12克，落后者加艾叶3克，茜草12克，水煎服。

2. 月经过多

(1)旱莲草15～50克，水煎服。

(2)鸡冠花15克，土牛膝50克，万年青根50克。水煎服。

(3)陈棕炭18克，地锦草9克，紫珠草9克。水煎服。

(四)中医辨证施治

(1)血热：月经提前，经量较多，颜色鲜红，口干，便秘，舌质红，脉弦数，宜清热凉血。生地15克，当归9克，黄芩9克，白芍9克，荆芥9克，川芎3克。煎汤服。

加减法：经量过多者，可以增加旱莲草15克，藕节15克，生蒲黄9克(包)，生地榆9克。经期延长、淋漓不止者，可以加乌贼骨15克，乌梅炭9克，牡蛎50克(先煎)。

成药：固经丸，每日9克，分2次服。

(2)虚热：月经提前，经量较少，颜色淡，头晕，耳鸣，腰酸，舌红或光，脉细数，宜养阴清热。生、熟地各15克，地骨皮12克，白芍9克，元参9克，当归9克，川芎3克。煎汤服。

成药：知柏八味丸，每日9克，分2次服。

(3)虚寒：经期延后，经量少，颜色暗淡，怕冷，舌苔发白，脉沉迟，宜养血温经。益母草15克，熟地15克，白芍9克，香附9克，当归9克，川芎4.5克，艾叶3克，肉桂3克(后下)。

加减法：经量过少者加仙灵脾9克，巴戟肉或仙茅9克，红花4.5克。

成药：艾附暖宫丸，每日9克，分2次服。或当归片，每次5片，每日3次。

(4)气虚：经期提前，经量较多，颜色暗淡，面色苍白，体虚无力，舌苔淡，脉软，宜补气固经。仙鹤草15克，熟地12克，党参9克，陈棕炭9克，黄芪9克，当归9克，牡蛎50克(先煎)。

成药：补中益气丸，每日9克，分2次服。

(5)脾虚：经期提前或延后，经量过多或过少，颜色暗淡，头晕，体虚无力，浮肿，舌苔白，脉濡，宜补益心脾。白术12克，熟地12克，枣仁9克，桂圆肉9克，当归9克，党参9克，远志6克，木香3克。

成药：归脾丸，每日9克，分2次服。

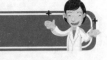

痛经

痛经是指经期前后或行经期间，出现下腹部痉挛性疼痛、恶心呕吐、全身不适的现象。痛经分为原发性痛经和继发性痛经两种。

原发性痛经又称为功能性痛经，指生殖器官并没有明显的异常，而出现痛经的现象。继发性痛经则是由于生殖器官的病变导致的痛经，如子宫内膜异位症、盆腔炎、肿瘤等。

治疗

(一)西药

1. 止痛解痉剂：延胡索乙素片，每次两片，每日3次；优散痛，每日3次，每次1片；阿托品0.5毫克，肌内注射。

2. 内分泌治疗：黄体酮10毫克。在月经前6日开始，每日注射1次，共5次，持续3个月。

乙雌酚1毫克，月经第5日开始，每晚一次，共20日。

(二)瑜伽疗法

加强侧伸展式

吸气，将双腿分开，略宽于肩，双手掌心合十放在背后，指尖朝上，吸气，抬头向后伸展，呼气，让上身靠近右腿的前侧，放松上身和头部。

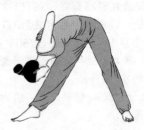

猫伸展式

让双膝关节和手心撑在垫子上，吸气，向上抬头，塌腰臀部上提，手臂撑住肩膀让胸部扩展，呼气，低头，下颚触碰锁骨，背部向上拱起，背部和髋关节向内回收。

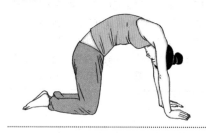

(三)草药单方

1. 益母草45克，酌加红糖，水煎服。

2. 生姜三片，红糖60克，水煎服。

3. 珍珠菜根15克，艾叶3克，水煎服。

4. 泽兰叶、苦楝子、香附、茺蔚子各9克。水煎服。

(四)中医辨证施治

除了腹痛之外，痛经还会出现经行不畅、颜色发紫、有血块、怕冷等症状，经常是由于气滞、血瘀、寒凝造成的，应以理气活血温中法为主进行治疗。

1. 香附12克，失笑散12克，当归9克，玄胡索9克，川芎4.5克，红花4.5克，肉桂3克。

加减法：如腹胀加莪术12克，乌药9克；呕吐加姜半夏9克，干姜3克；大便溏薄，加木香4.5克，炮姜3克；怕冷加吴茱萸4.5克，熟附块3克。

2. 失笑散15克，肉桂3克，研成细末，分12包，在经前6日开始服，每日2次，每次1包，开水冲服。

经过以上方法治疗后，仍未见效者，应进一步检查。如为器质性病变引起者，应针对原发疾病进行治疗。

湿疹

湿疹是最常见的一种急性或慢性的炎性皮肤病，主要表现为剧烈瘙痒、皮损多形性、对称分布、有渗出倾向、慢性病程、易反复发作等，任何年龄、任何部位都可能发生。湿疹的病因尚不十分清楚，一般认为与过敏或神经功能障碍等多种内外因素有关。

诊断

1. 湿疹一般演变过程如图所示。

湿疹演变过程

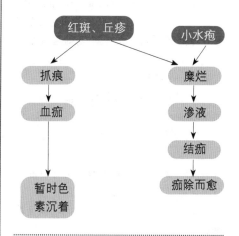

各个阶段的损害可同时存在，构成了湿疹皮肤损害多形性的特点。

2. 根据病程及皮肤损害的不同，湿疹可分为急性和慢性两种。急性损害具有多形性，有复发和发展成慢性的倾向；慢性湿疹损害常为局限性，边缘较清楚，皮肤有显著浸润和变厚。

3. 阵发巨痒性，洗澡、饮酒、被窝

过暖及精神紧张后瘙痒更严重。有时影响睡眠。

治疗

(一)西医治疗

1. 脱敏疗法从略。

2. 镇静剂，如利眠宁10毫克或冬眠灵12.5～25毫克，每日3次或睡前服。

3. 皮损广泛，急性发作，经其他治疗无效者，可用静脉封闭。

(1)小剂量普鲁卡因静脉封闭（小静封）：普鲁卡因40～50毫克（或加维生素C0.5克），加入生理盐水或25%葡萄糖水20毫升，静脉注射，宜缓注（注10～15分钟），每日1次，十次为一个疗程。

(2)大剂量普鲁卡因静脉封闭（大静封）：普鲁卡因150～300毫克，维生素C0.5克，加入生理盐水或5%葡萄糖水500毫升作静脉点滴，宜缓滴（滴前最好服苯巴比妥0.1克，可减少反应），每日1次，10次为一个疗程。

4. 外用疗法：根据皮损情况选择药物剂型。

(1)有糜烂、渗出者：用3%硼酸溶液冷湿敷。

(2)红斑丘疹无渗出者：用锌氧油，皮质激素类霜剂。

(3)肥厚、苔藓样皮损者：用软膏酊剂或硬膏。

(二)草药单方

1. 急性湿疹：小蓟草、枯矾、氧化锌等量，研细粉，混合外用。

2. 慢性湿疹

(1)苦楝根皮、乌桕树叶各适量，水煎外洗。

(2)萆草60克，明矾15克，煎汤洗患处。或用梅树叶120克，煎汤内服。

(3)榄核莲（一见喜）粉30克，甘油100毫升，混合外用治疗阴囊湿疹。

(三)中医辨证施治

1. 内服

(1)急性湿疹：治宜清热利湿。忍冬藤50克，连翘9克，苦参片12克，苍术6克，车前子12克（包），黄柏9克，茯苓皮12克，制大黄9克（便秘改生大黄6克后下），生甘草3克。水煎服。

(2)慢性湿疹：养血为主。当归养血丸9克，分2次服，如为片剂，则每日服3次，每次10片。

2. 外洗方

(1)高良姜50克，生百部50克，加水2000毫升，煎至1500毫升外洗，对阴囊湿疹较有效。

(2)苦参50克，地肤子50克，白鲜皮50克，香樟木50克，可加适量食盐，煎汤外洗，或煎汤服两汁后，再煎第三汁作为外洗用（头两汁煎服时不用香樟木）。

3. 外用药

(1)有出水者，可用野菊花煎水作湿敷。

(2)微有出水者，可用青黛散加油调后外搽。

(3)丘疹、小水疱者，可用青黛散，黄柏粉、碧玉散（六一散加青黛）干扑。

(4)皮肤浸润肥厚者，可用青黛膏、疯油膏或湿疹膏（枯矾20克，熟石膏20克，雄黄7克，冰片1克，上药研碎过筛加凡士林120克调匀即成）。

预防

1. 避免任何形式的局部刺激，如搔抓、肥皂热水洗、用力揩擦及不适当的治疗等。

2. 忌食刺激性食物，如酒和辛辣食品等。

3. 避免精神刺激和过度紧张。

4．在急性发作期，不宜做预防接种，婴儿患有湿疹时不能种牛痘。

带状疱疹

带状疱疹是由水痘带状疱疹病毒引起的急性炎症性皮肤病，在中医上被称为"蛇丹"或"缠腰火丹"。主要表现为簇集水泡，沿一侧周围神经呈群集带状分布，伴有明显神经痛。初次感染表现为水痘，以后病毒可长期潜伏在脊髓后根神经节，免疫功能减弱可诱发水痘带状疱疹病毒可再度活动，生长繁殖，沿周围神经波及皮肤，发生带状疱疹。

诊断

1. 发病突然，或先有痛感再有皮损。

2. 皮损为成簇之小米到绿豆大小的丘疹或水疱。疱壁紧张，内容较清，亦可为血疱或脓疱。几簇水疱呈带状排列，簇与簇之间的皮肤正常。

3. 均为单侧性，并与神经的走向一致。常见的发病部位为肋间神经、三叉神经分布的部位。若损害侵犯三叉神经第一枝的，还会影响到眼结膜或角膜。

4. 自觉痛或痒。痛的性质如神经痛，年龄越大痛势越明显。

5. 病程一般在2周左右。但少数病例在皮损消退后神经痛的症状还延续很久。

治疗

1. 局部治疗：以干燥保护为主，可

外用炉甘石洗剂或青黛散干扑，水疱不宜挑破。

2. 止痛剂：常用的为布洛芬、炎痛喜康、强痛定。

3. 镇静剂：冬眠灵、利眠宁，可加强止痛作用。

4. 维生素：维生素B$_1$口服10～20毫克，每日3次，或肌内注射100毫克，每日1次；维生素B$_{12}$肌内注射 0.1～0.2毫克，每日1次。

5. 抗病毒治疗：病毒唑，每日15～30毫克/千克，分2次，肌内注射或静脉滴注；或阿昔洛韦，每日10～15毫克/千克，分3～4次，静脉滴注，病情轻者可以口服。

6. 免疫调节剂：聚肌胞、胸腺肽、干扰素等选择一种。

鸡眼、胼胝（老茧）

诊断

1. 诱发因素为经常受压、摩擦、穿鞋不适、足畸形、长途步行。

2. 多发生于脚底、足趾、足跟等部位，受压或走路时有痛感。

3. 皮损为局限性的皮肤发黄、增厚、发硬，有一尖端向内的中心者为鸡眼，无中心仅是一片增厚、发硬的为胼胝。

治疗

1. 经常在温水中浸后修剪。

2. 鞋子不宜太紧。

3. 外用千金散、苦参子肉或鸡眼膏。

4. 鸡眼可手术切除。

荨麻疹

荨麻疹俗称风疹块，也是一种常见的过敏性疾病，吃了某种食物、药品，肚子里有蛔虫或其他过敏因素等都可引起荨麻疹。

诊断

1. 起病快，瘙痒明显，发作后短时间内可自行消退，一日可发作数次。

2. 皮损只表现为大小、形态不一的风团。若发生在睑、口唇等组织松弛部位并表现出特别明显的浮肿，此为血管神经性水肿。

3. 内脏可发生水肿，同时有胸闷、气急、腹痛、腹泻的表现，有时腹痛剧烈可误诊为急性腹痛。喉头水肿还可能会发生窒息。

4. 如皮损广泛，颜色特别红，全身症状(发热等)明显者，则可能是药物过敏引起，应详细询问病人在发作前有无服用药物及其他特殊食物史。

5. 本病一般发作1日或数日即愈，亦有反复发作者，经久不愈可转化为慢性荨麻疹。

治疗

1. 西医治疗

(1)脱敏疗法从略。

(2)急性发作或用脱敏疗法无效者，可用盐酸肾上腺素0.5～1毫升皮下注射(高血压、心脏病禁用)。口服麻黄素25毫克，每日3次(高血压、心脏病禁用)。利血平0.25毫克，每日3次；或其他安定剂如冬眠灵等。

(3)肠胃道症状明显者，可同时合用阿托品、普鲁本辛等解痉药。

(4)喉头有水肿者，宜立即注射盐酸肾上腺素，并口服强的松或静脉滴注氢化可的松。

2. 耳后划刺或耳后静脉放血，每日1次。

3. 穴位注射：可用0.5%～1%普鲁卡因穴位注射血海、风池、足三里、合谷，每个穴位注0.6～1毫升；或非那根25毫克，以注射用水10毫升稀释后，每穴注0.5～1毫升。

耳后划刺

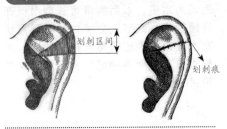

划刺区间

划刺痕

4. 草药单方

(1)白英15克洗净切碎后，加两个鸡蛋煎成蛋饼服食。

(2)乌桕树根或葎草(拉拉藤)适量，煎水暖洗。

(3)生麻黄3克，乌梅肉6克，生甘草9克。水煎服，每日1剂。

(4)苍耳茎、叶、子各等量，晒干研成粉末，每次服3克，上、下午各服一次，用开水调服，酌加蜂蜜或白糖。

5. 中医辨证施治

(1)皮损色红，遇热易发，口渴、舌苔薄黄、舌尖舌边红者。荆芥穗9克，防风6克，黄芩6克，焦山栀9克，梗通草3克，桑叶9克，白鲜皮50克，苍术4.5克，制大黄9克。

(2)皮损色淡，遇冷易发，舌苔白腻者。紫苏12克，橘皮9克，姜半夏9克，生甘草3克，桂枝4.5克，麻黄4.5克，赤芍9克，羌、独活各4.5克。

加减法：腹痛加广木香3克，炒槟榔6克；大便有寄生虫加乌梅肉6克，使君子肉9克，雷丸6克(研粉吞)，苦楝根皮50克；大便秘结加生大黄9克(后下)。

痒疹

痒疹是一组急性或慢性炎症性皮肤病的总称，多发于小孩，春夏季发病多，常与虫咬及其他过敏因素有关。

诊断

1. 剧烈瘙痒，多呈对称分布发于四肢、腹部及臀部，尤其是伸侧面，散在而不融合。

2. 皮损主要表现为风团样水肿性红斑，中央常有一小疱，大部为梭形，皮损较一致，如反复发作可成坚实的带褐色的丘疹。

3. 股淋巴结常可肿大，但无疼痛，亦不化脓。

4. 常因搔抓，皮肤抓破感染成脓疱、结痂，并有并发急性肾炎的可能。

5. 如损害不对称，成簇分布，形态不规则，家庭中有多人发病者，可能是虫咬所致。

治疗

(一)西医治疗

1. 脱敏疗法从略。

2. 皮损广泛、反复发作者可用下列方法。

(1)静脉封闭疗法（见"湿疹"）。

(2)沙利度胺(反应停)25毫克/次，口服每日2～3次。因易致畸胎，孕妇禁用。

(3)氯喹0.125～0.25克，口服，每日1～2次。

3. 外用止痒药物，首选洗剂。

4. 在洗剂中添加5%～10%的硫黄可预防继发感染。

(二)草药单方

1. 紫苏加生姜煎汤外洗。

2. 鲜百部根折断，用断面擦。

预防

1. 除害灭病：讲究卫生，消灭虫害。

2. 一旦发生瘙痒切忌乱抓，以防继发感染而并发急性肾炎。

沙眼

沙眼是由沙眼衣原体引起的迁延性结膜炎症。沙眼是十分常见的眼科疾病，具有很强的传染性，可通过手、眼接触，苍蝇或者带菌物品等进行传染。中医上称为"椒疮"或"粟疮"。

诊断

1. 上睑穹隆部结膜表面粗糙，结膜血管模糊，滤泡和乳头同时出现。后期，睑结膜出现白色的瘢痕组织。

2. 早期，症状不太明显，仅感到眼睑微痒。后期，病情逐渐加重，有疼痛、异物感、怕光、流泪、分泌物增多、视物模糊等。

3. 重症者由于瘢痕收缩，可以并发内翻倒睫、角膜溃疡、角膜薄翳等症，导致视力减退，甚至失明。

治疗

1. 使用抗生素眼膏搽眼，每日2~3次。

2. 用0.5％四环素眼药水或其他抗生素眼药水滴眼，每日3~4次。

3. 滤泡较多者，可将乌贼骨削成扁圆条状，一端磨成铅笔头状，消毒后，蘸上黄连素粉，将滤泡擦破，俗称"刮沙眼"。

4. 并发症的处理，参阅有关章节。

预防

沙眼的危害性很大，常可引起视力减退而影响正常的生活。沙眼的传染性很强，主要通过接触传染，所以不要同沙眼患者合用一条毛巾或手帕，不用脏手揉眼。同时对沙眼患者应采取积极的治疗措施，力争早日治好沙眼。

角膜炎

角膜炎是由病毒或细菌感染引起的角膜组织炎症，俗称上星和长翳，中医学属聚星障和花翳白陷范围。如果角膜组织遭到破坏，可以形成不透明的白色瘢痕，称云翳或白斑，影响视力。角膜炎有浅层点状角膜炎及溃疡性角膜炎两种。

诊断

(一)浅层点状角膜炎

患者会怕光、流泪、视物模糊。有不同程度的睫状充血，越近角膜边缘，充血现象越明显。角膜上有灰白色的细小浸润点。浸润点多能吸收，不留痕迹。

(二)溃疡性角膜炎

1. 角膜上可见灰白、带黄色的单个或多个点状、条状、片状混浊。患者有怕光、流泪、疼痛，及轻重不等的睫状充血。严重时可出现虹膜反应，如瞳孔缩小，前房积脓等。

2. 用1％~2％红汞液滴眼，再用硼酸溶液冲洗后，着色处即是溃疡面。

3. 如果角膜损害仅在浅层，治愈后会不留痕迹；如果角膜损害严重，治愈后会留有瘢痕，成为角膜薄翳或斑翳。

治疗

1. 眼内用药

(1)用0.5％四环素眼药水(其他抗生素眼药水均可选用)点眼，每2小时一次。或用抗生素眼膏涂眼，每日3~4次。

(2)角膜溃疡在急性期，忌用可的松眼药。

(3)有虹膜反应者，必须用1％阿托品眼膏或溶液扩瞳，防止粘连。

2. 取猪胆汁用文火熬膏，加入冰片少许，候冷，点入眼内。

3. 苍耳子9~15克，煎汤服。

4. 中药

(1)浅层点状角膜炎：病属肝经风热，治以散风泄热。羌活、防风各9克，大青叶、蒲公英各15克，车前草50克。

(2)溃疡性角膜炎：病属风热上攻，火郁血瘀，治以散风、清热、活血。取羌活、防风各9克，苍术、黄芩各9克，丹参15克，赤芍12克，蛇蜕、蝉蜕各9克，车前草50克(前房积脓，加生石膏50克)。

5. 局部热敷，加速血液循环，同时有止痛消肿等辅助作用。

预防

积极治疗沙眼、结膜炎、泪囊炎等其他眼病，以及避免角膜外伤，对于预防角膜炎的发生有很大的作用。

结膜炎

结膜炎是因为结膜经常与外界接触，受到外界的各种刺激和感染而引起的疾病，结膜炎主要分为急性结膜炎和慢性结膜炎两种。

急性结膜炎

急性结膜炎是由细菌感染引起的急性传染性眼病，俗称红眼或火眼，在中医上属天行赤眼范围。

(一)诊断

1. 结膜充血：越近穹窿部结膜充血越明显。血管弯曲不规则，呈网状。

2. 有多量黏液或脓性分泌物，附着于睑缘，所以晨起不易睁眼。

3. 轻者有痒、灼热和异物感；重者有怕光流泪及眼睑重垂。如有疼痛应注意角膜是否蔓延到眼内。

4. 有时还可以在球结膜或角膜缘出现圆形疱疹。

5. 应与睫状充血相鉴别。

(二)治疗

1. 西药

(1)细菌性结膜炎，可滴用抗生素眼药水，每2小时1次，睡前用红霉素眼膏搽眼。

(2)过敏性结膜炎和病毒性结膜炎，抗生素治疗无效，过敏性结膜炎，口服抗组胺药可以止痒和缓解刺激症状，也可用皮质类固醇眼药水。

(3)疱疹病毒性结膜炎，则绝对不要滴用皮质类固醇眼药水，其可能使病情加重，可试用0.1%酞丁安或阿昔洛韦眼药水。

(4)如果分泌物多时，可用冷开水、生理盐水或硼酸水冲洗，不能进行包扎。

2. 草药单方

(1)外用：大黄一片，浸乳敷眼；将白及用人乳磨汁滴眼均可。或用新鲜野菊叶50克煎成浓汤，澄清后洗眼。

(2)内服：浮萍、野菊花叶、银花、十大功劳叶(枸骨叶)任选一种，每用24～50克，水煎服。

3. 中药：症系肺经风热壅滞，治以散风清热。羌活、防风各9克，赤芍9克，蒲公英50克，黄芩9克，车前草12克。

加减法：热重加山栀9克，生大黄6克(后入)；风重加杭菊9克，薄荷6克(后入)；有疱性结膜炎加苍术9克，川朴6克，陈皮9克。

慢性结膜炎

慢性结膜炎是一种常见的慢性眼病。由于急性结膜炎没有根治，或因风尘刺激、饮酒过度，以及其他眼部疾病的刺激所引起。

(一)诊断

1. 结膜轻度充血，并有少量黏性黄色分泌物，发病久后，可见睑结膜肥厚粗糙。

2. 自觉眼痒、异物感、干燥多瞬、视物易感疲劳等。

(二)治疗

1. 用0.5%硫酸锌眼药水滴眼，每日3次。

2. 氯霉素眼药水滴眼，每日3～4次；同时配合去除其他的致病因素，如矫正屈光不正等。

3. 每日内服二妙丸9克，或用苦胆草片，每日3次，每次6片。

(三)预防

1. 结膜炎主要是因为接触患眼分泌物而引起传染，所以要注意用眼卫生。

2. 对患者的毛巾、手帕应进行消毒，防止传染。

外耳道疖、外耳道炎

外耳道疖、外耳道炎常因挖耳或浸水后外耳道上皮细胞损伤继发感染所致。外耳道疖是局限性外耳道毛囊或皮脂腺感染；外耳道炎是外耳道皮肤或皮下组织呈弥漫性炎症。

诊断

1. 患者有不同程度耳痛，咀嚼时更痛。

2. 以指压耳屏或牵引耳郭，则患者疼痛加剧(这是与急性中耳炎最简易的鉴别方法)。

3. 检查耳，发现有局限性隆起小疖为外耳道疖；弥漫性红肿、充血者为外耳道炎。

4. 严重时可引起耳前或耳后脓胀。

5. 若疖肿溃破，则有限液流出。

治疗

1. 局部热敷。

2. 西药滴耳药：外耳道疖用10%鱼石脂甘油；外耳道炎用1%～2%酚甘油或4%硼酸酒精。

3. 疖成熟者宜做切开排脓(可略加冰冻麻醉或表面麻醉)。

4. 疖肿已破溃或外耳道炎有分泌时，应常用棉花棒浸3%双氧水清洗脓液，再滴消炎耳剂(0.5%氯霉素溶液、1%新霉素溶液或4%硼酸酒精等)。

5. 新鲜野菊叶50克，煎浓汤，澄清后滴耳。

6. 外耳道疖靠近耳道口处可外敷红膏药。

7. 如肿胀明显者可内服解毒消炎丸、银黄片或应用青霉素及磺胺类。

8. 手术

(1)手术器械：尖头手术刀一把，纹式血管钳一只，眼科无齿镊一把。

(2)术前准备：以1%苯扎溴铵消毒皮肤。

(3)麻醉：不用麻醉或1%普鲁卡因局部浸润或针刺合谷穴。

手术方法

1. 选择疖肿波动明显处做纵形切口，排尽脓液。

2. 切口内放置小橡皮引流条引流，外加纱布覆盖。

注意事项

必须做纵形切口，不可做横形或环形切口，直到控制感染。

术后处理

应保持切口处的引流通畅，每日换药，更换引流条，清除肉芽脓液直至脓液排尽，直到控制感染。

预访

少挖耳；耳道浸水后应及时清除耳道积水。

化脓性中耳炎

上呼吸道感染、流行性感冒、急性呼吸道传染病等鼻腔炎症的细菌或病毒通过耳咽管，或者外界细菌、病毒直接通过陈旧性穿孔的鼓膜进入中耳，引起的中耳化脓性炎症，这就是化脓性中耳炎。

急性化脓性中耳炎

急性化脓性中耳炎是由于细菌进入鼓室引起的化脓感染，常累积中耳其他部位，多发于儿童。

(一)诊断

1. 患者有不同程度的耳痛。感染轻者为阵发性耳痛；严重者则成剧烈性跳痛。幼儿因不能主诉，常哭闹，烦躁不休。

2. 发热：严重的可高达40℃，特别小儿不明病因的高热，有可能就是急性化脓性中耳炎在作怪。

3. 患者常感到耳鸣、听力减退等听力障碍，但常被耳痛症状所掩盖。

4. 鼓膜穿孔后则有大量脓液流出，以上症状可逐步减轻。

5. 局部检查：鼓膜出现急性充血，穿孔后则有搏动性脓液涌出。

6. 危险时可出现耳后肿痛、头痛、高热、寒战、颈项强直或昏迷等，须尽快转上级医院治疗。若耳后已形成脓肿，可先行切开引流。

(二)治疗

1. 滴耳药：鼓膜未穿孔时用2%酚甘油，4%硼酸酒精；穿孔流脓时用3%双氧水清洗后滴抗生素溶液或30%黄连溶液。

2. 草药单方

(1)虎耳草洗净捣烂，取汁滴耳（万年青叶、菝葜叶均可）。

(2)土牛膝捣汁滴耳。

(3)轻粉三分，枯矾9克，冰片四分，研粉吹入耳内。

3. 有发热等全身症状或局部症状较剧者可内服。

(1)西药：磺胺类、青霉素等抗生素。

(2)中医辨证施治：治以清肝火，化湿热。柴胡4.5克，龙胆4.5克，银花12克，连翘12克，赤芍9克，山栀9克，黄芩9克。

加减法：脓水多加鲜生地50克；痛剧加生牡蛎50克，夏枯草9克。

慢性中耳炎

慢性中耳炎是由于细菌毒力强，机体抵抗力差，或耳咽管病变，影响中耳脓液的引流，或急性炎症期未得及时适当的处理，炎症长达3个月以上者。

(一)诊断

1. 慢性反复发作性耳内流脓。

2. 不同程度的听力减退，偶尔伴有耳鸣。

3. 长期慢性耳漏者，必须考虑胆脂瘤的形成。

(二)治疗

1. 流脓者可按急性中耳炎淌脓者处理。

2. 确诊为胆脂瘤形成者，则宜马上进行手术治疗。

慢性鼻炎

慢性鼻炎(一般称为伤风)反复发作、有害的刺激性气体长期影响等因素都会导致慢性鼻炎。

慢性单纯性鼻炎

(一)诊断

1. 鼻塞：可呈现交替性，即左侧卧时左鼻腔阻塞；右侧卧时右鼻腔阻塞。

2. 鼻涕多：黏液性、黏液脓性或脓性分泌。

3. 可有嗅觉减退，头胀头昏，咽部不适。

4. 检查鼻腔发现：鼻黏膜弥漫性充血、鼻甲肿胀、黏膜表面或仅于鼻腔底部有分泌物积聚，而中鼻道及嗅沟没有脓液，这也是与副鼻窦炎区别所在。

(二)治疗

1. 中药：苍耳子9克，辛夷花9克。水煎服。

2. 局部治疗：目的是消除鼻黏膜肿胀，保持鼻腔呼吸道的通畅和分泌物的顺利排出。

(1)用1%～2%麻黄素溶液或鼻眼净滴鼻，每日3～4次(鼻眼净久滴可反而促使鼻塞加重，不宜久用)。

(2)用10%大蒜液滴鼻，要达到咽部，效果较好。

(3)鹅不食草(鲜)60克，加米酒适量，浸10日滤过备用，用棉花蘸药汁塞入鼻腔内或滴鼻。

(4)70%鹅不食草汁100毫升，氯化钠1克，麻黄素0.5克，苯海拉明0.15克，制成滴鼻剂，每日1～2次。

(三)预防

加强体育锻炼，增强抵抗力，注意保暖，避免伤风。

肥大性鼻炎

肥大性鼻炎一般由慢性肥厚性鼻炎发展而来，主要表现为鼻黏膜逐渐变厚，收缩功能减退，鼻塞程度加重下鼻甲黏膜呈暗红色，表面凹凸不平呈桑葚样，骨膜及骨组织增生，鼻甲骨骨质也可呈肥大改变。它与慢性单纯性鼻炎的区别就是：滴麻黄素等药物后肥厚黏膜无明显收缩，鼻塞亦无改善。

治疗

同慢性单纯性鼻炎。一般治疗方法无效时可考虑做下鼻甲硬化剂注射疗法或鼻甲部分切除术。

过敏性鼻炎

过敏性鼻炎又称变态反应性鼻炎，多因天气变冷、多风、粉尘、某些植物花粉、螨虫、宠物毛等外界过敏原而引起以鼻痒、打喷嚏、流清涕等为主要症状的疾病，过敏性体质更容易发作。

(一)诊断

1. 突然发作性的鼻塞、鼻痒、喷嚏、大量流清水鼻涕。

2. 检查时可见鼻黏膜颜色比较苍白(紫灰色)及水肿。

3. 常有其他过敏性疾患史，如哮喘、荨麻疹等。

(二)治疗

1. 与慢性单纯性鼻炎相同。另外用鹅不食草干粉制成的25%软膏涂鼻腔有一定效果，还可加服抗过敏药物。

2. 按摩法。

萎缩性鼻炎

萎缩性鼻炎发展很慢，临床上主要表现为鼻黏膜萎缩干燥，骨膜、鼻甲骨萎缩，鼻腔宽大有脓痂，附有黄绿色痂皮。病人嗅觉减退，伴有头痛及少量鼻出血，呼出气体很臭(早期不臭)，故称臭鼻症，女性多于男性，山区多于平原。一般认为本病与遗传、维生素缺乏、内分泌功能紊乱、鼻腔慢性炎症、鼻甲手术切除过多以及物理、化学刺激有关。

治疗

1. 清除脓痂：一般用温热生理盐水、2%小苏打水或3%硼酸水做鼻腔灌洗。

2. 滴鼻：用0.5%链霉素溶液或含薄荷的油剂(如石蜡油)；还可用石蜡油、麻油、菜油等油类，每日3~5次。

3. 患者应多接受日光照射，常食含有维生素A的胡萝卜或其他多种维生素。

鼻窦炎

急性鼻炎后期或在擤鼻、喷嚏、游泳时，常使鼻腔内的细菌进入副鼻窦内引起炎症；或者由于鼻窦的开口处黏膜肿胀、鼻息肉阻塞，而使副鼻窦黏膜分泌的黏液引流不畅继发感染引起鼻窦黏膜的炎症，这些统称鼻窦炎。

急性鼻窦炎

(一)诊断

1. 与急性鼻炎相比，急性鼻窦炎鼻塞、流涕、嗅觉减退等症状更严重。严重的急性鼻窦炎还有一定程度的头痛、发热、全身不适、胃口不好、鼻旁眼眶下压痛。

2. 检查发现：鼻道(尤其是中鼻道)内有积脓，鼻腔黏膜充血肿胀。

(二)治疗

1. 西药治疗：可用1%～2%麻黄素溶液、10%～30%磺胺醋酰钠溶液、10%黄连溶液、0.1%～0.5%黄连素溶液滴鼻，每日4～5次，具有促进副鼻窦通气和排液作用。

2. 其他治疗：发热、头痛可服阿司匹林、布洛芬，控制感染可用阿莫西林、林可霉素或环丙沙星。

3. 局部冷敷或热敷。

4. 草药单方

(1)松花粉，时时吸入鼻中。

(2)苍耳子3克，研末吸入鼻内。

5. 中医辨证施治：治宜散风清热。

(1)辛夷4.5克，白芷4.5克，细辛五分，苍耳子6克，薄荷4.5克。

加减法：鼻涕恶臭加黄芩9克，川黄柏9克；头痛加川芎3克，防风6克。

(2)清肝保脑丸，每日9克，分2次服。

慢性鼻窦炎

急性鼻窦炎未能及时治疗，就会转成慢性鼻窦炎。

(一)诊断

1. 长期单侧或双侧鼻塞和脓涕多。

2. 全身症状不明显，有时有头昏、头痛。

3. 检查发现：鼻道有积脓，尤其是中鼻道和嗅沟。

4. 若鼻腔检查未发现脓液，临床症状看起来很像慢性副鼻窦炎，可滴或喷1%麻黄素溶液或放置浸有1%麻黄素溶液的棉片于鼻腔。5分钟后再检查鼻腔，若仍无脓液排出，可采用头位排液法，令患者上身俯下坐着，头顶尽量向地，10～15分钟后再检查，或可行诊断性上颌窦穿刺术。

(二)治疗

1. 鼻部用药：同急性副鼻窦炎。

2. 中药

(1)苍耳子合剂：每日3次，每次服5毫升。2周后改为每次服10毫升，4周为一疗程。

制法：苍耳子1000克，辛夷180克，茜草60克，金银花60克，菊花60克，蜂蜜240克。将苍耳子和辛夷分别碾碎，然后同茜草、金银花、菊花加水5000毫升，煎约5小时，倒出药汁，加水再煎，如此四次。然后过滤，将所有药汁混合加热，浓缩到起泡沫时加入蜂蜜搅匀，得药汁约600毫升，加少许防腐剂装瓶备用。

(2)丝瓜藤：距地面15厘米砍下丝瓜藤，取60厘米，洗净晒干研为细末，每服6克，每日2～3次，连服2周。

3. 上颌窦穿刺：既是明确诊断的重要方法，又是治疗上不可缺少的小手术。步骤如下：

(1)麻醉：在下鼻道用0.5%利多卡因

溶液麻醉。

(2)穿刺：用上颌窦穿刺针自下鼻道向外上方穿过骨壁进入颌窦。

(3)灌洗：用生理盐水灌洗，使脓液和水自中鼻道开口处流出来。

(4)注药：一般常用药液为10%露黄连溶液、0.1%~0.5%黄连素溶液、油剂青霉素、10%~30%磺胺醋酰钠溶液或其他抗生素溶液。

4. 经多次穿刺效果不好者可用手术治疗。

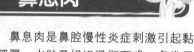

鼻息肉

鼻息肉是鼻腔慢性炎症刺激引起黏膜肥厚、水肿及组织浸润而成，多发于20~30岁的年轻人。

诊断

1. 缓慢发展性鼻塞：其程度因息肉大小而决定，厉害时可使鼻内完全阻塞，甚至息肉可伸至鼻前庭。

2. 巨大鼻息肉可使鼻梁变宽，外鼻膨大饱满，成为蛙形鼻。

3. 鼻腔检查：可见到灰白色或淡红色的半透明光滑的圆形新生物，蒂活动，触之不易出血。

4. 与恶性肿瘤鉴别要点：肿瘤多有反复出血或鼻涕中带血病史，表面粗糙不平或有溃疡，触之易出血。

治疗

轻度息肉用1%~2%麻黄素溶液滴鼻，可暂时缓解症状，严重者则可手术治疗，但常易复发。

预防

积极治疗鼻腔慢性疾患有助于降低鼻息肉的发生率。

慢性咽炎

慢性鼻咽炎是一种病程发展缓慢的慢性炎症，常与邻近器官或全身性疾病并存，如急性咽炎反复发作、鼻炎、副鼻窦炎、扁桃体炎等，有时过度吸烟、饮酒等不良慢性刺激鼻咽部，也会引起慢性咽炎。

诊断

1. 咽部干燥不适，有异物感，或胀痛感。

2. 检查发现：咽部充血呈深红色，软腭、咽侧壁肥厚，咽后壁有血管扩张，淋巴滤泡增生；后期可黏膜干燥，无光泽，有痂皮附着于咽后壁。

治疗

1. 从病因上治疗，如根治扁桃体炎或副鼻窦炎，禁烟酒以消除不良刺激。

2. 0.25%利多卡因溶液颈前三角区做皮下局部封闭，左右各10毫升。

3. 局部用药：冰硼散吹患处或选用薄荷含片、碘含片等。

4. 新鲜的萝卜菜适量，捣汁服。或干萝卜菜，煎汤服。

5. 苦胆草片，每日3次，每次4~6片，饭后服。或用左金丸，每次3克，每日3次。

6. 解毒消炎丸，每日3次，每次4~6粒。

喉炎是指喉部黏膜的一般性病菌感染所引起的炎症。

急性喉炎

过度使用声带，吸入有害蒸汽和气体，过度吸烟、饮酒、张口呼吸等都会引发喉炎，局部和全身受凉是引起喉炎的重要因素。

(一)诊断

1. 声音粗糙、嘶哑或完全失音，体温正常或稍高。

2. 轻度喉痛，常有干咳或咳出少量黏液。若同时有气管炎，则有剧烈咳嗽。

3. 儿童可能出现吸气困难，有喉鸣音，夜间尤其明显。

(二)治疗

1. 适当休息，病情严重者、儿童、有咳嗽及吸气困难者尤其注意休息和保养。

2. 西医治疗

(1)发热者，给予抗生素；咳嗽者，给予止咳祛痰药水。

(2)复方安息香酊10滴，滴入沸水500毫升，张口吸入药物蒸汽，每日3次。如无药物，单纯水蒸气亦可。

(3)有喉水肿、呼吸困难者，可喷入1%麻黄素溶液，内服强的松。

(4)小儿急性喉炎常可引起喉水肿、喉阻塞而危及生命，必须严密观察，做好气管切开术的准备工作。

3. 草药单方：与扁桃体炎基本类似，还可用木蝴蝶3克代茶饮。

4. 中医辨证施治

(1)风寒：干咳喉痒，轻度喉痛，苔薄，治宜祛风散寒。金沸草9克，牛蒡子6克，前胡4.5克，桔梗3克，甘草3克，荆芥6克。

(2)风热：喉痛有灼热感，剧烈咳嗽或有体温，苔薄黄，治宜清热止咳。连翘9克，牛蒡子6克，杏仁9克，炙桔梗6克，银花9克，薄荷4.5克(后下)。

加减法：音哑加铁笛丸一粒或胖大海五只，木蝴蝶五分；气急加白芥子9克，炙苏子9克。

慢性喉炎

通常急性喉炎反复发作就会引起慢性喉炎，过度使用声带、不良的外界刺激、过度烟酒、全身和局部循环障碍等是慢性喉炎的诱发因素。

(一)诊断

1. 间歇性或持续性嘶哑，且可能在疲劳和过度使用声带后加重，但完全失音者较少见。

2. 间接喉镜检查：全部或部分喉黏膜呈慢性充血性增厚，可见"声带小结"，即看到扩张的小血管，有时发现声带闭合不全或声带边缘见到小结节，左右对称，颜色较白。

3. 老年人有逐渐加重的声音嘶哑，也可能是喉癌的征兆。

(二)治疗

1. 为使声带休息，要尽量少说话。

2. 草药单方

(1)胖大海(即安南子)，每日2~5枚，开水冲泡当茶喝，还可加甘草3克，桔梗6克，冲水饮。

(2)皂角(又名猪牙皂角)1个，刮去里皮和子，萝卜1个切片，加水2碗，煎剩半碗(不可加盐)服，如能连萝卜吃下就更好。

3. 中药：以养阴为主。

(1)鲜石斛15克(或川石斛9克)，鲜沙参9克，胖大海9克，木蝴蝶3克，麦冬6克，桔梗3克，甘草3克。

(2)铁笛丸，每日服1粒。

(3)清音丸，每日服1粒。

4. 药物蒸汽或水蒸气吸入，每日3次。

5. 必要时可试用强的松，每日3次，每次1片。

6. 有声带小结者宜手术摘除。

牙痛

牙痛是以牙齿及牙龈红肿疼痛为主要表现的口腔疾患，一般是由于口腔不洁或过食膏粱厚味、胃腑积热、胃火上冲，或风火邪毒侵犯伤及牙齿，或肾阴亏损、虚火上炎、灼烁牙龈等引起的病症。

治疗

1. 草药单方

(1)一枝黄花18克，水煎去渣，再加鸭蛋一个冲服。

(2)七叶一枝花9克，用烧酒60克，浸3～5日备用。牙痛时用药棉蘸药酒少量，搽患牙，可止痛。

(3)白英9克，煎汁加蜂蜜适量冲服。

2. 服用各种止痛片。

3. 若是深龋引起牙髓炎及根尖周炎疼痛。可用镊子针头或缝衣针挑去蛀牙洞内食物残渣，放入蘸有牙痛水、10滴水或清凉油的小棉球。如仍不能止痛，可在局部麻醉或针刺合谷下，用一注射针头对准蛀牙洞较薄弱处用力刺穿髓腔顶，再放止痛棉球。

4. 若是根尖周炎、牙周炎，视病情可加用牛黄解毒丸、银黄片、解毒消炎丸等，或用磺胺药、青霉素。

5. 如牙周炎反复发作，松动较大，宜拔牙。

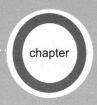

第二章

急症处理

　　急症，发病很急，而且来势汹汹，如若处理不当，可能在短时间内引发死亡。我们要做的就是在治疗设备和技术均不允许的条件下，如何面对紧急情况和如何做出最有效的处理，为病人赢得宝贵的救治时间。

腹 痛

腹痛是一种常见的病症，指由于各种原因引起的腹腔内外脏器官的病变，而表现为腹部的疼痛。腹痛可分为急性与慢性两类。急性腹痛的特点是发病突然，发展迅速，由于大部分患此病者需尽快手术治疗，所以被称为"急腹症"。

急性腹痛是多种疾病的共同症状，由于病因不同，腹痛的部位、性质及体征等均具有不同的特点。在诊断和鉴别诊断上，要透过腹痛的现象看清疾病的实质。因此要问清病史，仔细检查，再结合必要的化验检查，做深入的分析研究，才能得出早期的正确诊断。

诊断

(一)问清病史

(1)腹痛部位：首先要明确腹痛开始和现在的部位。要求病人用手指指出腹痛最剧烈的部位和范围。一般来说，腹痛的固定部位，大多是病变的部位。比如：上腹部疼痛多为胃的疾患，右上腹部疼痛多为肝和胆道的疾患，右下腹部疼痛多为回盲部的疾患(如阑尾炎、肠结核等)，左下腹部疼痛多为结肠的疾患(如菌痢等)；脐周围疼痛多为小肠的疾患(如肠梗阻、蛔虫痛等)。如先有局部疼痛而后向全腹发展，多为阑尾、胃、肠、胆囊穿孔而并发弥漫性腹膜炎。

(2)腹痛时间：突然发生的腹痛，常见有胃溃疡穿孔、肠梗阻、胆道蛔虫病等；逐渐加剧的腹痛，常见的则为急性阑尾炎、急性胆囊炎等。

腹痛部位分布图

左上腹部疼痛多为胃病，右上腹部疼痛多为肝病，右下腹部疼痛多为回肠部的疾患，左下腹部疼痛多为结肠的疾患，脐周围疼痛多为小肠的疾患。

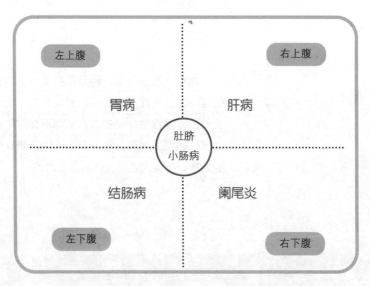

常见急性腹痛疾病的鉴别诊断

病名	发病情况与病史	腹痛部位	腹痛性质	腹部体征	发热	消化道症状	化验及检查
急性阑尾炎	逐渐发生	始于上腹部或脐周围，转移至右下腹	持续性疼痛，伴轻度阵发性加剧	右下腹阑尾点局限性压痛，反跳痛，肌紧张	体温轻度升高	恶心，呕吐	白细胞增高，但常不超过20000
急性胆囊炎、胆石症	常突然发生于多食油腻后的晚上	中上腹或右上腹	持续性疼痛或阵发性绞痛，向右肩胛部放射	右上腹有压痛，肌紧张，肝区常有叩击痛，有时可触及胆囊	高热可伴有寒战	恶心，呕吐，可出现黄疸	白细胞增高
胆道蛔虫病	突然发生，可有近期服驱虫药病史	剑突右下方	阵发性剧烈绞痛，有"钻顶"感	剑突右下方有轻度压痛，反跳痛	早期不发热，伴胆道感染时可有寒战、高热	恶心，呕吐，可吐出蛔虫	血中嗜酸性细胞增加，大便中可找到蛔虫卵
胃、十二指肠溃疡急性穿孔	突然发生，多见于饱餐后，过去可有溃疡病史，常伴有休克	中上腹部，但很快发展到全腹	持续性刀割样痛	剧烈压痛，腹肌紧张，硬如木板，肝浊音界消失	休克时体温下降，6～12小时后明显升高	恶心，呕吐	白细胞增高，X线发现腹腔内游离气体
急性肠梗阻	突然发生，可有腹外疝史、手术史	多起自腹中部	阵发性绞痛	有压痛，腹胀，有时可见到肠型，肠鸣音亢进，有气过水声、金属音	早期不发热	可吐出胆汁、粪汁，无大便，肛门不排气	白细胞增高，X线发现肠腔内有积气、积液
急性胰腺炎	突然发生，多见于暴饮暴食后，可伴有休克	上腹部	持续性剧烈疼痛，多向腰背部放射	横位性压痛，轻度肌紧张，严重者可有腹胀	2～3天后有发热	恶心，呕吐	白细胞增高，血、尿中淀粉酶明显升高
肾绞痛	突然发生，过去可有血尿史	上腹部或腰部	阵发性剧烈绞痛，多向大腿内侧、外生殖器放射，伴有排尿痛	压痛轻微，但肾区有叩击痛	伴感染时可有发热	恶心，呕吐	尿中红细胞显著增加

续表

病名	发病情况与过去病史	腹痛部位	腹痛性质	腹部体征	发热	消化道症状	化验及检查
肝、脾破裂	突然发生，有外伤史，常伴有休克	始于上腹部，然后发展到全腹	持续性疼痛，可有左肩部放射痛	轻度压痛，肌紧张，可有移动性浊音	休克时体温下降		血红蛋白、红细胞均下降
肠寄生虫症	逐渐发生，多有排蛔虫史	脐周围	阵发性疼痛	无固定压痛点，无明显肌紧张，有时可摸到由蛔虫引起的索条状物	一般正常	可有恶心、呕吐	大便内有蛔虫卵
急性胃肠炎	突然发生，多有吃过不清洁食物病史	全腹部	阵发性绞痛	压痛不局限在一个部位，多无肌紧张	大多有发热	呕吐在腹痛之前，腹泻后腹痛可减轻	大便像水样，有黏液或脓性分泌物
大叶性肺炎	突然起病，有呼吸道感染症状	上腹部、右下腹	持续性，可有胸痛、肩痛，在深呼吸时加剧	上腹部可有压痛	寒战、高热		白细胞增高，X线胸透发现片状阴影
急性输卵管炎	逐渐发生，有白带增多史，多发生于月经期间、月经后	下腹部	持续性疼痛，常伴有腰部痛	压痛部位较低，但两侧常对称	有发热		白细胞增高
宫外孕破裂	突然发生，可伴有休克，有月经过期史，阴道流血，且常有多年不育史	先在下腹一侧，然后发展到全腹	持续性痛，常向肩部放射	一侧下腹部有明显压痛，但肌紧张较轻，可有移动性浊音	一般正常		血红蛋白、红细胞下降
卵巢囊肿扭转	突然发生，腹内可有肿块史	在下腹部一侧较明显	阵发性剧烈绞痛	有压痛，肌紧张，可摸到肿块	早期不发热	恶心、呕吐	白细胞稍增高

(3)腹痛性质：阵发性腹痛多见于梗阻；持续性腹痛多见于炎症以及内出血；持续性腹痛伴阵发性加剧者，则为炎症伴有梗阻，如急性胆囊炎、胆石症、绞窄性肠梗阻等。绞痛则多为梗阻，钝痛和胀痛多见于炎症，放射痛为腹内脏器病变之一，如急性胆囊炎放射到右侧肩胛部，肾绞痛放射到大腿内侧和外生殖器，肺炎、胸膜炎时也可有放射痛到达腹部。

要注意腹痛性质的改变，如若突然减轻甚至不痛或阵发性绞痛变为持续性疼痛，则病变有坏死、穿孔可能，如急性阑尾炎、胃溃疡病穿孔等。

(4)消化道症状：先有腹痛而后有恶心、呕吐，多为急性阑尾炎、肠梗阻等。呕吐发生在腹痛之前，常为急性胃肠炎。阵发性腹痛后发生腹泻多见于急性肠炎。腹痛后无大便、不放屁，则多为肠梗阻。

(5)饮食：溃疡病穿孔常发生于饱食之后；急性胆囊炎、急性胰腺炎常发生在多吃油腻食物之后。

(6)寒热：先有发冷、发热而后有腹痛者，多见于内科疾病，如急性胃肠炎、肺炎等。先有腹痛而后有发冷、发热、黄疸者则为胆总管结石。胆道蛔虫病、急性胰腺炎、急性肠梗阻等，发病初期均无发热。急性阑尾炎早期体温不高。

(二)细致体检

(1)视诊：腹部呼吸运动受限制，多见于弥漫性腹膜炎。腹部膨隆则为腹腔内有积气、积液。有肠蠕动波出现，可能为肠梗阻。

(2)听诊：肠梗阻时，肠鸣音亢进，并可听到气过水声或金属音。腹膜炎时，肠鸣音可减退或消失。

(3)触诊：根据不同部位出现的压痛、肌紧张、反跳痛、肿块等，结合腹内脏器的解剖位置，说明所在脏器有病变。

(4)叩诊：移动性浊音出现表示腹腔内有积液(血、水)；肝浊音界缩小或消失，表明有胃、肠穿孔。

(三)化验与X线检查

检验血、尿、粪，进行X线透视、造影或摄片，虽是良好的辅助诊断方法，但只能作为诊断时的参考，而决不能单凭这类资料作为肯定的最后诊断。

治疗

(一)诊断未明确前

严密观察病员的全身情况如体温、脉搏、血压等，局部体征的变化如腹痛、压痛、肌紧张的程度和范围等。要早期预防和治疗休克。采取禁食、输液、半卧位、抗感染等基本治疗措施。止痛可用阿托品0.5毫克肌内注射，或针刺足三里、阳陵泉、太冲、合谷等穴。但必须禁用吗啡类药物。对腹胀病人应放胃管，用注射器不断抽出胃肠内的气体和液体。

经一定时期的严密观察而病情仍未好转，或反而加剧者，应及时考虑送医院做剖腹探查。

(二)诊断明确后

针对不同病因，需及时采取不同的治疗方法。

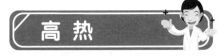

发热是多种疾病的常见症状。高热在临床上属于危重症范畴。引起高热的原因有很多，下列几种疾病是临床上比较常见的疾病

(一)寄生虫病

比如急性血吸虫病、疟疾等。

(二)病毒感染

比如流行性感冒、流行性乙型脑炎、麻疹等。

(三)细菌感染

比如肺炎、急性扁桃体炎、流行性脑脊髓膜炎、伤寒及副伤寒、肾盂肾炎、败血症、细菌性痢疾、急性乳腺炎、产褥热、丹毒等。

(四)其他

比如恶性肿瘤、风湿热及中暑等。

诊断

(一)询问病史

(1)了解起病的缓急，起病的季节，以及当地传染病的流行情况，有无接触史，还有发热的高低、热型、发热的长短和经过等。

(2)伴随的主要症状：呼吸系疾病常有咳嗽、咯痰、胸痛等症状，消化系疾病常有腹痛、腹泻、恶心、呕吐等症状。泌尿系统疾病常有尿频、尿急、尿痛、腰酸等症状，风湿病常有关节红、肿、热、痛等症状。

各种急性传染病都有其特殊症状，比如脑膜炎有剧烈头痛和呕吐症状。

(二)体格检查

(1)注意患者的神志意识、呼吸及紫绀等情况，如果病情严重，却找不到感染病灶时，应考虑是否患败血症。

(2)皮肤和黏膜：皮肤感染，常见于丹毒和疖肿。出现皮疹，常见于出疹性的传染病，如麻疹、猩红热等。黄疸常见于肝胆疾病及败血症，皮下瘀斑应考虑流行性脑脊髓膜炎及血液病等。

(3)头及颈部：注意口腔咽部有无充血和扁桃体红肿。鼻旁窦有触痛，如副鼻窦炎。外耳道流脓和乳突处触痛，如中耳炎。颈项强直，如流行性乙型脑炎、流行性脑脊髓膜炎等。

(4)胸部检查：心脏瓣膜区听到杂音，应考虑心脏疾患；肺部听到干、湿性啰音，要考虑肺部感染。

(三)化验

条件许可时可做血常规(特别注意白细胞计数和分类)、大小便常规、穿刺液、放射线、血涂片(找疟原虫、螺旋体)等必要的体格检查。

发热的临床过程及特点与病理生理的联系

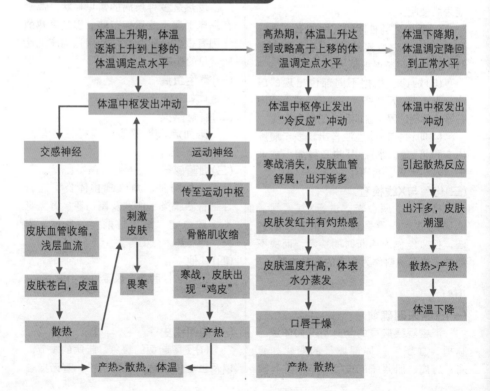

高热鉴别诊断表

病名	发病情况	症状体征
上呼吸道感染、流行性感冒	突然发病，有受冷史	鼻塞，流涕，全身不适，咳嗽，若同一地区有许多人出现相同症状，应考虑流行性感冒，咽部充血，鼻有分泌物
麻疹	多发于冬春季	咳嗽，流涕，流泪，可见麻疹、口腔黏膜斑，出红色斑丘疹，疹起自颈部，继至面部、躯干、四肢。热退后，出现米糠样脱屑
流行性腮腺炎	多发于冬春季	腮腺部肿胀，或有头痛、呕吐，或有睾丸肿胀、疼痛，以耳垂为肿胀中心，有压痛，腮腺管口红肿
传染性肝炎	有接触史	胃口不好，恶心呕吐，乏力，上腹部不适，有的热退时出现黄疸，肝大，肝区有压痛，小便黄如浓茶，小便泡沫亦呈黄色
脊髓灰质炎	多发于夏秋季	发热、全身不适，多汗，再度发热，头痛，呕吐，肌肉疼痛，瘫痪腱反射亢进，瘫痪时消失
流行性乙型脑炎	好发于夏秋季	头痛，呕吐，嗜睡，谵妄，颈有阻力，可出现抬腿试验、划足底试验阳性
流行性脑脊髓膜炎	好发于冬春季	头痛，喷射式呕吐，昏迷，暗红色瘀斑，颈项强直，抬腿试验、划足底试验阳性
猩红热	起病急，有接触史，多发于冬春季节	咽痛咽充血，猩红色细小斑丘疹，压之褪色，口唇周围苍白，杨梅舌，大块脱皮
细菌性痢疾	多发于夏秋季	发热，腹痛，腹泻，大便脓血，里急后重，大便检查有脓细胞及红细胞，吞噬细菌
伤寒	起病缓，有接触史	体温逐渐上升，一周后持续性高热，可有恶心呕吐，腹痛，神志呆滞，肝脾肿大，玫瑰色皮疹，相对性缓脉，苔厚腻
败血症	有感染史	头痛，寒战，常伴有恶心，呕吐，腹泻皮下出血点，肝脾肿大、压痛，轻度黄疸
白喉	四季均可发病，以秋冬为多	发热，咽痛，狗叫样咳嗽，声音嘶哑，咽或喉等黏膜上有灰白色假膜，不易拭去，强行剥离可引起出血
结核病	起病慢，小儿也可突然发病	咳嗽，下午可高热，早晨热度恢复37℃以下，盗汗，消瘦，胃口不好，失眠。肺结核有时可听到细湿啰音；肾结核肾区可有叩击痛
慢性支气管炎	继发感染，有慢性支气管炎史	咳嗽，气急，呼吸困难，紫绀，痰吐黄色，肺部闻及干性或湿性啰音
肺脓肿及支气管扩张	呼吸道感染病史	胸痛，咳嗽，大量脓痰，置于容器内可分为三层，可听到湿性啰音，若病程较长，可有杵状指
大叶性肺炎	发病急	咳嗽，胸痛，咯铁锈色痰，病变部位可听到湿性啰音，呼吸音减低，语颤、语音增强

病名	发病情况	症状体征
丹毒	发病急	高热、寒战，容易复发，但极少化脓，局部红肿、灼热
急性乳腺炎	初产妇多见	乳房疼痛，寒战，乳头破裂，局部红、肿、热、痛
产褥热	产后3～5天	寒战，恶露有臭味，子宫及子宫旁有压痛
稻热病	好发于夏秋季，有疫水接触史	寒战，全身肌肉酸痛，小腿肚、腓肠肌明显酸痛，或可有出血，黄疸，腓肠肌压痛明显，肝脾可肿大
急性血吸虫病	有疫水接触史	长期发热，咳嗽，腹泻肝大，有压痛，脾亦可触及
疟疾	有蚊子叮咬史	有发冷，发热，出汗热退的过程，隔一日或两日发作一次，亦有数小时发作一次，脾可肿大，可出现贫血
风湿病	有扁桃体及皮肤感染史	大关节红、肿、热、痛，游走性，出汗，心跳，环形红斑，皮下结节，心率增快，心音降低，或心瓣膜区可听到杂音

紧急处理

(一)饮食注意

卧床休息，大量饮水，必要时或不能口服者可给静脉补液。吃易消化而富有营养的饮食，保持大便通畅。

(二)草药单方

鸭跖草、乌蔹莓、白英、忍冬藤等任选50克种，每用15～50克，水煎服。或用金线吊葫芦根3克，研末吞服。

(三)病因治疗

如诊断基本明确，给予特殊治疗(见有关疾病章节)。如诊断不明确，须根据下面原则治疗。

1. 对症处理后，密切观察。

2. 如当时当地正流行某种急性传染病，且病人有可疑情况时可先按该病处理，以免耽误。

3. 长期发热未能确诊，可按最可能的疾病做试验治疗。

4. 在一般情况下不要滥用抗菌感染药物，若病情较重，白细胞计数增高者可给予抗生素治疗，白细胞计数偏低者可选用抗病毒药物。

(四)体温过高应对症处理

(1)退热

①物理降温：用井水或冷水毛巾敷头部，或用50%酒精擦浴。

②针灸：针刺曲池、外关、合谷、大椎，刺少商、十宣出血。

③药物降温：用复方阿司匹林口服，或用柴胡注射液2毫升，立刻肌内注射。小儿还可用 50%安乃近液滴鼻。重病人应用药物降温须慎重，一般先给小剂量，以免出大汗而致虚脱。

(2)镇静：高热、烦躁不安(尤其是小孩)应给镇静剂，如冬眠灵或非那根，25毫克口服或肌内注射。

(五)中医辨证施治(若诊断明确后见有关各篇)

(1)风寒：以鼻塞流涕、形寒怕冷、骨节酸痛、口淡为主症，苔薄，舌质正常，治宜祛风散寒。荆芥、羌活各9～15克，柴胡4.5～9克，桔梗3～6克。水煎，每日1剂，分2次服。

(2)热毒：以高热、咽痛、口干或有

皮疹为主症，苔薄，舌红，治宜清热解毒。大青叶、板蓝根、拳参(上海习惯上称"草河车")各30～60克，连翘9～15克。每日1剂，水煎，分2次服。

昏迷

昏迷是一种极严重的意识障碍，是由于内在原因或外来的各种原因，使机体中枢神经系统受到严重的抑制，而对外界事物或强烈的刺激失去反应而呈昏迷状态。

昏迷的种类

(一)浅昏迷

意识丧失，呼唤不应，大小便失禁，或伴有谵语、躁动，但吞咽及咳嗽反射尚存在，角膜反射和瞳孔反射均未消失，肌腱反射常反而增强。

(二)中昏迷

意识丧失更甚，呼吸急促，全身强直或痉挛，角膜反射消失，瞳孔反射迟钝，病理反射阳性。

(三)深昏迷

意识深度丧失，呼吸急促或呈潮式呼吸，肢体软瘫，瞳孔反射迟钝或消失，吞咽困难。

(四)过度昏迷

即脑死亡。

昏迷发病的常见原因

(一)脑与脑膜疾患

流行性乙型脑炎、流行性脑脊髓膜炎、脑肿瘤、脑出血、脑血管栓塞、脑血栓形成、脑血管痉挛、癫痫、蛛网膜下隙出血等。

(二)头颅外伤

脑震荡、脑挫伤、颅底骨折等。

(三)各种药物中毒

有机磷农药中毒，白果、杏仁中毒等。

(四)传染病

恶性疟疾、败血症等病。

(五)疾病末期

肝昏迷、尿毒症、酸中毒等。

(六)其他

中暑等。

诊断

(一)询问病史

1. 病史：询问患者有无糖尿病、高血压、心脏病、肾炎、癫痫等患病史。

2. 发病时详细情况，起病急或缓，有无可能的诱因(如药物中毒、脑外伤等)或前驱症状(如发热、头痛、呕吐、抽搐等)。

3. 如病人已昏迷，则应询问病人当时所处环境的情况，如室温、田间施药等。

(二)体格检查

(1)注意年龄：如老年人常见的有脑血管意外等；青少年常见的有中毒、癫痫、流行性脑脊髓膜炎、流行性乙型脑炎等。

(2)呼吸情况：大呼吸常见于糖尿病昏迷，有鼾声的呼吸常见于脑血管意外、癫痫等，潮式呼吸常见于尿毒症。

(3)呼吸气味：尿毒症昏迷常能嗅到小便气味，糖尿病昏迷常能嗅到苹果气味。

(4)头部：头皮外伤、颅底骨折时耳鼻可流血或流出水样液体，中耳炎可引起化脓性脑膜炎或脑脓肿。

(5)颈项强直常见于脑膜炎、蛛网膜下隙出血。

(6)心脏有杂音，心律不齐，应考虑脑栓塞。

(7)眼：如脑出血时两眼向脑病侧偏斜。

(三)实验室检查

做血、尿常规以及脑脊液检查等，有助于诊断。

昏迷鉴别诊断表

病名	发病情况及病史	症状体征
流行性脑脊髓膜炎	好发于冬春季。化脓性脑膜炎散发于四季，有中耳炎及肺炎史	高热，头痛，喷射式呕吐，全身散发性暗红色瘀斑，颈项强直，抬腿试验、划足底试验阳性
流行性乙型脑炎	好发于夏秋季	高热，头痛，呕吐，烦躁，嗜睡，颈项强直，可出现抬腿试验、划足底试验阳性
结核性脑膜炎	有结核病史，散发于四季	高热，头痛，呕吐，消瘦，盗汗，颈项强有抵抗，抬腿试验、划足底试验阳性
癫痫	有反复发作史	吐白沫，全身抽搐，瞳孔扩大，对光反应消失
脑出血	有原发性高血压病史	头晕、头痛为先驱症状，呕吐，鼾声，肢体偏瘫，瞳孔大小不相等
脑血栓	有高血压及动脉硬化史	头晕眼花，进行性偏瘫、肢体偏瘫或活动不利
脑栓塞	有心脏病史等	心跳气急，突然发生偏瘫，心瓣膜区可听到杂音
蛛网膜下隙出血	有原发性高血压病史	发作前剧烈头痛，头颈强直，可出现划足底试验阳性
脑外伤	有外伤史	昏迷，苏醒后可再度进入昏迷，有头部外伤感染
败血症	有感染史	高热，头痛，恶寒，可伴有腹泻，皮下出血点，肝脾肿大，压痛，轻度黄疸
中毒性肺炎	发病急	咳嗽，胸痛，高热，咳铁锈色痰，患侧可听到湿性啰音，呼吸音降低，语音、语颤增强
中毒性菌痢	发病急，常见于夏秋季	高热，嗜睡，有时可有腹痛、腹泻，做肛门指检或灌肠发现脓血便
脑型疟疾	常见于夏秋季	发冷，高热，昏迷，肝脾可肿大，血中可找到疟原虫
肝性脑病	有肝脏病史	先兆症状有烦躁和特殊震颤，令其两臂伸出成水平，手指分开，则出现阵发性不规则的震动，巩膜黄染，肝脾肿大，腹水
糖尿病昏迷	有糖尿病史	多饮，多尿，多食，呼出气体有苹果味，尿糖及尿酮强阳性
尿毒症	有慢性肾炎及肾盂肾炎史	少尿或无尿，浮肿或消瘦，贫血，既往或有尿频、尿急史，尿常规可发现尿蛋白及管型

对昏迷患者进行急救

首先取出病人口中的异物，防治病人窒息，对病患者进行人工呼吸，然后让病人平躺，头侧向一边以免舌头后缩堵塞呼吸道，最后给病人保暖，等待救援。

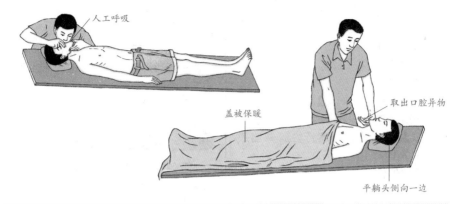

人工呼吸

盖被保暖

取出口腔异物

平躺头侧向一边

紧急处理

1. 加强护理，保暖，仰卧而头偏向一侧，以免舌往后缩；若舌内缩，应用舌钳将舌拉出，以免窒息。保持口腔卫生，可用高锰酸钾加水(呈粉红色溶液)擦口腔，除去口腔异物，如假牙等，清除呼吸道痰液。

2. 纠正循环衰竭，给予中枢兴奋剂，如尼可刹米或苯甲酸钠咖啡因，每次0.25克，每1～2小时肌内注射。

3. 纠正机体缺氧，可进行人工呼吸或口对口呼吸，若出现大呼吸、潮式呼吸，可给尼可刹米，每次1.5毫升，洛贝林每次3毫克，每隔2～4小时交换肌内注射。

4. 寻找病因，针对病因治疗。

5. 预防或抗感染，选用抗生素。

6. 中医中药：可选用下面开窍苏醒药。深昏迷吞咽困难者宜慎用，避免咽入气管内，或用鼻饲。

(1)紫雪丹

适应证：谵语、烦躁、抽搐、斑疹等症。

服法：每服1.5～3克，凉开水调服，每日1～2次。

(2)至宝丹

适应证：高热神昏谵语、痰涌气急、烦躁不安等症。

服法：每日服1～2次，每次服1粒。

(3)牛黄清心丸

适应证：高热神志不清、手足抽搐、舌干唇燥等症。

服法：每服1丸，每日1～3次，温开水送下，小儿酌减。

休克

休克是指由于心排血量不足或周围血流分布异常等综合因素引起急性周围循环衰竭、全身组织缺氧而产生的症候群，通常都有低血压和少尿。病情危急，必须及时救治。

休克按照发病的原因可分为创伤性休克、出血性休克、中毒性休克、过敏性休克等。

休克的常见原因

(一)大量出血

战伤、肝硬化、脾破裂、溃疡病和子宫外孕等。

(二)心脏疾病

心肌梗死等。

(三)药物过敏

青霉素及普鲁卡因过敏等。

(四)严重感染

败血症、肺炎、流行性脑脊髓膜炎、中毒型菌痢等。

(五)严重外伤

骨折、脑外伤等。

(六)严重中毒

农药及除害药物中毒等。

(七)严重脱水

妊娠呕吐、性胃肠炎、幽门梗阻等。

诊断

(一)休克的特征

患者四肢发冷，浑身出冷汗且面色苍白，脉搏细弱而快，血压下降至收缩压80毫米汞柱以下，甚至消失。表情淡漠或烦躁，甚至昏迷。

(二)详细询问病史

(1)出血情况：呕吐咖啡色物及排出柏油样大便，应考虑溃疡病并发出血，肝硬化食道静脉破裂。若有严重腹部外伤史，应考虑脾破裂。若腹痛、停经、面色㿠白，应考虑宫外孕。

(2)注意流行季节及感染情况：在冬春两季常见的有中毒性肺炎、流行性脑脊髓膜炎；在夏秋两季常见的有中毒性菌痢等。

(3)用药情况：对注射青霉素及普鲁卡因，应考虑过敏性休克。使用农药后发生，则可能是农药中毒。

(4)其他：还需问清是否有外伤史、心脏病史、急性胃肠炎史等。

(三)体检

1. 详细检查外伤情况，尤其是头部和腹部，常见的有脑外伤、骨折、内脏出血等。

2. 高热而无明显其他体征，应首先考虑中毒性菌痢，其次考虑败血症及中毒性肺炎等。

3. 皮下出血点：如流行性脑脊髓膜

对休克病人紧急施救

呼叫120，让病人平躺，尽量不要移动病人，垫高病人的下肢，保证更多的血液能供应脑组织，并尽力找出引起病人休克的原因。

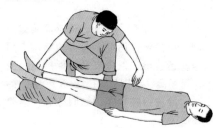

检查病人的脉搏，要每2~3分钟一次，并做记录，救助者一旦到达，立即向他们报告这些信息。

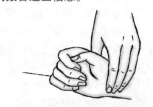

给病人盖好被子，保持其体温，但勿过热，不能给病人吃或喝任何东西。

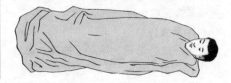

休克鉴别诊断表

病名	病史	症状体征
溃疡病出血	有溃疡病史	有反复发作的上腹部节律性疼痛，或嘈杂、泛酸，呕吐夹有食物残渣，瘀血状如赤豆汤，或大便黑色如柏油样，上腹部可有压痛
食道静脉破裂	有肝硬化等门静脉高压病史	上腹部不适，胃口不好，肝区疼痛，腹胀，乏力，多呕吐鲜血，亦可似亦豆汤，或大便如柏油样，蜘蛛痣，腹水，腹壁静脉曲张，肝、脾肿大出血
急性胰腺炎	有暴饮暴食史	上腹部持续性剧烈疼痛，多向腰背部放射，恶心、呕吐，或有腹胀，中上腹部横位性压痛，轻度肌紧张，血、尿中淀粉酶明显升高
子宫外孕破裂	有停经史	有恶心、呕吐等早期妊娠反应，持续性腹痛，有不规则的阴道少量出血，下腹部可出现肌紧张、压痛及反跳痛
战伤大出血	有枪弹伤或外伤史	面色白，流血，昏迷，四肢软瘫，战伤不同部位出现不同体征，如骨折有骨摩擦音、脑外伤有瞳孔散大等
流行性脑脊髓膜炎	流行性，突然发病于冬春季	头痛，喷射式呕吐，高热，昏迷全身散发性，暗红色瘀斑，颈有抵抗，抬腿试验、划足底试验阳性
大叶性肺炎	突然发病	高热，咳嗽，胸痛，咳铁锈色痰，患侧可听到湿性啰音，呼吸音降低，听到支气管呼吸音、语颤增强
中毒型菌痢	发病急，多见于夏秋季，有饮食不洁史	高热，嗜睡，可有腹痛，腹泻，大便脓血样，伴里急后重，大便常规能见到大量红、白细胞，找到巨噬细胞。若无腹泻，应灌肠后做大便常规检查
败血症	有感染史	高热，头痛，寒战，昏迷，皮下出血点，肝脾肿大、压痛，轻度黄疸
药物过敏	有注射青霉素或普鲁卡因等药物史	注射后立刻出现面色白，出冷汗，头晕，恶心，两目发黑等症状，注射部位可有发痒、出疹，水与电解质丧失
急性胃肠炎	有饮食不洁史	急性腹痛，腹泻，大便水样，频频呕吐，呕吐物酸臭，可伴有高热、脱水现象，眼球下陷，皮肤干燥皱缩，无弹性
霍乱	有流行病史	上吐、下泻大量米泔样排泄物，无里急后重，肌肉痉挛，尿闭，烦躁不安，迅速出现严重脱水
心源性急性心肌梗死	有冠状动脉硬化性心脏病等病史	多发生于40岁以上男子，胸骨后剧烈疼痛，呼吸困难，烦躁不安，体温可增高，血清转氨酶增高，心电图有助于明确诊断
慢性心力衰竭	有心脏病史	呼吸困难，不能平卧，气急，紫绀，后期可出现休克，心瓣膜区可听到杂音，两肺可听到湿性啰音，肝可肿大，下肢可水肿

炎、败血症等。

4. 脱水：妊娠呕吐、急性胃肠炎等。

紧急处理

1. 让病人平卧，不用枕头

注意保暖，尽量不要搬动病人。如果必须搬动，动作要轻缓。

2. 严密观察病情，特别要注意血压、呼吸、脉搏及神志状态。

3. 升压药

(1)新福林10毫克肌内注射，或20～60毫克加入5%葡萄糖溶液500毫升中静脉滴注。或用美速克新命 10～20毫克，每半小时至2小时肌内注射1次，或40～100毫克加入5%葡萄糖溶液500毫升中静脉滴注，可用于各种低血压及休克的防治。

(2)去甲肾上腺素2～6毫克，加入5%葡萄糖溶液500毫升中静脉滴注。每100毫升葡萄糖溶液中不得超过5毫克去甲肾上腺素，必须严密注意不可漏出血管外，否则可引起组织坏死，亦可应用重酒石酸去甲肾上腺素。去甲肾上腺素1毫克相当于重酒石酸去甲肾上腺素2毫克，可用于各种休克，但心源性休克效果较差。

(3)异丙基肾上腺素：以0.25～1毫克加于5%葡萄糖溶液500毫升中，每分钟静脉滴注10～15滴，可根据血压情况增加药量及控制滴注速度。血压稳定12小时后，可逐渐减少剂量而停药。如使用1小时，血压上升不理想，可加大剂量，一般不超过 2～4毫克。本品忌与碱性药物配伍，忌与肾上腺素同用，心源性休克亦忌用，对中毒性休克效果较好。

(4)血管紧张素：用1～2.5毫克加于5%葡萄糖溶液500毫升中静脉滴注，按病情而定，或可更浓，主要用于创伤性

休克或手术后休克。

(5)将患者的头偏向一侧，防止呕吐物吸入，勿经口进食。血容量已补足的，可使用血管活性药酚妥拉明多巴胺或654-2静滴，以改善脏器微循环。阿拉明 50～100毫克加于5%葡萄糖溶液250～500毫升中静脉滴注，此两种药用于心源性休克较好。

小儿惊厥

惊厥是大脑皮质功能的暂时紊乱，表现为突然发作的全身性或局限性肌群强直性和阵挛性抽搐，多数伴有意识障碍。惊厥是小儿时期常见的急症，由于小儿大脑的发育尚未完善，兴奋易于扩散，所以小儿常常发生惊厥现象，其发病率为成人的10倍，尤以婴幼儿多见。

诊断

临床表现：患者突然发病，而且发作时间短暂，肌肉阵发性痉挛，四肢抽动，两眼上翻，口吐白沫，牙关紧闭，口角牵动，呼吸不规则或暂停，面部与口唇发绀，可伴有意识丧失、大小便失禁等。

小儿惊厥应着重寻找原因，必须详细询问病史，仔细检查，包括神经系统检查，结合必要的实验室及辅助检查综合分析。

(一)发热情况

1. 发热惊厥大多为感染引起，可分为一般性和中枢性两种。一般性感染，如中毒性大叶性肺炎、细菌性痢疾、尿路感染等；中枢性感染，如流行性乙型脑炎、化脓性脑膜炎等。

2. 无热惊厥大多为代谢性疾病，如

手足搐搦症、血糖过低等；少数为颅内病灶，如脑瘤、颅内出血、大脑发育不全或外伤(如脑震荡)；或中毒，如白果中毒、酒精中毒；或癫痫等。

(二)年龄

不同年龄发生热惊厥原因不同。

初生至1个月内：以颅脑损伤(产伤)、窒息、颅内出血、核黄疸、脑发育畸形、代谢紊乱、破伤风、化脓性脑膜炎、败血症、高热惊厥等多见。

2～6个月内：常见的有手足搐搦症、大脑发育不全、脑出血后遗症、各种脑膜炎、高热惊厥。

7个月至2岁内：常见的有高热惊厥(上呼吸道感染较多见)、各种脑膜炎、手足搐搦症、血糖过低。

2岁以上：常见的有高热惊厥(细菌性痢疾与中毒性肺炎较多见)、各种脑膜炎、脑炎、高血压脑病、癫痫。

(三)季节

夏秋季多见流行性乙型脑炎、细菌性痢疾等；冬春季常见流行性脑脊髓膜炎、手足搐搦症、高热惊厥等。

(四)相关病史

如高热惊厥和癫痫则可见反复发作史。

(五)体格检查

1. 抽搐时注意神志是否清晰及抽搐的情况；意识不丧失者，如士的宁中毒等。

2. 瞳孔是否等大。不等大者，如脑瘤等。

3. 身体各部有无病灶与皮疹，如大叶性肺炎有肺部实变病灶，流行性脑脊髓膜炎、败血症则有出血点等。

4. 是否有脑膜刺激症状、囟门凸起等；阳性者，如颅内疾病。

紧急处理

先做紧急的对症处理，然后找出原因，迅速针对病因进行治疗。

(一)一般治疗

1. 静卧于软床上，解开衣领。

小儿惊厥家庭护理

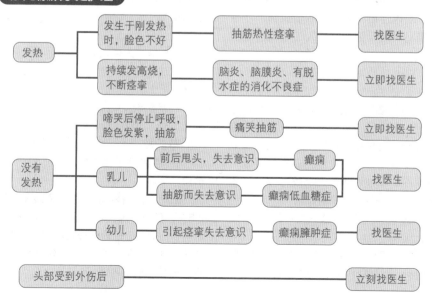

小儿惊厥鉴别诊断

发热否	颅内疾病	颅外疾病
发热惊厥	急性：①各种化脓性脑膜炎；②脑炎、脑型小儿麻痹症；③继发于各种传染病后的脑炎(如水痘、腮腺炎、麻疹等) 慢性：①结核性脑膜炎；②脑脓肿	①呼吸道：上呼吸道感染、扁桃体炎、肺炎；②消化道：细菌性痢疾、中毒性消化不良；③泌尿道感染；④特种传染病：败血症、疟疾、猩红热、麻疹；⑤创伤感染：破伤风
无热惊厥	①颅内出血：如新生儿颅内出血、脑震荡；②大脑发育不全：如脑积水、小头畸形；③肿瘤：如脑瘤；④脑水肿：如高血压脑病；⑤癫痫	①代谢性疾病：如婴儿手足搐搦症、血糖过低、尿毒症；②中毒：食物如白果、杏仁等；③药物如酒精、阿托品、奎宁等；④精神因素：如癔病

2. 防止创伤：以纱布裹压舌板，使口张开，或在上下磨牙间安放牙垫，防止咬伤舌头。

3. 清除口、鼻，咽喉分泌物和呕吐物，以防吸入窒息，保持呼吸道通畅。

4. 必要时给氧。

5. 高热者物理降温或给解热药物。

(二)西药

(1)退热：安乃近5～10毫克/千克/次，肌内注射；同时可冷敷头部、冷盐水灌肠或酒精擦浴，或人工冬眠，协助降温。

(2)止痉：常用者如下。

①安定：每次0.2～0.3毫克/千克，最大剂量不超10毫克，直接静注，速度1毫克/分，用后1～2分钟发生疗效。静注有困难者，可按每次0.5毫克/千克保留灌肠，安定注射液在直肠迅速直接吸收，通常在4～10分钟发生疗效，应注意本药对呼吸、心跳有抑制作用。

②10%水合氯醛，1～2毫升/岁/次，灌肠。

③苯巴比妥钠6～7毫克/千克/次，肌内注射，必要时1小时后可以重复。

④反复抽搐不止者，用硫喷妥钠10毫克/千克/次，静脉注射。用此法时，千万要注意喉痉挛及呼吸衰竭的发生。

(三)新针疗法

主穴：人中、合谷、阳陵泉。

备穴：内关、风池、涌泉。

治法：先针刺人中、阳陵泉，未见好转，再针刺备穴，中、强刺激。

(四)推拿

1. 神昏者

点按法：人中穴。

拿法：风池、肩井、曲池、内关、外关、承山。

2. 高热者

推脊：300～500次。

(五)草药单方

1. 金线吊葫芦3克，钩藤6克，水煎服。

2. 七叶一枝花2.5克，金线吊葫芦2.5克，研末，凉开水送服，每日3次。

3. 白颈红蚯蚓(截断取跳得高的一段)6～8条，浸入白糖内，蚯蚓即化水，取糖水蚯蚓内服。

(六)中医辨证施治

表证：发热初起，无汗，突然惊厥，舌淡红，苔薄白者，宜解表、清热、熄风。荆芥9克，淡豆豉9克，菊花4.5克，银花12克，连翘12克，竹叶6克，大力子9克，钩藤12克(后入)，蝉衣4.5克，薄荷3克(后入)，煎汤服。可同时吞服小儿回春丹，每次3～5粒，每日2～3次。

呼吸困难

呼吸困难是呼吸功能不全的一个重要症状。患者有呼吸不畅、空气不够用的感觉和各种费力呼吸的特征，如鼻翼颤动，开口呼吸，同时有呼吸次数、深度、节律的改变。重症患者常被迫采取端坐位(端坐呼吸)或半卧位，过度缺氧时还会发生紫绀。

呼吸困难的发病原因

1. 心源性呼吸困难：心力衰竭。

2. 肺源性呼吸困难：支气管哮喘、肺炎、重度肺结核、肺气肿、异物阻塞、胸腔积液或气胸等。

3. 中毒性呼吸困难：尿毒症、糖尿病昏迷、农药中毒等。

4. 其他：脑血管意外、癔病、重度贫血等。

诊断

(一)病史

1. 呼吸道异物阻塞、气胸及癔病

穴位治疗呼吸困难

在病人突然出现呼吸困难、喘不上气来时，可以用手指按住图中所指的任意一个穴位，可以防止病人晕倒。

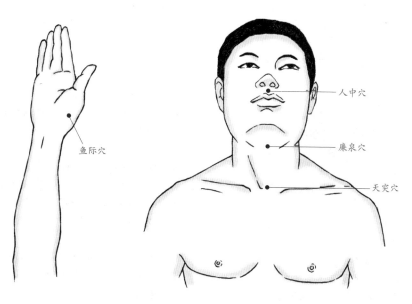

鱼际穴

人中穴

廉泉穴

天突穴

呼吸困难鉴别诊断表

病名	病史	症状体征
支气管哮喘	有反复发作史	发作时以呼气困难为主，咳嗽，咳泡沫痰，两肺可听到哮鸣音
哮喘性支气管炎	有支气管炎史	咳嗽，痰吐黄色，伴有发热、畏寒，两肺可听到散在哮鸣音，还可听到细小湿性啰音
肺气肿	有慢性咳嗽及支气管哮喘史	长期咳嗽，气促，肺部叩诊呈高清音，呼吸音低，心音轻，可有筒状胸
大叶性肺炎	发病急，无气急史	咳嗽，胸痛，高热，咳铁锈色痰，病侧叩诊浊音，可听到湿性啰音，语颤增强
胸膜炎	常有结核病史	发热，咳嗽，胸痛，每于呼吸及咳嗽时疼痛加剧，患侧呼吸音降低或消失，叩诊实音，气管及心脏向健侧移位
肺及纵隔肿瘤	中年以上多患此病	干咳，胸痛，短时间内很快消瘦，在晚期可出现恶病质，放射线检查有助于诊断气道
心力衰竭	有心脏病史	紫绀，心跳，水肿，烦躁两肺可听到湿性啰音，心率很快，肝可肿大，下肢可水肿
癔病	与精神因素有关	气急，手足发麻或抽搐。无阳性体征

等，常起病急；儿童发生呼吸困难时，特别要想到吸入异物的可能。

2. 心源性呼吸困难常同时有心跳、浮肿、咳嗽、紫绀等症状。早期心力衰竭仅在劳累时发生；心力衰竭进一步加重时，即使静卧也有气促感。左心衰竭所致的呼吸困难常在晚间发生，有时还有粉红色泡沫样痰咳出。

3. 伴有咳嗽、胸痛、咳痰、咯血、发热等症时，均应考虑有无呼吸系统疾病的可能，例如肺炎、结核性胸膜炎、肺结核等。

4. 支气管哮喘及心源性呼吸困难，多数有反复发作史。

5. 尿毒症多见于晚期慢性肾炎，气胸多见于重度肺结核或肺气肿患者，脑血管意外的患者多有高血压病史。

(二)体征

1. 意识障碍甚至昏迷，呼吸慢而深，有时患者的呼吸由浅渐深，再渐变浅，然后停止片刻或数秒钟，又周期性地由浅至深，再变浅而暂停。这种不规则呼吸称为潮式呼吸，是疾病到了晚期的征象，如脑血管意外、糖尿病昏迷、有机磷农药中毒等。

2. 吸气期呼吸困难：呼吸慢而深，肋间肌、膈肌等呼吸肌高度紧张，胸骨上窝、锁骨上下窝、胸廓下部及腹上部吸气时凹陷。常见于呼吸道阻塞，如吸入异物、炎症(急性喉炎、白喉)、肿瘤等病时。

3. 呼气期呼吸困难：呼吸次数增减无定，肺部两侧可听到较多哮鸣音，如支气管哮喘。

4. 吸气及呼气呼吸困难：呼吸次数增多，有明显胸痛时呼吸较浅，如肺炎、胸腔积液、气胸等。

紧急处理

1. 保持呼吸道通畅：可用50毫升针筒套上橡皮细管吸痰，如喉阻塞时可考虑做气管切开术。

2. 有条件可吸入氧气。

3. 新针疗法

主穴：内关、天突。

备穴：列缺、膻中、丰隆。

治法：中、强刺激。

4. 保持安静，卧床休息。可应用少量镇静药，如非那根12.5～25毫克，口服或肌内注射；鲁米那0.015～0.03克口服，均为每日3次。

5. 呼吸兴奋剂：洛贝林3毫克，肌内注射，或可拉明0.375克，肌内或静脉注射，必要时可重复应用。

异物

本节着重介绍眼内(结膜、角膜)异物、鼻腔异物、咽异物、气道异物和耳道异物。

结膜、角膜异物

结膜、角膜异物是指灰末、小昆虫、金属碎块及木屑等异物意外进入眼内角膜结膜所致的一种眼科急症。飞入眼内的灰尘、细砂粒等附着在结膜囊，不侵入角膜的，称结膜异物；如果铁屑、砂粒等物附着或嵌入角膜，则称角膜异物，其主要症状为流泪和异物感。

(一)治疗

1. 异物进入后切忌用手指乱擦，应把眼闭合起来，让泪水流出，有时异物

角膜缘切口前房异物取出示意图

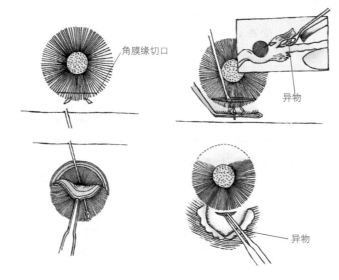

角膜缘切口

异物

异物

异物进入角膜缘时，不要慌张，不可用手搓揉眼睛，畏光者可用眼罩或墨镜遮盖受伤眼睛。眼睛疼痛时，可用1%地卡因或4%可卡因滴眼。立即送医院眼科接受手术去除异物。

也随着泪水一起流出。

2. 结膜异物大多位于上睑结膜面及穹隆部，但亦可以附着在其他部位。应在光线明亮处翻转眼皮，找到异物后，用生理盐水棉签或清洁手帕、棉花揩去。

3. 对于角膜异物，有的嵌得较深，可用1%潘妥卡因滴眼2～3次麻醉以后，用盐水棉签揩去。如无效，可用异物针或以注射针头剔去，需注意不要伤及角膜及看是否有铁屑残留。异物剔去后用0.5%氯霉素眼药水或其他眼药水滴眼，防止继发感染。

(二)预防

为了防止异物侵入，必须注意防护。比如灰末很多时，可以戴上眼镜等。

鼻腔异物

鼻腔异物是鼻腔内外来的物质。鼻腔外来物质可分为下列三种类型：①非生物类 如包糖纸、塑料玩具、纽扣、项链珠、玻璃珠、石块、泥土等。②植物类 如豆类、花生、果核等。③动物类 如昆虫、蛔虫、蛆虫、水蛭等。

鼻腔异物好发于幼儿，往往无法准确交代病史。对一侧鼻阻塞，流臭脓带血涕者应想到鼻腔异物的可能，需做详细的鼻腔检查以防漏诊。

(一)诊断

1. 主要症状是幼儿单侧性鼻臭、流脓涕、鼻塞并伴有出血。这里"单侧性"是很重要的，应与鼻炎相区别。

2. 检查时可用窥鼻器或任何其他代用品，将鼻孔张开，用手电筒照射鼻腔内，即可看到异物，其四周有分泌物，拭净后更易看清。

(二)治疗

1. 对鼻腔前部的圆形光滑异物不可用鼻镊夹取，以免将物推至鼻腔深部，甚

至坠入喉内或气管中，而发生窒息危险。须用弯钩或曲别针，自前鼻孔伸入，经异物上方达异物后面，然后向前钩出。对小儿患者须将全身固定，以防挣扎乱动，必要时可用全身麻醉。为避免异物吸入喉和气管内，宜取平卧头低位。

2. 对不能钩出的较大异物，可用粗型鼻钳夹碎，然后分次取出。

3. 对过大的金属性或矿物性异物，可行鼻窦切开术或鼻侧切开术经梨状孔取出，对一些在上颌窦或额窦的异物，须行上颌窦或额筛窦凿开术取出。

4. 对有生命的动物性鼻腔异物，须先用乙醚或氯仿棉球塞入鼻腔内，使之失去活动能力，然后用鼻钳取出。近来发现2%的卡因或青鱼胆粉亦有麻醉水蛭吸盘的作用。

注：由于小儿不肯合作，应由大人将小儿抱紧，使头部完全固定，并张开鼻孔，用镊子或小钩子取出异物，但切勿往后鼻孔推，以免异物落入呼吸道或消化道。

(三)并发症

长期鼻腔异物可并发鼻中隔穿孔、下鼻甲坏死、鼻窦炎及鼻结石，小儿长期鼻腔异物除上述局部并发症外，还可因慢性失血引起贫血和营养不良。

咽异物

咽部异物是耳鼻喉科常见急症之一，易被发现和取出，如处理不当，常延误病情发生严重并发病，较大异物或外伤较重者可致咽部损伤。咽异物产生的原因：

1. 饮食不慎，将未嚼碎的食物或混杂在食物中的鱼刺、肉骨、果核等咽下所致。

2. 儿童嬉戏，将小玩具、硬币等放入口内，哭、笑、跌倒时异物坠入喉

咽部。

3. 老年人咽部感觉较差，牙齿脱落，咀嚼不充分，易发生此病。

4. 精神病患者、昏迷、酒醉、癫痫发作、咽肌瘫痪、自杀、麻醉未醒时可将异物咽下。

5. 头颈部外伤时，弹片等异物存留于咽腔。

6. 手术中止血纱条、棉球、缝针等误留于鼻咽部扁桃体中。

(一)诊断

1. 咽部有异物刺激感，吞咽时明显，部位都比较固定。

2. 如果刺破了黏膜可见少量血液。

3. 较大的异物可引起吞咽和呼吸困难。

4. 异物多存留在扁桃体窝内，舌根，会厌谷，梨状。

(二)治疗

1. 咽部异物，如扁桃体、咽侧壁较小的异物，可用镊子夹出。

2. 位于舌根、会厌谷、梨状窝等处的异物，可在间接或直接喉镜下用异物钳取出。

3. 鼻咽部异物，需先用探针触诊和X线检查，以确定异物位置、大小、形状和硬度，然后牵引软腭以后，鼻孔弯钳取出异物，取出时应采取仰卧、低头位，以防异物坠入下呼吸道或被咽下。

4. 已发生咽部感染者，应先用抗生素控制炎症，再取出异物，已有咽旁或咽后脓肿形成者，经口或颈侧切开排脓取出异物。

咽部异物取出术

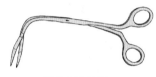

喉咽部异物钳

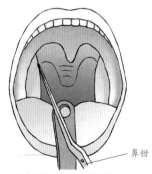

用鼻钳取出扁桃体异物

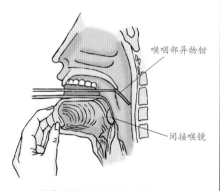

间接喉镜下取出舌根部异物

气道异物

气道异物是指各种异物造成口、鼻、咽、喉、气管，甚至支气管的阻塞，导致通气功能障碍，甚至死亡。

常见的异物有豆类、花生、小硬币、小玩具、小纽扣等。

(一)诊断

异物进入气道后，立即有连续的强烈的咳呛，咳得面孔发红发紫，透不过气来(这是诊断气道异物的一个很重要的依据)，随后有阵发性咳嗽。如果异物较

气管堵塞急救

气道阻塞的儿童：救助者坐着将孩子俯伏在双腿上，让其胸廓横过膝而下垂，这样可使孩子的胸部和头部低悬。一只手扶住孩子外侧，用另一只手有节律地拍击其两肩胛间的背部，使气道内阻塞物脱离原位。如果孩子开始咳嗽，则暂停拍背。若孩子咳嗽变弱，应重复上述过程。

气道阻塞的成人：救助者站在病人的背后，用双臂围抱病人的腰部，一手握拳，拇指侧顶住其脐上2厘米，远离剑突，另一手抱拳，连续向内、向上猛压6~10次。然后，站在病人面前，一手拇指与其他四指将其嘴撬开，抓住舌头从咽后部拉开，另一手示指沿颊内侧探入咽喉取出异物。

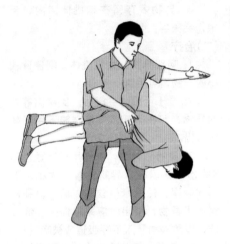

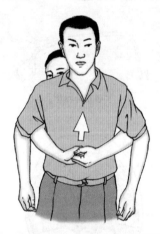

大，可有不同程度的呼吸困难；如异物停留在喉声门部，则有声嘶。

小儿异物呛入时，如无大人在旁，则问不出明显的异物史。此外小儿气道异物，特别是植物性异物(如花生、豆类)，常伴有不同程度的发热，误诊为肺炎是常有的事。检查可发现以下症状：

1. 不同程度的喉阻塞体征。

2. 咳嗽时在喉部可扪到或听到异物撞击声门的"拍击声"。

3. 支气管异物可以产生一侧或一叶的肺不张或肺气肿，患侧呼吸音降低甚至消失。

(二)治疗

如果确定或强烈怀疑有气道异物的患者，均应做气管镜检查。如发现异物，即行取出。气道异物是一种紧张而又高度危险的疾病，异物随时可以嵌顿喉部，而使患者窒息死亡。如异物突然堵塞声门，呼吸阻断，应立即做气管切开；在没有气管切开的条件下，可以将小孩头向下，脚朝天倒提，然后用手指到口内去挖，此时小孩定有呕吐或咳嗽，有时异物会自行落出。

(三)预防

1. 小儿吃东西时不可打骂，以免突然啼哭将异物吸入。

2. 瓜子一类食物最好不给小儿吃。

3. 叮嘱小儿不要将小型玩具、硬币放在口内。

耳道异物

耳道异物多见于儿童，成人多为挖耳或外伤时所遗留，亦见于虫类侵入而造成。异物分三类：非生物类，如石子、小玩具等；植物类，如豆类、种子等；动物类，如飞虫、蟑螂等。

(一)诊断

1. 随异物性质而异，可久存外耳道而无症状；可有耳痛、耳鸣、出血和听力减退，亦可继发外耳道炎、中耳炎。

2. 外耳道有异物症。

(二)治疗

1. 若异物为活的动物，须先行杀死或麻醉后用镊子钳出，或用小钩钩出或用冲洗法冲出。

2. 若植物性异物，禁用冲洗法，以防受潮膨胀。

3. 光滑之异物，禁用镊子钳取，以防愈钳愈深，有伤及鼓膜的危险。

4. 如异物嵌顿在外耳道深部，不能取出，可经耳后切口，除去外耳道部分骨质后取出。

5. 外耳道已继发急性炎症，宜先抗炎治疗，待炎症消退后再取异物。

6. 钳取异物时，头部必须绝对固定，以免损伤耳道和鼓膜。小儿不能合作者，可在全身麻醉下进行操作。

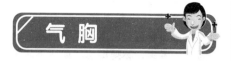

空气进入胸膜腔称为气胸。此时胸腔内压力升高甚至由负压变成正压，使肺脏压缩，静脉回心，血流受阻产生不同程度的心肺功能障碍。

气胸分为创伤性气胸和自发性气胸两类，创伤性气胸多见于肋骨骨折或刀、枪、子弹或针刺穿破胸膜所致。自发性气胸多见于肺结核、肺气肿等疾病发展的结果。临床上按气胸的表现，又可分成闭合性、开放性和张力性三种，尤以后两种最为严重，如不及时处理，可发生休克而导致死亡。

诊断

大多起病急剧，伴有突然胸痛、呼吸困难、面色苍白或紫绀。严重的可有冷汗、脉搏增速、血压下降、休克等症状。体检时，创伤周围常可触及皮下气肿，心脏大血管向健侧移位，患侧肺部叩诊鼓音，听诊呼吸音减低或消失，健侧增高，不同类型的气胸还有其不同的特点。

1. 闭合性气胸：轻的可无明显症状，较重的有胸闷、气促感觉，一般无显著呼吸困难。心脏、气管可能有轻度移位，患侧肺部叩诊鼓音，呼吸音减轻。

2. 开放性气胸：有显著呼吸困难，紫绀和休克。体征比上述更明显，同时有开放性创口，且可能听到空气经创口进出的声音。

3. 张力性气胸：因破裂口形成活瓣，吸气时气体进入胸腔而呼气时气体不能排出，故病情严重，患者情绪紧张，有严重呼吸困难，紫绀，休克，呈进行性加重，心脏、气管移位显著。除上述体征外，还可有胸部膨隆，肋间隙增宽凸出，活动度减少等。

紧急处理

气胸治疗原则在于根据气胸的不同类型适当进行排气，以解除胸腔积气对呼吸、循环所生成的障碍，使肺尽早恢复功能。

(一)预防

积极治疗原发病灶，即可预防本病的发生。

(二)一般治疗

1. 安静、止痛：可口服可待因，每次15～30毫克；必要时可皮下或肌内注射杜冷丁50～100毫克。

2. 避免深呼吸和咳嗽；呼吸困难者可给氧气。

3. 有休克者按休克处理。

(三)特殊治疗

1. 抽气治疗：少量气体无明显症状者可不必抽气，能自行吸收。有呼吸困难和心脏受压迫者，应立即抽气。其法：取半卧位，在患者前胸壁靠近腋前线第二肋或第三肋间，用大号针头刺入胸膜腔，针头基底接一段橡皮管。如无气胸计，则可用大号针筒抽气。抽气量视病情而定，如症状明显好转即可停抽。张力性气胸因胸膜腔内压力大于大气压，紧急急救时可立即在上述部位插入粗针头放气。

气胸穿刺法

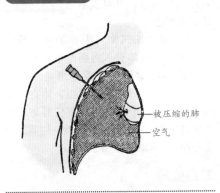

被压缩的肺

空气

---

2. 创口处理：开放性气胸，应迅速用棉垫或大块凡士林纱布填塞创口，防止漏气，使成闭合性气胸。待病情好转后，应及早清创，缝合创口。同时可注射破伤风抗生素1500单位，以预防破伤风感染。另外，还应根据创口污染的程度，酌情用抗生素预防感染。

3. 经上述处理无效时，则应考虑闭式胸腔引流术或转院施行外科手术开胸探查，以缝合漏气裂口。

(四)病因治疗

因内科疾患所致的自发性气胸，除上述治疗外，还应同时治疗原发疾病，如为活动性肺结核所致者，应进行抗肺结核药物治疗。

血胸

胸膜腔积聚血液称血胸，血胸乃由于肺组织损伤出血，或胸内胸壁血管受伤破裂，血液进入胸膜腔所致。常见于闭合性的肋骨骨折，折断的骨端刺破胸壁和肺的血管而引起，也可见于胸壁的刀、枪伤。

血胸的主要表现为胸痛、呼吸困难和内出血症状。患者常合并有气胸而形成血气胸。心脏或胸内大血管如主动脉及其分支，上下腔静脉和肺动脉破裂时，出血量多而迅速，伤情重病人常在短时间内因大量失血休克死亡。

诊断

1. 有胸部损伤病史。

2. 症状：小量血胸可能无自觉症状，大量血胸可有胸痛、呼吸困难、面色苍白、紫绀、脉搏增快、血压下降等内出血休克症状。

3. 体征：胸膜腔大量积血时，患侧胸廓丰满，呼吸活动减低，叩诊浊音或实音，听诊呼吸音减弱或消失，心脏气管可向健侧错位。

4. 有继发感染时，白细胞计数增高，体温上升。

血胸感染测试

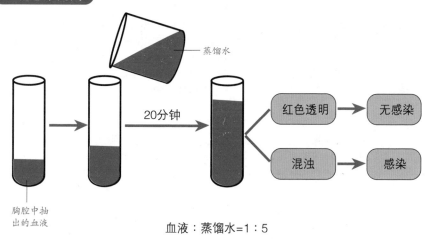

蒸馏水

20分钟

红色透明 → 无感染

混浊 → 感染

胸腔中抽出的血液

血液：蒸馏水＝1：5

5. 胸腔穿刺有血液即可确诊。根据抽出的血液检查，可判断出血是否已经停止和有无继发感染。

(1)将抽出血液放置半小时，若不凝结，表示出血已停止，反之则尚在继续出血。

(2)取血液1份，用蒸馏水稀释 4 ~ 5 倍，混摇20分钟。若为红色透明液体，则表示无感染，混浊者表示已有感染。

紧急处理

1. 受伤后24小时内，如无明显压迫症状，可严密观察，同时给凝血药物，如维生素K、安特诺新等。有压迫症状者，可胸腔穿刺抽血，至解除压迫症状为止。

2. 若无明显气急时，多数患者可在受伤24小时后进行胸腔穿刺抽血。一般每次抽吸量不应超过1000毫升，每日或隔日抽吸一次，每次抽吸后并应同时注入青霉素溶液20万单位。

3. 根据临床表现估计失血量，及时进行输血补液，防治休克。

4. 如疑有胸内出血持续不停，除输血外，还应考虑手术开胸探查止血。

5. 其他治疗与气胸的一般治疗相同。

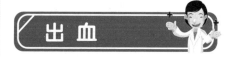

出　血

本节着重介绍咯血、呕血、黑粪、鼻出血。

咯血

气管、支气管、肺组织出血，经口腔排出，叫作咯血。咯血量的多少视病因或病变的性质而异，大量咯血时血液自口鼻涌出，常可阻塞呼吸道，造成窒息或严重失血危及生命；小量咯血有时仅痰中带血，容易被忽视。咯血量多少并不一定与疾病的严重程度完全一致，小量咯血，尤其是持续痰中带血，可能是肺癌的一种临床表现。因此不仅对大量咯血要采取有效措施，进行止血及抢救，对

咯血鉴别诊断表

病名	病史	咯血及咳痰	体征	X线
肺结核	可有乏力、消瘦、午后低热、盗汗等，或症状不明显	血色鲜红，或为血丝痰，多为干咳。当有空洞形成后，痰量增加且呈脓性	有时可听到细湿性啰音，或呼吸音减低	可发现肺部结核病灶
支气管扩张	有长期咳嗽、咳痰及反复肺部感染史，或有反复咯血史	满口鲜血或痰中带血。或兼痰量甚多，为黄脓样或带臭气	多在胸下部及背部听到散在湿性啰音	可正常，或见肺纹增粗增深
肺脓肿	有吸入异物、昏迷、呕吐、口腔外科手术后感染物吸入史，有高热、乏力、食欲减退，或有胸痛气急	痰中带血或大量鲜血，痰初为泡沫状，以后变为脓性，臭味较浓	可能不明显，或在病变部位呼吸音减低，有湿性啰音，如空洞形成，可听到空洞音	初期可见局部致密阴影，脓肿形成后，有脓腔液出现
心力衰竭	有心脏病史，可见呼吸困难、心悸、紫绀、不能平卧等	多为粉红色泡沫状痰	有心力衰竭。两肺底或满肺可听到广泛湿性啰音	有肺充血或肺水肿现象

小量咯血也应在查明原因后妥善处理。

(一)引起咯血的疾病主要是呼吸系统疾病

1. 呼吸系统疾病

肺结核、支气管扩张、肺癌、肺脓肿、支气管炎、肺炎、肺真菌病、肺阿米巴病、肺吸虫病、支气管结石尘、肺恶性肿瘤、良性支气管瘤等。

2. 心血管系统疾病

风湿性心脏病、二尖瓣狭窄、肺动脉高压、肺栓塞、肺动静脉瘘等。

3. 全身性疾病

血小板减少性紫癜、白血病、血友病、再生障碍性贫血、弥散性血管内凝、血肺、出血性钩端螺旋体病、流行性出血热、肺型鼠疫、慢性肾衰竭、尿毒症、白塞病、胸部外伤、肺出血、肾病综合征、替代性月经、氧中毒和结缔组织病等。

(二)诊断

1. 咯血和呕血的鉴别

咯血：

(1)是咳出的，咯血前常有咽喉发痒或血腥气。

(2)咳出血液为鲜红色，泡沫状，常混有痰。

(3)咯血停止后可有持续性痰血。

(4)粪便颜色正常，但是，若大量咯血，血液吞入胃中，也可使大便发黑。

(5)有呼吸系统或心脏病史。

呕血：

(1)是呕出的，呕血前常有腹上部不适、恶心或眩晕感。

(2)呕出的血液颜色暗红或褐色，混

有胃液或食物等。

(3)一般无持续性痰血。

(4)粪便呈柏油样(漆黑发亮)。

(5)有溃疡病史或肝硬化病史等。

2．根据病史和检查，鉴别引起咯血的常见疾病。

(三)紧急处理

1．西药治疗

(1)镇静与镇咳：如苯巴比妥0.03克，每日3次；复方甘草合剂10毫升，每日3次；咳嗽厉害时可用咳必清25毫克，每日3次，口服。

(2)止血药：维生素K38毫克，每日2～3次，肌内注射；安特诺新10毫克，每日2～3次，肌内注射。

(3)大量咯血，可用脑垂体后叶素5～10单位，加于25%葡萄糖溶液40毫升中，缓慢静脉注射。一般15～20分钟注完，或加入5%葡萄糖溶液500毫升中静脉滴注。如咯血不止，可6～8小时重复一次。该药可使内脏小血管收缩，利于止血。如在使用时出现面色苍白、肠蠕动亢进症状，可对症处理。冠状动脉疾患、高血压、肺源性心脏病、心力衰竭、妊娠妇女等禁用。

2．新针疗法

主穴：鱼际、尺泽、足三里。

备穴：少商、列缺、肺俞。

治法：平刺法，可留针。

3．草药单方：一般属凉血止血药，可任选一种作临时止血用。

(1)仙鹤草(脱力草)30～60克，煎服，每日2次，用鲜者绞汁服亦可。

(2)鲜茅根100～120克，洗净后切碎，放入碗中，以开水冲泡，每日服2～3次。

(3)十灰丸9克，吞服，每日3次。

(4)白及粉3～4.5克，吞服，每日3～4次。

4．中医辨证施治

(1)气火上逆：反复咯血，血色鲜红或痰中带血，宜降气凉血。鲜生地15克，苏子9克，丹皮9克，茜草根15克，侧柏炭12克。煎服，每日2次。

加减法：咳嗽有痰加杏仁9克。

(2)阴虚火旺：消瘦、午后低热、盗汗等而咯鲜红色血或有血丝痰的病人，宜养阴止血。生地炭15克，赤芍15克，丹参15克，百部15克，麦冬9克，沙参9克，黄芩炭12克，藕节炭15克。煎服，每日2次。

(3)热毒：咯血而咳痰腥臭的病人，宜解毒排脓。鲜芦根50克，生苡仁15克，桃仁12克，茜草根15克，冬瓜子15克，鱼腥草50克。煎服，每日2次。

(4)血瘀：咳嗽、咯血、心悸、气急、紫绀，宜活血化瘀。丹参15克，桃仁9克，红花6克，苏子9克，藕节炭15克。煎服，每日2次。

5．加强病因治疗

如肺结核用抗结核病毒治疗，心力衰竭用强心剂。

6．窒息抢救

如因咯血较多而引起呼吸道阻塞，或因咯血过多引起喉头或气管痉挛而发生突然窒息时，应使病人取头低足高位，轻度拍击背部，使血液由气管咯出，并清除口中血块，必要时应采用口对口吸出血块或痰液或气管切开等急救措施。

7．如因大出血出现休克时，按休克处理。

鼻出血

鼻出血是鼻腔疾病的常见症状之一，引起鼻出血的缘由很多，主要由外伤、全身性疾病(如感冒、血液病、高血压、肝硬化、尿毒症等)、鼻腔本身疾病

（如鼻中隔偏曲、萎缩性鼻炎）、肿瘤、异物等原因所引起。

（一）诊断

1. 对鼻出血暂停或已进行止血者

(1)首先询问病史：近期有无感冒、外伤史，既往有无反复鼻出血史，对儿童单侧鼻出血者，应考虑鼻腔异物；对

指压法止鼻血

流鼻血时，正确的做法应当是：坐下来，全身放松，用手指压着流鼻血的鼻子中部5～10分钟(利用鼻翼压迫易出血区)。患者头部保持直立位，因为头低可引起头部充血，头仰可使血液流向咽部。口中的血液应尽量吐出，以免咽下刺激胃部引起呕吐。指压期间用冷水袋(或湿毛巾)敷前额及后颈，可促使血管收缩，减少出血。

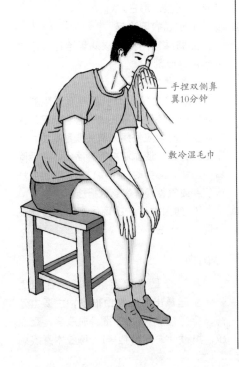

手捏双侧鼻翼10分钟

敷冷湿毛巾

中老年患者，要询问有无高血压、动脉硬化史。

(2)查出血原因：局部应详细检查鼻腔、鼻、咽部，必要时应行 X线平片、CT扫描鼻及鼻窦，内窥镜检查对伴有高热者，应做必要的血液及细菌学的检查，以排除血液病及急性传染病。

2. 对继续出血且出血量较多者

(1)应先止血(前后鼻孔填塞)。

(2)估计出血量：若估计出血量达500～1000毫升时，应及时补充血容量，以防休克发生。

(3)判断血供来源：必要时应采取手术，结扎相应的血管。

（二）紧急处理

1. 较大量出血病人往往情绪较紧张，使血压升高，加剧出血。因此医务人员必须消除病人的顾虑，稳定其情绪，必要时适当用镇静剂，如鲁米那、利眠宁等。

2. 在止血的同时应询问最近及过去有什么其他疾病，如有应同时给予相应的治疗。

3. 新针疗法

主穴：大椎(针刺放血)、迎香。

备穴：合谷、上星、印堂。

4. 中药：焦山栀15克，侧柏叶60克，白茅根50克，水煎服。此外，槐木花15克，水煎服，效果也很好。

5. 局部处理

(1)头发烧灰放入出血处，或用花龙骨、血余炭各3克，研末吹鼻内。

(2)大蒜头切开，揉擦涌泉穴。

(3)鼻出血大多来自鼻中隔前方，较少量出血时可用力压迫双侧鼻翼部而止血。

(4)用1%～2%麻黄素溶液、鼻净溶液或1：1000肾上腺素溶液浸湿棉花或棉片，塞于前鼻孔，以收缩血管而止血。

(5)如果发现活动性出血点，则用局部麻醉剂(1%潘妥卡因或1%达可罗宁)麻醉后，用30%硝酸银局部烧灼，使破裂血管形成蛋白膜而止血。

(6)用凡士林纱条沿鼻中隔由上向下填塞，使其呈重叠式堵塞鼻前孔。

(7)一般情况采用以上方法即可止血。若特殊出血则必须加用后鼻孔填塞，甚至用颈外动脉结扎法。

6. 全身治疗：

(1)适量使用止血剂。

(2)大量出血时必须防止出血性休克出现，应考虑适当输血、补液。

呕血与黑粪

呕血与黑粪为上消化道(食管、胃、十二指肠或胆道)出血的表现。大多数是溃疡病和肝硬化(食道及胃底静脉曲张破裂)的并发症。一次出血量超过60毫升时，可出现黑粪(呈柏油样)，如出血量较多，并同时有呕血。若出血速度慢，血可在胃中停留较长时间，呕出的血为深棕色，若出血量大且速度快，则呕出的血呈鲜红色，便出的血为暗红色。

(一)诊断

1. 呕出鲜红色(或紫褐色)血液，或赤豆汤一样的液体，排出漆黑色的成形大便或稀糊成柏油样的大便。

2. 根据病史、体检可查出引起呕血与黑粪的疾病，最常见者及其鉴别如下。

(二)紧急处理

1. 一般处理

(1)大量出血应绝对卧床休息，尽量少搬动病人。

(2)严密观察有无继续出血，定时测脉搏、呼吸、血压。

呕血与黑粪鉴别诊断

病名	出血情况	病史	症状体征
溃疡病	呕血或黑粪，以黑粪多见，出血量多少不等	有反复发作的腹上部节律性疼痛病史	有胃部泛酸史，腹上部可有压痛，有壁龛或十二指肠球部畸形
肝硬化	(胃底及食道静脉曲张)主要表现为呕血，血色鲜红，量常很大	有肝炎、血吸虫病史或饮烈酒史	有腹上部不适、胃口不好、肝区疼痛、腹胀、乏力等症状。皮肤蜘蛛痣，肝掌，肝脾肿大，腹壁静脉曲张，腹水食道及胃底静脉曲张
胃癌	持续性黑粪，较常见	胃口不好，腹上部不适及进食后疼痛，恶心呕吐，年龄多在40岁以上	很快消瘦，腹上部有肿块，左锁骨上淋巴结肿大，腹水，恶病质胃充盈缺损
食道癌	一般为呕血	进行性吞咽困难，胸骨后或近剑突处疼痛，年龄常在50岁以上	消瘦，恶病质肿瘤部位狭窄及充盈缺损

(3)呕血较多时应禁食，黑粪病人可给流汁饮食。静脉滴注葡萄糖溶液及生理盐水。

2. 西药治疗

(1)病人情绪紧张者可给镇静剂，如苯巴比妥钠0.1克，肌内注射，或0.3克口服，每日3次。

(2)止血剂：可用维生素K38毫克，每日2～3次，肌内注射；或安特诺新10毫克，每日2～3次，肌内注射。

(3)溃疡病人可给解痉剂，如颠茄合剂10毫升，每日3次；或阿托品0.3毫克，每日3次。同时给碱性药，如氢氧化铝凝胶10毫升，每日3次。

(4)如系食道及胃底静脉曲张破裂出血，且血红蛋白并不过低者，可用脑垂体后叶素10单位，加入50％葡萄糖溶液20毫升中，缓慢静脉注射，或用20单位加入5％葡萄糖溶液 500毫升中，静脉滴注。

3. 草药单方

(1)翻白草9～15克，白茅根30～60克，六月雪15～50克，马兰根15～50克，水煎，药汤送服血余炭（研细），每次3～6克。

(2)仙鹤草60克，煎服，每日2～3次。

(3)白及粉3～4.5克，吞服，每日3～4次。

(4)紫珠草60克，水煎服；或紫珠草溶液20毫升，口服，每日3次。

4. 中药：灶心土60克（烧草的灶心土，烧煤的无用），煎汤代水，生地15克，生地榆12克，黄芩炭12克，白及9克，炒白术9克，煎服，每日2次。

加减法：上腹痛加白芍9克，脉细弱加熟附子6克（先煎）。

5. 食道及胃底静脉曲张破裂大量出血，可用三腔管气囊压迫法。

胃管外扎阴茎套代三腔管

三腔管使用说明：双气囊三腔管的一腔通食道气囊，另一腔通胃气囊，第三腔通胃，作抽吸胃内积血和注入药物与饮食用。如果无三腔管，可用胃管外扎阴茎套代用。

放置方法：放置前必须检查气囊是否漏气。放置时将双气囊三腔管前端和气囊外面涂以石蜡油，轻轻将管腔经鼻孔放入，直至管壁标记65厘米处停止。先将胃气囊充气(150～200毫升)，然后将三腔管轻轻外拉，压迫胃底部，再将食管气囊充气(120～150毫升)，压迫食道的曲张静脉，并固定，加适当重量牵引。

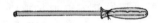

6. 大量出血引起休克，应抗休克治疗(见"休克"节)。

7. 大量出血经上述治疗无效，应考虑外科手术治疗。

(三)注意事项

1. 初次充气保持6～12小时，未见继续出血可4～6小时放气一次，间歇半小时再注气，放气前要吞石蜡油15毫升。

2. 血止后，在放气状态下观察24小时，无出血方可取出。

3. 取出前要吞石蜡油，抽空2个气囊的空气，慢慢抽出。取出后禁食1日，以后进流汁饮食1～2日。

中暑

中暑俗称"发痧"，是指在日光下曝晒以及高温和热辐射的长时间作用下，机体体温调节障碍，水、电解质代

中暑的鉴别诊断表

类型	诊断要点
日射病	在烈日下工作，头部受阳光过分照射；出现剧烈头痛、头晕、眼花、耳鸣、恶心、呕吐、精神兴奋或昏睡；体温不高或轻度升高
热痉挛	在高温环境下工作，大汗；开始仅小腿肌肉抽搐，接着出现强烈痉挛，四肢及骨骼肌均可出现，并伴有口干、尿少、乏力、头晕、恶心等症状
热衰竭(虚脱型中暑)	高温环境下工作；先有头晕、恶心，终至昏倒，面色苍白，呼吸浅表，皮肤发冷，脉搏细速，血压下降，瞳孔散大，神志不清，甚至昏迷；体温一般正常
高热型中暑	生活和工作环境闷热；多发生于老年人；起病前常有四肢酸痛、头晕思睡、胃口减退、胸闷心烦、口渴、恶心等前驱症状；高热，皮肤干燥无汗；严重者出现神志不清、呕吐、腹泻、尿少、呼吸不匀、心律不齐、抽搐、血压下降

谢紊乱及神经系统功能损害的症状的总称。包括日射病、热痉挛、热衰竭、热射病，四者可以单独出现，亦可合并出现。有脑疾病的病人、老弱及产妇耐热能力较差，尤易发生中暑。

中暑的原因有很多，在高温作业的车间工作，如果再加上通风差，则极易发生中暑；农业及露天作业时，受阳光直接曝晒，再加上大地受阳光的曝晒，使大气温度再度升高，使人的脑膜充血，大脑皮质缺血而引起中暑，空气中湿度的增强易诱发中暑；在公共场所人群拥挤集中时，产热集中，也亦造成中暑。

中暑是一种能危及生命的急性病，若不给予迅速有力的治疗，可引起抽搐和死亡、永久性脑损害或肾脏衰竭。核心体温达41℃是预后严重的体征；体温若再略为升高一点则常可致死，年老体弱和酒精中毒可加重预后。

(一)紧急处理

1. 首先要做的是迅速撤离引起中暑的高温环境，选择阴凉通风的地方休息；解开衣扣和裤带，把上身稍垫高，然后先用温水敷头部及擦全身，后用冰水或井水敷病人的头部，或用酒精遍擦全身。同时，给病人降温，按摩四肢及皮肤，以促进血液循环，增加散热能力。如病人神志清醒，给饮大量的冷茶或糖水、盐水、苏打水、西瓜汁等。

2. 新针疗法

主穴：十宣、人中、涌泉。

备穴：百会、曲池、大椎。

治法：刺十宣出血，再针人中、涌泉，后刺备穴，中、强度刺激。

3. 推拿疗法：重拿合谷、内关、人中穴，以醒为度；然后拿委中穴，按足三里1分钟，待其清醒后，取坐位，再拿风池穴15～20次；如胸闷，横擦胸部(重点在华盖、膻中穴)，以热为度；最后拿肩井15～20次。

4. 刮痧疗法：如痧气较重，有发冷、发热、头痛、胸腹胀痛、呕吐下泻、手脚麻木、神志不清现象时，用瓷质或钝的片状工具，蘸冷水，刮背

刮痧治中暑

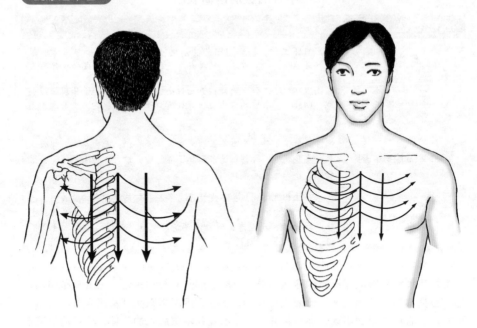

先刮后背20下，再刮前胸20下，可缓解中暑症状。

脊两侧、颈部、胸肋、肩臂和膝弯等处，在皮肤出现红紫色后，再用棉花蘸麻油或食油涂擦，腹部则以食盐摩擦，效果较好。

5. 草药单方

(1)黄荆叶捣汁滴鼻，或用卧龙丹(成药)少许吸入，使打喷嚏。如更严重的，可调用卧龙丹冷开水内服。

(2)黄荆叶、鱼腥草各9克，泡水服。如汗多者，用沙参12克，麦冬9克，五味子3克，水煎服。或服行军散一分，或用辟瘟丹一包(4片)，开水化服，孕妇均忌用。

6. 中医辨证施治

(1)热盛伤阴：发热，口干，舌质红或绛，脉细数，宜清热生津。鲜竹叶9～15克，生石膏50克(先煎)，麦冬6～9克，石斛9～12克，甘草7.5克，水煎，每日分2次服。

(2)气分实热：高热，无汗，口干而渴，脉洪大，宜清解气热。生石膏30～60克(先煎)，知母9～15克，甘草4.5～9克，香薷6克。水煎，每日分2次服。

7. 对症治疗

(1)对热痉挛、热衰竭病人，应快速静脉滴注生理盐水，并可同时采用针刺治疗。热痉挛针刺大椎、曲池、内关、劳宫、十宣(出血)；热衰竭除针刺上述穴位外，再加足三里、委中(出血)、涌泉。

(2)高热型中暑：冬眠灵12.5毫克，

加入20毫升生理盐水中静脉注射；针刺治疗取穴大椎、内关、曲池、足三里。

(3)有呼吸循环抑制者，立即皮下注射苯甲酸钠咖啡因0.25克，可拉明0.375克。同时可针刺治疗，取穴同热衰竭。

8. 严重病人应积极处理，同时设法转送医院。

(二)预防

1. 在炎热的夏天，注意合理安排时间，早出工，晚收工，中午多休息。在田间劳动时，穿浅色或白色的衣服，戴草帽；劳动一段时间后到树荫或凉棚下适当休息一会儿。

2. 多饮淡盐开水，或用六一散、积雪草、藿香、六月霜、黄荆叶等水煎当茶喝。

3. 准备人丹、十滴水及清凉油等常用防暑药品。

4. 如感到不出汗或突然停止出汗，心跳加快，头晕，应立即到阴凉处休息。

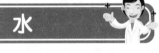

溺 水

溺水是常见的意外，溺水是由于大量的水，经过口鼻，灌入肺内，或冷水刺激使喉头痉挛所造成的特殊形式的窒息和缺氧，若不及时抢救，可迅速导致死亡。

诊断

症状的轻重和溺水时间的长短有很大关系。溺水时间短者，四肢末端以及口唇紫绀，结膜充血，四肢紧张或痉挛。溺水时间较长者，面色青紫，肢体冰冷，不省人事，甚至呼吸和心跳均停止，瞳孔散大。

紧急处理

1. 倒水：这是抢救溺水者的首要工作和关键问题。首先挖去患者口鼻腔内

溺水急救方法

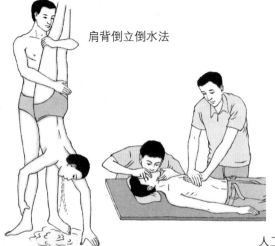

肩背倒立倒水法

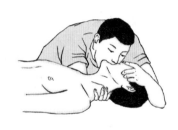

人工呼吸

的异物，松解上身衣领，然后将患者肺内，尤其是上呼吸道内，以及胃内的积水倒出，使呼吸道通畅。方法是将患者翻转俯卧，两手插入腰部提高，使头肩低位，这样易于压迫及排空胃内积水，进而使肺内的水一并倒出，这一姿势同时还利于做人工呼吸。

2. 人工呼吸和心脏按摩：如果呼吸已经停止，宜立即做俯卧压背式人工呼吸，要持续进行，并配合口对口呼吸，这是较有效的一种治疗方法。若心跳微弱或已停止，应同时配合心脏按摩。

3. 急救药物：可选择注射尼可刹米、苯甲酸钠咖啡因、肾上腺素、阿托品等，以促使心跳、呼吸的恢复。如心跳已停止者，可直接注射于心室内。

4. 新针疗法：急救时可选用人中、会阴、涌泉、内关、关元等穴，均用强刺激，留针5～10分钟。神志清醒、呼吸通畅后，可在关元做隔姜灸30～50次。

5. 注意保暖，必要时给氧，苏醒后可服浓茶或姜糖水。

6. 注射青霉素，防止吸入性肺炎等并发症。

7. 如果缺氧时间较长而引起脑水肿者，需应用高渗葡萄糖、甘露醇或山梨醇等进行脱水治疗。

8. 民间简法

(1)将食盐研细，从头顶至足底及四肢腹背处用力摩擦，约10分钟，水可由毛孔渗出。

(2)将救起的患者，脱去湿衣，用草木灰铺地上3厘米厚，患者俯卧灰上，再向身上盖灰，3厘米厚，露出头面，把嘴撬开，灰湿了再换，苏醒后停用。

预防

游泳有益于身心健康，学习游泳就是预防溺水最积极有效的措施，但为了确保安全，需注意以下几点。

1. 加强卫生宣教，心脏病患者，不宜游泳，初学游泳者不要到深水区。

2. 游泳训练时，应加强组织领导，落实安全急救措施，并提倡集体游泳，以免发生溺水现象。

3. 所有船只均应设有安全急救设备。

4. 此外，生活在农村的儿童应尽量避免到河边玩耍。

电击伤

电击伤俗称"触电"，包括触电和雷击。通常是指人体直接触及电源或高压电，经过空气或其他导电介质传递电流通过人体时引起的组织损伤和功能障碍，严重者甚至死亡，故及时抢救是十分重要的。目前，由于各种用电及避雷等安全装置的增加，电击伤的发生率已显著降低。但电击伤和热烧伤不一样。电击伤时，因为体内的血管是优良的导电线路，因此电流能够深入体内，甚至引起肌肉和骨骼的坏死。故严重的电击伤，不仅有局部表面的烧伤，还可能有深部组织的损害。

引起电击伤的原因很多，主要是缺乏安全用电知识，安装和维修电器、电线不按规程操作，电线上挂吊衣物，高温、高湿和出汗使皮肤表面电阻降低容易引起电损伤。意外事故中电线折断落到人体以及雷雨时大树下躲雨或用铁柄伞而被闪电击中都可引起电损伤。

诊断

除局部有不同程度的烧伤外，全身则出现人事不省，肌肉痉挛，阴茎勃

触电急救方法

先打120，再用绝缘器具挑开电线，或关掉电源。让病人平躺，解开衣领，进行长时间的人工呼吸，等待救援。

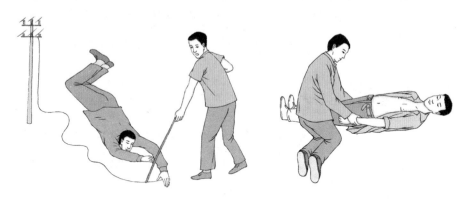

起，皮肤寒冷紫绀，心跳微弱或消失，呼吸可停止等电休克症状。

紧急处理

1. 立即切断电源：如关闭电门，或尽快地利用手边任何绝缘器具（干燥的木棍、扁担或绳索等）以拉开电源。

2. 人工呼吸：大部分患者均需进行人工呼吸，首先要松解衣领，人工呼吸必须坚持较长的时间，切勿轻易放弃。

3. 心脏按摩：凡有心室纤维颤动或心跳已经停止，宜立刻做心脏按摩。

4. 氧气吸入。

5. 呼吸兴奋剂：如山梗菜碱、苯甲酸钠咖啡因、尼可刹米等肌内注射。

6. 注意保暖。

7. 处理局部烧伤及预防感染：可对症处理。

预防

1. 宣传安全用电。

2. 不用湿手直接接触电源，电灯开关尽可能改装拉线开关。

3. 不在通电的电线上晒衣服，雷雨天不在树底下躲雨。

4. 电器设备损坏后应及时维修，维修时必须注意安全操作，切勿粗心大意，以免造成触电危险。

急性中毒

急性中毒是指毒物短时间内经皮肤、黏膜、呼吸道、消化道等途径进入人体，使机体受损并发器官功能障碍，急性中毒多为违犯操作规程及设备故障或误服、误吸等引起。其特点是起病急、病情变化迅速，不及时治常危及生命。

紧急处理

(一)排除毒物或促进毒物的排泄的处理方式

(1) 催吐：可用手指或压舌板刺激咽部催吐，或口服硫酸铜溶液(硫酸铜少量加水成淡蓝色)或肥皂水(肥皂加水成米泔

常用药物中毒鉴别诊断

药名	症状	解救方法
非那西丁	呕吐、抑郁、神志朦胧、紫绀、皮疹、脉速而微且不规则、呼吸困难、盗汗、四肢发冷、体温下降、虚脱	①静脉注射美蓝1~2毫克/千克/次，或口服3~5毫克/千克/次；②给大量维生素C；③保温及对症治疗
定氨基比林、安乃近、安替匹林、保泰松	恶心、呕吐、盗汗、皮疹、谵妄、虚脱、抽搐、中性粒细胞减少	①对症治疗和一般处理；②如发现粒细胞缺乏时，需用抗生素预防感染
阿司匹林、水杨酸钠	头痛、眩晕、恶心、呕吐、神志朦胧、耳鸣、视听力减退、大量出汗、精神错乱、谵妄、幻觉，有时有高热、皮疹、出血症状、酸中毒	①补液，大量服用碳酸氢钠或静脉滴注乳酸钠，促进排泄，纠正酸中毒；②止血；③对症治疗和一般处理
盐酸麻黄碱、中药、麻黄	焦虑不安、头晕、失眠、心悸、气短、恶心、呕吐、发热、出汗、排尿困难、心动过速、心律不齐、血压上升、瞳孔放大、痉挛等	①对症治疗和一般处理；②禁用氨
茶碱、利血平	鼻塞、腹泻、面色潮红、嗜睡、四肢无力、心跳缓慢、体温下降、神经反射减弱或消失、意识不清、呼吸深而慢、眼睑下垂、瞳孔缩小	对症治疗和一般处理
异烟肼	失眠、头痛、眩晕、手足抽搐、反射亢进、便秘、尿闭、精神失常、昏迷	①对症治疗和一般处理；②给大量烟酰胺，每次200~300毫克，每15分钟至1小时静脉注射；或维生素B$_6$50~200毫克肌内注射，每15分针至1小时一次；③症状好转后，烟酰胺每次口服50毫克，每日3次，连服1周；或用维生素B$_6$
氨茶碱	不安、激动、谵妄、抽搐、呕吐、发热、蛋白尿，最后休克而死亡	对症治疗和一般处理
阿的平	恶心、呕吐、皮痒、腹痛、皮肤呈黄色、视觉障碍，甚至失明、头晕头痛、记忆紊乱，可发生再生障碍性贫血及中毒性肝炎	①静脉注射苯甲酸钠咖啡因；②置患者于暗室内以保护眼睛；③对症治疗和一般处理

药名	症状	解救方法
抗组胺药 (苯海拉明、扑尔敏)	恶心、呕吐、血尿、尿频、共济失调、抽搐、昏迷、血压下降、皮疹、粒细胞减少	①对症治疗和一般处理；②必要时皮下注射磷酸组胺
氯丙嗪类药物	皮疹、紫癜、感光过敏、黄疸、血压降低或出现休克	对症治疗和一般处理
碘	口腔、胃灼热，腹痛腹泻，呼吸困难，虚脱	①煮熟的淀粉洗胃，继给牛奶；②对症治疗和一般处理
强酸(硫酸、盐酸、硝酸)	接触部位受腐蚀、肿胀有灼痛，呼吸困难，脉快而弱，瞳孔放大	①忌洗胃，忌服碳酸氢钠；②给牛奶或蛋白；③给稀石灰水、稀肥皂水作中和剂；④对症治疗
强碱(氢氧化钠、碳酸钠、氨水)	接触部位腐蚀灼热，剧烈疼痛，血性呕吐、下泻，声哑，脉速，严重时可产生虚脱	①给醋，但碳酸盐中毒时忌用；②其他处理同强酸
樟脑球	误服后可有胃肠及膀胱刺激症状，贫血，肝脾肿大，抽搐，昏迷等	①用温水或活性炭悬液洗胃；②给蛋白及牛奶；③对症治疗
巴比妥类	头痛、眩晕、谵妄，以后进入昏睡，瞳孔大小不等，口唇青紫、尿少、呼吸浅而不规则，血压、体温降低，休克，最后呼吸衰竭而死亡	①给中枢兴奋药，如印防己毒素，每次1～6毫克，肌内注射，每15分钟至半小时一次，直至角膜反射恢复；或用0.5%美解眠20～40毫升，加于5%葡萄糖中滴注；②对症治疗和一般处理
溴化物	食欲不振，产生幻觉，皮炎，结膜炎，瞳孔不等且不规则，共济失调，谵妄，昏迷	①给大量食用盐水，以促使溴离子排泄；②兴奋时给镇静剂，抑制时给浓茶磺胺制剂，不适反应：皮肤红疹，紫绀，血尿，无尿或尿痛，小便中可发现磺胺结晶体，血液中可出现粒细胞减少，严重者可出现酸中毒，停用磺胺类药物；③大量饮水，可静脉滴注5%葡萄糖液；④对症治疗和纠正酸中毒
山道年中毒	黄视、眩晕、头痛、呕吐、痉挛、角弓反张、精神错乱及中枢抑制等	①洗胃后导泻，忌用油类泻药；②忌用鸦片类药物；③安置于阴暗安静室内

中毒急救方法

用手指刺激咽部，将有毒食物吐出，最好反复多次，将毒素尽量排出体外。

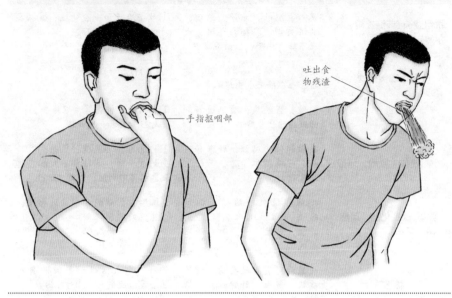

手指抠咽部

吐出食物残渣

样)反复数次。

(2) 洗胃：插入胃管后，注入温开水，再行抽出，反复多次；或大量饮入高锰酸钾溶液(高锰酸钾少量加水成淡红色)，后用手指或压舌板刺激咽部催吐，反复几次至洗出液清爽为止。

(3) 清肠：服用50%硫酸镁30～50毫升，或用麻油30～50毫升内服。

(4) 利尿：静脉输入5%葡萄糖溶液或5%葡萄糖盐水1 500～2000毫升。

(二)解毒疗法

(1) 减低毒性：用蛋白、牛奶沉淀毒物，并起保护润滑黏膜作用。用活性炭吸附毒物，减少吸收，用弱碱中和强酸，弱酸中和强碱，用高锰酸钾分解生物碱和其他有机毒物等。

(2) 应用对抗剂：如亚硝酸盐中毒用美蓝，曼陀罗中毒用毛果芸香碱。

(3) 解毒单方：甘草30～60克，绿豆30～120克，水煎服。

(三)对症治疗

(1) 呼吸循环衰竭：用中枢兴奋剂，如可拉明、苯甲酸钠咖啡因、山梗菜碱等。应重复应用。一般肌内注射和皮下注射，紧急时静脉注射。

(2) 呕吐腹痛：可用阿托品0.5毫克，皮下注射(曼陀罗中毒禁用)。

(3) 抽搐：可肌内注射苯巴比妥钠0.1～0.2克(小儿以8毫克/千克/次计算)，或用水合氯醛1.0～2.0克溶于水灌肠。

毒蛇咬伤

毒蛇咬伤在我国南方各省农村较为多见，一般发生于春、夏、秋季节，咬伤部位多见于四肢，尤以下肢为常见。被毒蛇咬伤后，毒液由毒蛇口中毒牙射入人体，并发生一系列的中毒症状，甚则迅速造成死亡。

诊断

(一)局部症状

初起局部红、肿、热、痛，伤口可留有牙痕或残留断牙。肿势迅速发展，向躯干蔓延，附近腋下或腹股沟的淋巴结肿大。伤口流血不止，局部可见明显的水疱、血泡、溃烂。也有初期无明显红、肿、热、痛，而只觉伤处麻木。

(二)全身症状

早期大都首先出现发热、怕冷、骨节酸痛、头昏眼花、耳鸣，然后出现恶心、呕吐、鼻出血、便血、皮肤瘀点或瘀斑、复视。晚期则出现低头嗜睡、血压下降、瞳孔放大、牙关紧闭、呼吸及吞咽困难、四肢抽搐、角弓反张、舌苔紫黑等症状，这说明病情已经发展到非常危急的阶段。

治疗

(一)急救

急救是治疗毒蛇咬伤的关键，直接影响到预后的好坏。急救的原则为迅速阻止毒液扩散，尽量排除毒液，取出断牙并进行消肿。

1. 患者应保持安静，避免因恐惧、烦躁而引起血液循环加快，加速毒素的扩散。迅速利用可能条件，就地进行急救。

2. 结扎：立即以柔软的绳带，在伤口上方进行结扎。但注意每隔20～30分钟，必须放松1～2分钟，以免肢体因瘀血而坏死。

3. 伤口处理：①立即用冷开水、泉水、米泔水冲洗伤口，条件困难时也可

用尿液去除伤口周围黏附的毒液；条件许可时，用高锰酸钾溶液、双氧水、肥皂水或浓盐水冲洗更好。②用火柴烧灼伤口，能使毒素部分分解。③伤口如有闭塞，可用小刀轻轻挑拨，使其开放，但不宜刺入过深。④在伤口周围3～6厘米肿胀处挑破2～3处，用火罐、吸奶器或其他吸物接在伤口上吸取毒血；在无口腔黏膜破损或龋齿的情况下，也可用口吸吮，但必须边吸边吐，再用清水漱口。⑤伤口如有残留毒蛇断牙，应用小

毒蛇咬伤自救法

立即以柔软的绳带，在伤口上方进行结扎，阻止毒素扩散，清洗伤口，并紧急送往医院。

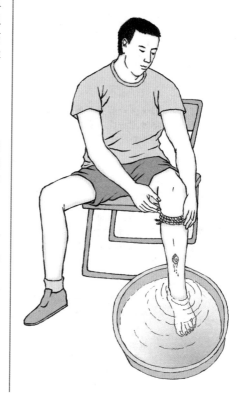

镊子经消毒后仔细取出，否则会影响消肿和伤口的愈合。

4. 解蛇毒：立刻用"691蛇药"半粒米大小，滴在下眼睑内，用手轻轻揉擦眼睑，使药溶解，每2小时滴药一次，忌盐及荤腥食物。

5. 引流消肿：在伤肢的手指或足趾间(八邪、八风穴)，用消毒三棱针或注射用粗针头与皮肤相平，向上刺入皮下约1厘米，迅速拔出，将患肢下垂，由上到下轻轻揉搓，放出含有毒汁的血液。再肿再做，一日可行2～3次。

(二)内治法

治疗毒蛇咬伤必须内外并重，内治的原则一般为泻火凉血、清热解毒。

1. 被毒蛇咬伤后，首先应用通便泻

各种毒虫咬伤施治方法

毒虫名称	诊断要点	施治方法
蜈蚣	①咬伤处有一瘀点，周围红肿，剧痒或剧痛；②甚则发热头痛、浑身麻木、心悸、抽搐、脉数；③一般数天后症状消失，儿童亦有危及生命的	①雄鸡口内涎沫涂患处；②甘草、雄黄各等份研末，用菜油调敷患处，或以新鲜桑叶捣汁外敷；③10%氨水湿敷，一般不需内服，病情严重者服南通蛇药片20片，每日3～4次
刺毛虫	①初感瘙痒刺痛，势如火灼；②久则外痒内痛，甚则发生溃烂	①初用豆豉、菜油捣敷痛痒之处，少时刺毛出现，去掉豆豉及刺毛，再用白芷汤洗；②溃烂时用海螵蛸末掺之，或按一般溃疡处理
黄蜂	①咬伤处有明显肿胀，剧烈灼痛；②严重时可出现头昏、头痛、恶心、呕吐，甚至昏迷等	①10%氨水湿敷，或用苏打水洗涤伤口；②青苔捣烂外敷严重时可用南通蛇药片20片，每日三至四次
蝎子	①局部大片红肿，剧烈疼痛，可引起淋巴结或淋巴管炎症；②严重者有寒战、高热、呕吐、恶心等全身症状	大蜗牛捣烂涂之，或以明矾米醋调敷患处
蚊、臭虫、虱、蚤	①瘙痒，也可引起红斑、丘疹或风团样损害，中央有微小瘀点、小丘疹或水疱；②轻者无明显皮肤损害，重者局部成片红肿或瘀斑	①薄荷叶擦患处或用1%～2%的薄荷溶液擦患处；②10%氨水湿敷
蚂蟥(水蛭)	①伤在腿的中部，有蚂蟥吸附腿上；②伤处微肿而流血水，或形成丘疹、风疹中有瘀点	①伤处可掺九一丹或涂些碘酒，并用干纱布包扎；②如蚂蟥吸附腿上，以手掌轻轻拍击叮咬部周围，或用醋、酒、盐水、烟油涂蚂蟥叮咬部，蚂蟥就会放松吸盘而落下，切不可强行拉下

火的方剂，在临床上往往可取得良好的效果。龙胆50克，白芷12克，煎服，得大便微下溏薄为止。

2. 用冷水洗出竹、木烟杆或烟袋里的烟油，饮服2～3碗。受毒重的病人会觉得味甜不辣，可饮至病人感到味辣为止。

3. 即饮服醋1～2碗。另用五灵脂4.5克，雄黄五分，研末，酒调服。

4. 新鲜半边莲120～240克(干草用量减半)，煎汤分三次内服(药渣可敷于创口周围)。鬼针草60克，煎汤代茶。滴水珠二粒捣碎，温开水送服。以上三种草药任选一种。此外，根据各地区情况，还可选用以下草药：七叶一枝花、半枝莲、鸭跖草、杠板归、瓜子金、葎草等。

5. 内服南通蛇药片20片，用温开水或陈酒吞服，每6小时一次。病情严重的第一次服30～40片，以后每4～6小时服20片。

6. 发现瘀斑或口鼻出血时，用凉血祛瘀、清热解毒法。水牛角15克，生地12克，赤芍9克，丹皮9克，黄连3克，焦山栀9克，射干9克，金银花9克。水煎服。

7. 发现高热神昏、惊悸抽搐时，用清热解毒法。蝉衣6克，白僵蚕9克，全蝎三只，蜈蚣二条，半边莲15克，龙胆6克，白菊花6克，川贝9克，生甘草3克，七叶一枝花9克。水煎服。

加减法：咽喉肿痛、吞咽困难、痰迷心窍者加石菖蒲6克；严重昏迷者应吞服牛黄0.6～0.9克或牛黄清心丸一粒；呕吐者加生姜15克，半夏4.5克，或生姜捣取汁服；小便不利者加车前子(包)15克；大便不通者加生大黄9克(后下)。

(三)外治法

外治的原则一般为清热解毒，消肿止痛，化瘀生新。

1. 洗涤

(1)鲜金银花50克(干品用15克)，甘草3克。

(2)葱白60克，生甘草15克。上药任选一方，煎汤待温，淋洗患肢。

2. 外敷

(1)南通蛇药片5片，温开水调和，外敷于距伤口1.5厘米的周围。(注意伤口上不要涂)

(2)也可根据各地区情况，选用鲜半边莲、半枝莲、七叶一枝花、滴水珠、半夏、南星、马鞭草、车前草、丝瓜叶、木芙蓉、紫花地丁草、萱草根、乌桕叶等一至数种，洗净，加少许食盐，捣烂外敷。

(3)冰片、黄柏等量，研细末和匀，麻油调敷于伤口周围及肿胀处，一日后用温水洗去再敷。

3. 溃烂创口处理

(1)一般溃烂：炉甘石9克，青黛9克，冰片3克，黄升丹六分。共研细末，撒于伤口溃烂处，外敷红油膏纱布。

(2)形成严重慢性溃疡：用青黛五分，炉甘石3克，熟石膏6克，共研细末，外敷创口。也可用七叶一枝花、滴水珠等研末，调敷于创口四周(勿敷中间)。待脓水已稀、腐肉已去，改用生肌散、红油膏外敷。

预防

为了预防毒蛇咬伤，应开展防治的宣传教育，在屋前后应做好清洁卫生工作，室内常撒些石灰。在多蛇地区行走时，宜穿着鞋子、长裤，这样即使咬着也可减轻伤势。

疯狗咬伤

被疯狗咬伤或身上的伤口接触到疯狗的唾液，都有可能感染疯狗病毒而发病。

诊断

1. 有疯狗咬伤或接触疯狗唾液史。

2. 潜伏期一般在3个月内，最长可达到5年。

3. 刚发病时精神萎靡，微热头痛，失眠烦躁，口干恶心，小便涩痛，有恐惧感，已愈合的创口有痛痒麻木。

4. 在发病后1～2日出现发狂，对风、声、光很敏感，轻微刺激就可引起抽搐、烦躁，凡听到水、谈到水、见到水，都能引起咽喉痉挛，所以又叫"恐水病"。

5. 后期渐趋安静，出现瘫痪，呼吸微弱，瞳孔散大，数小时内可迅速死亡。

紧急处理

1. 局部创口，首先应仔细检查，了解伤口范围及深度，立即用大量清水及肥皂水冲洗伤口，深的伤口可用浓硫酸或浓石炭酸烧灼，或进行必要的扩创。

2. 及时注射狂犬病疫苗，每日在腹部或其他部位皮下注射疫苗2毫升，需连续注射14～21日。如咬伤在头、面、颈处，或小儿患者，更应快速进行，一日2次，须在5～7日内完成。

3. 取新鲜万年青(连根)约50克，捣烂，用纱布包裹，绞取自然汁灌服，服后大便排出血块。

4. 桃仁、大黄、地鳖虫各9克，共研成极细末，伤轻的一日服1剂，伤重的一日服2剂，每剂分两次服，用温开水送下。服药后，大便排出粉红色水粪，且一直服到小便清为止。

5. 抽搐时，可用蜈蚣二条焙黄研末，烧酒少许调服。

预防

通常疯狗大多颈硬，头低，耳朵下垂，尾巴向下拖，直向前行，不能返身顾后。见到疯狗，应设法捕杀、火葬或深埋，严禁剥皮或食肉。对咬人的狗或其他温血动物，应立即捕捉，医学观察10日，确定为疯狗或疯狂动物或可疑疯狂动物，应立即杀掉。一旦被狗咬伤而不能辨别是否为疯狗时，应及时正确地处理伤口，并给予必要的疫苗注射。

注射狂犬疫苗

被疯狗咬伤后，及时清洗伤口并包扎好后，开始注射狂犬疫苗，连续注射14～21日。

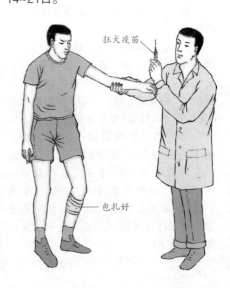

狂犬疫苗

包扎好

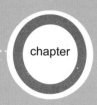

第三章

意外伤害救治

　　生活中充满了各种各样的意外，这些意外很可能会危及我们的生命，所以我们应该注意和增加我们对意外伤害防护的知识，以便我们在面对意外伤害时能够随机应变，尽量降低风险及对身体的伤害。

当意外发生的时候，我们需要及时地进行抢救，这时就需要掌握一些意外伤害救护的技术，有了这些技术，我们才能及时地对病人进行急救。因此，了解一些意外伤害防护的技术在我们的生活中是十分有用的。

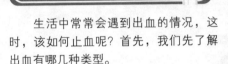

生活中常常会遇到出血的情况，这时，该如何止血呢？首先，我们先了解出血有哪几种类型。

出血可分为外出血和内出血两种：外出血是指身体由于受到损伤，导致血管破裂后，血液从伤口流出的现象；内出血是由于内在的原因，身体内的器官或组织破裂出血，血液向体内流的现象。

外出血包括毛细血管、静脉和动脉出血三种。毛细血管出血，是少量的血液从毛细血管渗出。静脉出血，是从血管流出暗红色的血液。动脉出血，是从血管喷出鲜红色的血液。了解了出血的类型，才能进行正确的止血。

止血的方法

（一）一般止血法

毛细血管出血或者小的外伤出血，流出的血液会自动凝结，这时我们要将伤口进行消毒，然后用三角巾或绷带进行包扎即可。

（二）指压止血法

动脉出血时，会有大量血液从血管喷出，这时要用手指压住出血血管的上部（近心端），用力压住，阻断血液的来源。所以说，指压止血法适用于动脉损伤出血。

1. 头面部出血，伤口小时，压迫伤口两侧即可止血；伤口较大时，可在耳屏前压迫颞动脉。口、鼻、面颊部出血，可在下颌骨水平支距下颌角约3厘米的凹陷处压迫颌外动脉。

面部出血的压点及其止血区域

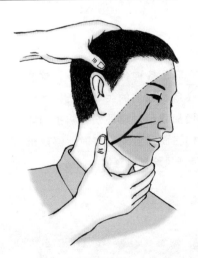

颞动脉的压点及其止血区域

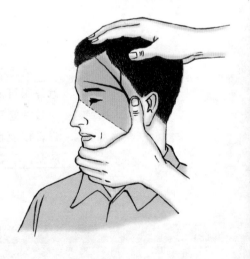

2. 肩部或上臂发生动脉出血，可用拇指从锁骨上窝将锁骨下动脉压向第一肋骨。上臂远端或前臂出血，可在上臂内侧肱二头肌内缘用手指将肱动脉压向肱骨。手指出血，可以压迫手指根部两侧的指动脉。

锁骨下动脉压点及其止血区域

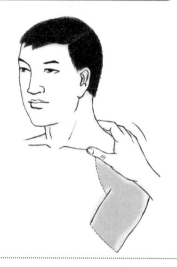

3. 大腿或小腿出血，可在腹股沟卵圆窝处压迫股动脉。股动脉较粗，血流量大，常需两手同时进行压迫。

股动脉压点及其止血区域

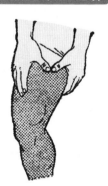

4. 动脉出血时，指压法虽然能够迅速止血，但这只是暂时性的，还必须把病人送到医院进行进一步处理。

(三)加压包扎止血法

如果创口较大而出血较多时，要加压包扎止血。包扎的压力应适度，以达到止血而又不影响肢体远端血液运行为度。包扎后若远端动脉还可触到搏动，皮色无显著变化即为适度。严禁用泥土、面粉等不洁物撒在伤口上，造成伤口进一步污染，而且给下一步清创工作带来困难。

(四)止血带止血法

如果是较大的肢体动脉出血，为了方便运送病人，应当用止血带，所需要的物品有：橡皮带、宽布条、三角巾、毛巾等。

上肢出血：止血带应结扎在上臂的上端，禁止扎在中段，避免损伤桡神经。

止血带结扎法

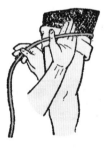
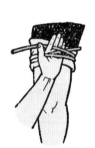
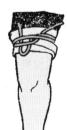
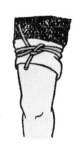

下肢出血：止血带扎在大腿的中部。

上止血带前，先要将伤肢抬高，尽量使静脉血回流，并用软质敷料垫好局部，然后再扎止血带，以止血带远端肢体动脉刚刚触及不到为度。

使用止血带应严格掌握适应证和要领，如扎得太紧，时间过长，均可引起软组织压迫坏死，肢体远端血液运行障碍，肌肉萎缩，甚至产生挤压综合征。如果扎得不紧，动脉远端仍有血流，而静脉的回流受阻，反而造成伤口出血更多。扎好止血带后，一定要做明显的标志，止血带上写明止血的部位和时间，以免忘记定时放松，造成肢体缺血时间过久而坏死。扎上止血带后每半小时到一小时放松一次，放松3～5分钟后再扎上，放松止血带时可暂用手指压迫止血。

(五)草药止血法

1. 消炎止血粉：岗稔3份，紫珠草4份，三丫苦3份，磨成细末，混合均匀后，每日敷1次。

2. 冬青树叶，适量，白糖做引子，捣碎后敷在患处。

3. 旱莲叶适量，白糖做引子，捣碎后敷在患处。

包扎

为了保护伤口，减少伤口感染的机会，也为了减轻病人的疼痛，当身体出现外伤时，要及时地进行包扎。

包扎时需要三角巾、绷带、裹伤包等，如果情况紧急，没有这些材料时，也可用衣服或毛巾来代替。

三角巾的包扎方法

1. 头部包扎法：将三角巾折叠后，

头部包扎法

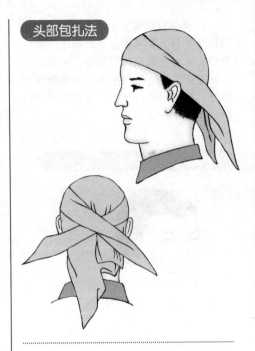

放在额前眉上，两底角经过耳朵，在后脑勺交叉，拉紧后再绕回额前打结，最后将顶角拉齐塞进折缝内。

2. 面部包扎法：先将三角巾顶角打结，包住面部，再在眼、鼻、口的位置剪几个小孔，然后将两底角向后拉，在后脑勺处交叉，再绕回到额前打结。

面部包扎法

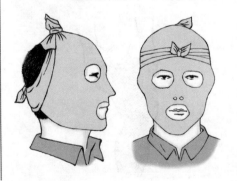

3. 单眼包扎法：将三角巾折叠成约四横指宽的带状巾，以2/3向下放于伤侧眼部，并经耳下及枕骨粗隆下方绕至对侧耳上方，压住另一端，在前额及枕上缠一圈，最后在健侧耳上打结。

单眼包扎法

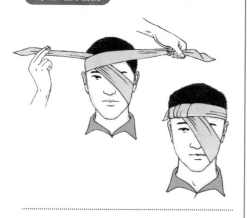

4. 双眼包扎法：将三角巾折叠成约六横指宽的带状巾，从前面将双眼遮盖至枕后交叉，再绕向前额打结。

双眼包扎法

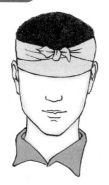

5. 下颌包扎法：将三角巾折叠成约四横指宽的带状巾，分为1/3及2/3两端，在下颌角处围绕包扎，并交叉兜绕

下颌包扎法

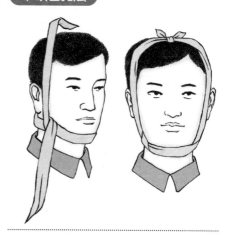

下颌下方，将两端沿两侧耳前上提，并在头顶前缘打结。

6. 肩部包扎法：将三角巾一底角放在对侧腋下，顶角过患肩向后拉，再将顶角系带在患侧上臂上1/3处绕紧，然后再将另一底角反折向背部拉至对侧腋下打结。

肩部包扎法

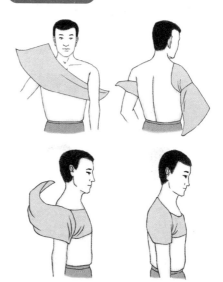

7. 手部包扎法：将伤手平放在三角巾中央，手指指向顶角，底边横放于腕部，将顶角折回覆盖手背，两底角在手背或手掌交叉，围绕腕部打结。

手部包扎法

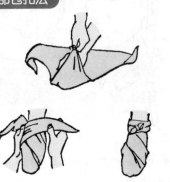

8. 单胸包扎法：将三角巾底边横放在胸部，略向伤侧倾斜，并绕向背后打结，顶角越过伤侧肩部绕向背后，与两底角结扎在一起。

单胸包扎法

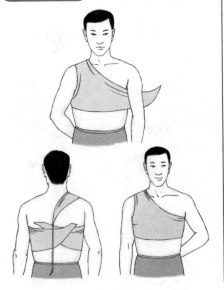

9. 双胸包扎法：先将三角巾折成鱼尾状，两底角分别放在两肩上，拉至颈后打结，再将顶角系带在背部与底边打结。

双胸包扎法

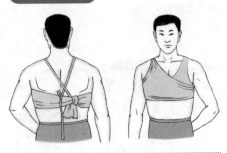

10. 悬臂带：大悬臂带，将三角巾平放在胸部，顶角向伤臂的肘尖，曲肘成90度，把前臂放在三角巾上，然后提起三角巾下端，兜住前臂，并将两底角越过颈部，在颈后打结，顶角包住肘部。小悬臂带，将三角巾折成带状，在前臂的下部兜起，并在颈后打结。

大悬臂带

小悬臂带

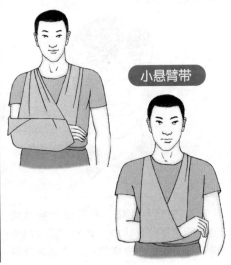

11. 腹部包扎法：将三角巾折成鱼尾状，鱼尾朝下贴在腹部，顶角和底边折后形成的角在腰部打结，牵拉鱼尾两角(即底角)在大腿旁打结。

腹部包扎法

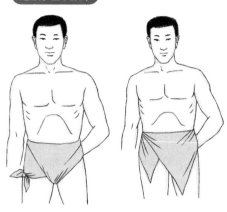

12. 单侧臀部包扎法：将三角巾斜放在臀部，上端偏向髂前，下端偏向背侧两腿之间，顶角接近臀裂下方，将顶角系带在大腿上部绕一圈将三角巾扎牢，然后把下端的底角提起，沿臀部拉至对侧髂上，与另一端打结。

单侧臀部包扎法

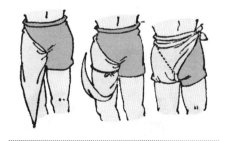

13. 双臀包扎法：将两块三角巾的顶角打结，放在腰部正中，取两条三角巾的一端底角围绕在腹部打结。再提起另一端的两底角，分别由臀下大腿内侧绕至前面与相对的边打结，或与上面的两底角打结。

双臀包扎法

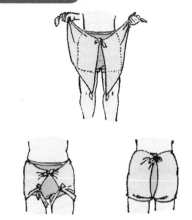

14. 足部包扎法：将足斜放在三角巾一边，取另一边于踝上包绕打结；再用另一底角包足，打结于踝关节处，形如鞋靴。

足部包扎法

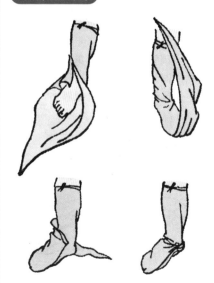

【附】

内脏脱出，例如肠脱出，应用消毒纱布包住，然后用三角巾进行包扎。而不是把脱出的肠再塞进去。进行包扎的时候，注意不要损伤到内脏，然后把病人尽快送到医院进行治疗。

绷带的包扎方法

1. 螺旋形包扎法：先将绷带环行绕扎2～3圈，再将绷带向上卷，每卷一圈都盖住前一圈的1/3至2/3。

螺旋形包扎法

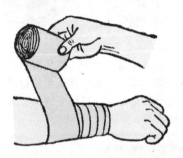

2. 环叠形包扎法：绷带做环形重叠缠绕。为了使绷带固定，不致滑脱，可将第一圈稍斜，第二圈、第三圈环行，并把斜出圈外的角折回到圈里，再重叠绕扎。结尾时，可用别针或胶布，或将尾部剪开打结等方式固定。

环叠形包扎法

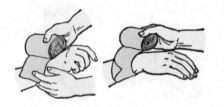

3. 人字形包扎法：绷带先按"8"字形缠绕，再按"8"字形一圈大一圈地绕下去，成为重叠的人字形。

人字形包扎法

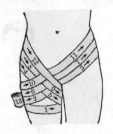

4. 扇形包扎法：主要用在关节部位的包扎，常用离心性包扎法，即从关节向关节的上下包扎。

扇形包扎法

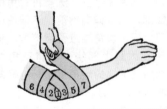

5. 四头带包扎法：把绷带的两头剪成两条，做成四头带。下颌部、鼻部、前额和枕骨等受伤，多用这种方法包扎。

四头带包扎法

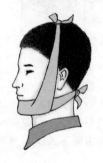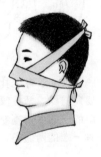

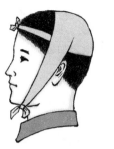 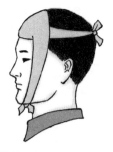

包扎注意事项

1. 包扎伤口所用的材料应该进行彻底的消毒，如果情况紧急，也可使用清洁的替代品，如把毛巾用热水浸泡、晒干后使用；

2. 包扎时松紧要适宜，太紧的话，会影响病人的血液循环；太松的话，则容易脱落，起不到固定的作用。

3. 包扎时动作要求熟练、轻缓，如果碰到病人的伤口，会使疼痛加剧、出血或伤口感染。

4. 运用三角巾包扎时应做到中心伸展，角要拉紧，边要固定，把药品准确地贴在伤口上。

固　定

出现骨折时，要在骨折部位用夹板进行固定，使受伤部位不再移动，从而避免折断的骨头刺伤肌肉、神经和血管，减轻病人的痛苦。同时也方便将病人送到医院进行救治。

固定的一般原则

1. 夹板的长短和宽窄要适宜，一般其长度要超过折断的骨头，如无夹板可用竹竿、木棍等代替。

2. 发现骨折后立即固定，注意夹板

勿压伤皮肤及肌肉，扎缚要松紧适宜，一般应扎缚在断骨的上下两头。

3. 开放性骨折，要注意伤口止血，并用消毒纱布包住，再上夹板。

固定的方法

1. 锁骨骨折：锁骨一侧折断者，用大悬臂带即可。锁骨两侧均折断者，可用丁字形夹板贴于背后，在两肩及腰部扎缚。

单侧锁骨骨折　**双侧锁骨骨折**

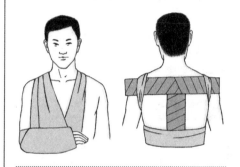

2. 上臂骨折：用两块适合的夹板在断骨内外侧上下两头扎缚固定，然后屈肘90°角做小悬臂。

上臂骨折

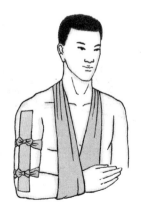

3. 前臂骨折：用夹板两块，在前臂掌背侧上下两端扎缚固定，并屈肘90°角做小悬臂。

前臂骨折

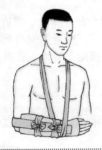

4. 大腿骨折：取长短夹板两块，分别放在伤腿的外侧(由足跟至腋窝)、内侧(由足跟至腹股沟)，并分段扎几道。

大腿骨折

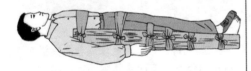

5. 小腿骨折：取长短相等的夹板(从足至大腿)两块，放在伤腿内外侧，自大腿至踝部分段扎几道。

小腿骨折

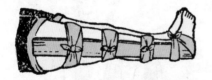

如无夹板及代用品，可以将健侧腿同伤腿并拢。两腿之间塞上棉花，自踝部至大腿分段扎几道，大腿小腿骨折均适用。

6. 脊柱骨折：情况较重，应立即让伤员俯卧在担架或门板上，腹部及胸部加垫，固定不使移动，以免加重损伤。

脊柱骨折

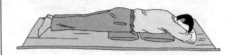

搬运

搬运病人，就是把病人送到安全地带或者送往医院做进一步的治疗。因此，在搬运时，动作要敏捷，能够灵活地运用搬运方法和用具，将病人及时地送到医院，

各种徒手和用担架搬运的方法：扶持法、背负法、椅托法、拉车法、环形带搬运法、木棒搬运法、侧身匍匐搬运法、担架搬运法。

扶持法

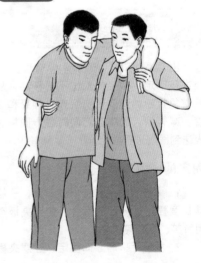

背负法

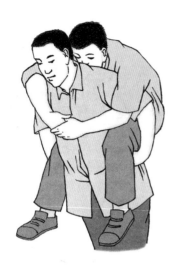

拉车法

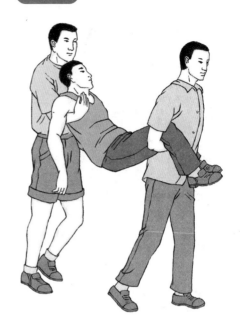

椅托法

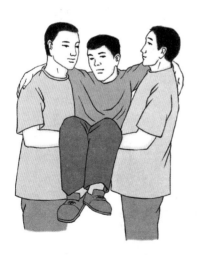

环形带搬运法

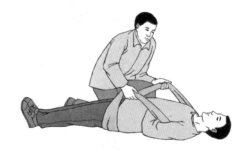

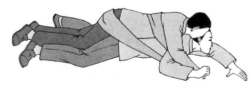

木棒搬运法

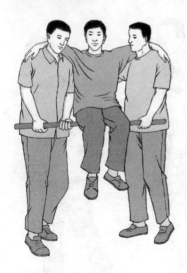

侧身匍匐搬运法

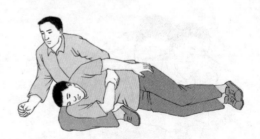

担架搬运法

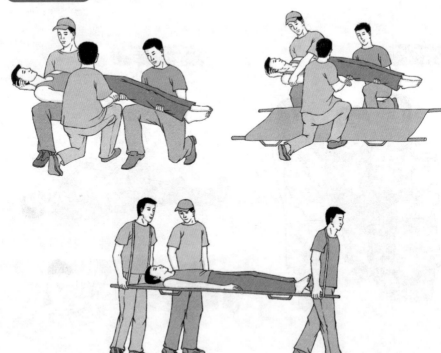

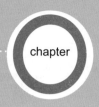
chapter

第四章

家庭常用诊疗与急救

日常生活中，当家庭成员遭遇如溺水、心肌梗死等突发情况时，如果我们精通人工呼吸等急救方法，就可以为他们赢得极为宝贵的抢救时间；当我们突然遭遇如火灾、煤气泄露、地震等意外伤害时，掌握正确的自救方法显得尤为重要；当我们遭到刀伤、急性感染等意外伤害时，懂得紧急包扎、点滴注射等常识，能有效地降低意外对我们造成的伤害。

常用诊疗术

常用诊疗技术具有针对性、实用性和可操作性，目的在于提高人们的临床基本技能和突发事件的应急处理技能。

① 人工呼吸

人类的呼吸、心跳完全停止4分钟以上，生命就有危险；若超过10分钟，就很难挽救了。所以，当发现一个人出现心跳、呼吸不规则或停止时，采取人工呼吸是分秒必争的重要急救措施。人工呼吸包括三种方法：

1. 口对口吹气法：这也是最简便有效的人工呼吸方法，同时还可进行心脏按摩，适用于各种呼吸停止、肋骨折断或伴有心跳停止的病人。

使病人仰卧，并使头部尽量后仰，张开其口，盖上手帕或数层纱布，用手捏紧病人鼻孔，对准其口用力吹气。病人胸部扩张起来后，停止吹气并放松鼻孔，使其胸部自然缩回去。一般成人5秒一次，孩童4秒一次，幼儿3秒一次，反复进行，直到病人呼吸恢复为止。

2. 仰卧压胸法：此法适用于一般窒息病人，不适宜胸部外伤者或同时需做心脏按摩者。

令病人仰卧，背下垫一枕头或衣服。急救者面对病人，两腿分开，跪骑在病人大腿两侧，两手平放在病人胸部两侧乳头之下，大拇指向内，靠近胸骨下端，四指自然向上向外伸开，借上半身的体重用力压迫病人胸部挤出肺内空气。然后，急救者身体后仰，除去压力，病人胸部依其弹性自然扩张，空气进入肺内，这样反复进行，每分钟16～20次。

3. 俯卧压背法：适用于溺水及触电者，可使水向外流出，舌也不致阻塞咽喉，但此法影响心脏按摩的进行。

使病人俯卧，一臂前屈，头部偏向一侧，枕于臂上，以保证呼吸道通畅。腹部用枕头垫高。急救者跪伏在病人大腿两侧，面向头部，两臂伸直，两手平放在病人背部，拇指靠近脊柱，四指向外紧贴肋骨，身体前倾，以体重压迫病人背部将肺内空气挤出。然后，身体后仰，除去压力，使其胸部自然扩张，空气进入肺内，如此重复操作，每分钟16～20次。

人工呼吸的三种方法

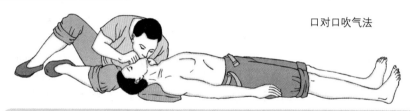

口对口吹气法

> 　　使病人仰卧，并使头部尽量后仰，张开其口，盖上手帕或数层纱布，用手捏紧病人鼻孔，对准其口用力吹气。病人胸部扩张起来后，停止吹气并放松鼻孔，使其胸部自然缩回去。

仰卧压胸法　　　　　　　　　　　　　　俯卧压背法

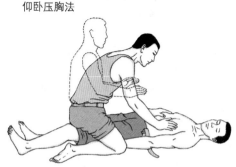
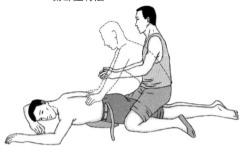

> 　　病人仰卧，急救者跪骑在病人大腿两侧，两手平放在病人胸部两侧乳头之下，用力压迫病人胸部挤出肺内空气。然后，急救者身体后仰，使其胸部自然扩张，空气进入肺内。

> 　　使病人俯卧，腹部用枕头垫高。急救者跪伏在病人大腿两侧，两手放在病人背部，身体前倾，压迫病人背部将肺内空气挤出。然后，身体后仰，除去压力，使其胸部自然扩张，空气进入肺内。

人工呼吸法的节奏

　　人工呼吸的节奏，一般成人5秒一次，孩童4秒一次，幼儿3秒一次，反复进行，直到病人呼吸恢复为止。

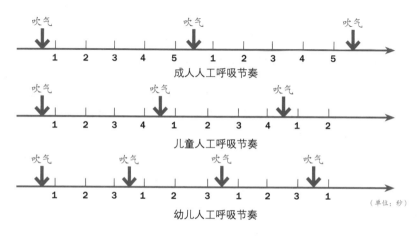

（单位：秒）

2 心脏按摩

心脏按摩若能起到预期的作用，病人肤色恢复正常，瞳孔缩小，颈动脉搏动可扪到，自发性呼吸恢复。具体操作如下：

先将病人平放于木板床上，头部稍低。急救者站在病人一侧，将一手的掌跟放在胸骨下端，另一手覆于其上，借急救者上身的体重，向胸骨下端用力加压，使其下陷3厘米左右，随即放松，让胸廓自行弹起。如此有节奏地压挤，每分钟 60～80次。

在使用急救措施时，还要了解一些常识性的注意事项。

1. 进行人工呼吸前应解开病人的裤带、领扣及过紧的衣服；如舌头后缩，应设法拉出，以保证呼吸道的通畅。口腔内如有假牙、泥土、血块黏液等物，应先取出。

2. 对心跳和呼吸同时停止的病人，一定要同时进行人工呼吸与心脏按摩。

3. 在按摩的时候不宜用力过大过猛，避免伤肋骨或内脏。

4. 在同时进行人工呼吸与心脏按摩时，要有耐心，坚持挽救病人，直至病人呼吸与心跳恢复正常时为止。

5. 掌握死亡特征，这是进行挽救与否的前提。

死亡特征可分为绝对特征和非绝对特征两类。

1. 绝对特征：即病人确定已经死亡，无抢救希望。

(1)猫眼：用两手指从两侧捏眼球，死人的瞳孔变成椭圆形或裂缝样，称为猫眼，活人的瞳孔捏后不变形。

(2)尸冷、尸僵和尸斑：

尸冷——死后身体温度下降到与周围环境相等。

尸僵——死后肌肉变硬和缩短，关节强直。

尸斑——死后血液沉积于身体下垂部位，该处皮肤出现紫红色或紫蓝色斑块。

2. 非绝对特征：即病人还没有真正死亡，还有生还的可能。

(1)呼吸停止：看不出呼吸运动，鼻孔无气呼出，放轻而细的东西如棉绒等于鼻孔处不见摆动，冬天放镜面于鼻孔处不见水汽等。

(2)心跳停止：摸不到脉搏、心尖搏动，听不到心音。

(3)瞳孔散大，一切反射消失，用强光刺激不见瞳孔缩小，用棉绒、头发等细物触角膜时毫无反应。

上述这三项特征同时出现，才表示病人已经死亡。但对于溺水、触电等死亡不久的病人，即使同时出现这三项也非绝对，也不要轻易放弃，积极挽救一段时间，病人还有生还的可能。

心脏按摩法

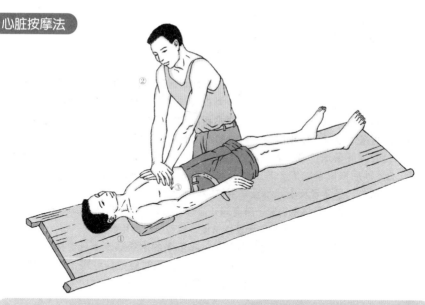

①先将病人平放于木板床上，头部稍低。②急救者站在病人一侧，将一手的掌跟放在胸骨下端，另一手覆于其上。③借急救者上身的体重，向胸骨下端用力加压，使其下陷3厘米左右，随即放松，让胸廓自行弹起。

测量呼吸

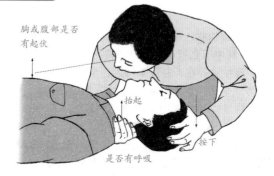

胸或腹部是否有起伏

抬起

是否有呼吸

按下

检查呼吸道是否畅通，将自己的脸颊靠近患者的口鼻，确认患者是否还有呼吸。

猫眼

用两手指从两侧捏眼球，死人的瞳孔变成椭圆形或裂缝样，称为猫眼，活人的瞳孔捏后不变形。

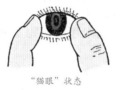

"猫眼"状态

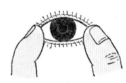

正常状态

③ 测量体温、脉搏和血压

测量体温

正常人的口腔温度在36.5℃~37.5℃之间，腋下较口腔温度低0.5℃，肛门温度较口腔高 0.5℃，体温表因此分为口表与肛表两种。但不论哪种仪器，每次测量体温后均应将体温表擦净，将水银甩到35℃以下，并浸泡于消毒液内备用。在测量体温时，要根据各个部位的不同而采取不同的测量方法。

口腔内测量法：将口表的水银端斜放于病人舌下，令其紧闭口唇，牙不咬紧，3分钟后取出看结果。若剧烈劳动后或刚吃过冷热饮食者，约等15分钟以后再用此法。昏迷者及小儿不宜采用口腔内测量法。

腋下测量法：将体温表置于腋窝深处，患者屈臂过胸，将体温表夹紧，5~10分钟后取出看结果。这种测量法因使用方便，目前一般常用此法。

肛门内测量法：患者取屈膝侧卧位，将肛表的水银端涂上凡士林后，插入肛门约肛表的一半长，3分钟后取出看结果。检查时应把持肛表，以免脱落或折断，注意此法适用于小儿、重症及昏迷等病人。

测量脉搏

正常人的脉搏每分钟 60~80次，激动或劳动后可加快。一般老年人和幼儿脉搏跳动速度不同于正常人，前者稍慢，后者较快。

①手腕把脉。②颈动脉把脉。③股动脉把脉。

测量血压

测量血压一般测量肱动脉。正常的肱动脉血压，收缩压在90~140毫米汞柱，舒张压在60~90毫米汞柱。其中听到第一个脉搏跳动声响时汞柱所达到的刻度即为收缩压；随后搏动声音继续存在，并逐渐增大，至搏动声音突然变弱、变调时，汞柱达到刻度即为舒张压。血压记录用分数式，收缩压为分子，舒张压为分母。如120/80毫米汞柱，120为收缩压，80为舒张压。

测量方法如下：

①测量前，让病人休息10分钟以上。然后取坐位或平卧位，露出右上臂，伸直肘部，掌面向上，使手臂、心脏、汞柱的0点位于同一水平。②开放橡皮球颈部的气门，将血压计的袖带内气体驱尽，平整无折地缠于上臂中部，松紧适宜，袖带下缘距肘窝2~3厘米，并将袖带上的皮管连接于血压计的皮管上。③于肘窝摸到肱动脉后，将听诊器头部放上。④握住气球，关闭气门打气，至动脉搏动音消失为止，普通为汞柱上升到160左右(高血压患者应升至200以上)，然后再慢慢开放气门，让汞柱缓缓下降。注意汞柱旁的刻度及脉搏跳动的声音。

测量体温法

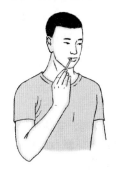

口腔内测量法

将口表的水银端斜放于病人舌下，令其紧闭口唇，牙不咬紧，3分钟后取出看结果。

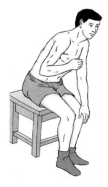

腋下测量法

将体温表置于腋窝深处，患者屈臂过胸，将体温表夹紧，5~10分钟后取出看结果。

测量脉搏法

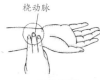

桡动脉

手腕把脉

让病人的手掌自然摊开，平放在桌面上，医生将示指、中指和无名指并排轻放在患者手腕的大拇指方向上（桡动脉）。

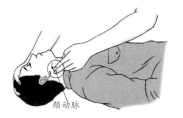

颈动脉

颈动脉把脉

用示指和中指轻放在喉结到耳际处的颈动脉上。

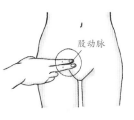

股动脉

股动脉把脉

将示指和中指轻放在患者腿根（鼠蹊部位）上的股动脉上。

测量血压应注意什么

①测量血压应尽量一次听准，连续反复测量，容易影响结果的正确性。

②在使用血压计时，应放在平稳不振动的地方，打气时不能打得过猛，用后排尽橡皮带内的气体，将袖带卷好，放于盒内，然后关闭血压计盖。

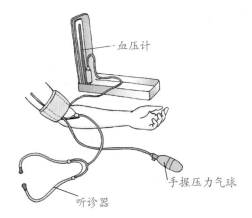

血压计

手握压力气球

听诊器

4 眼鼻耳用药法

　　眼鼻耳感染有其一般规律，亦有其特殊性，抗菌药物的应用除口服及注射为全身用药外，尚有各种局部用药，如滴耳、滴鼻、鼻腔喷雾、鼻内涂搽油膏、口腔含片及气雾吸入等。

眼部冲洗法

　　冲洗法用于结膜囊分泌增多或手术前清洁。

　　具体操作：让病人坐好，头微向后仰，同时嘱病人手持受水器，紧贴在颊部和鼻下相平的部位。医生面对病人，用右手持洗眼壶冲洗眼睑外部（注意壶要适当抬高，不要碰到眼部），然后再用左手两指分开眼睑，令病人转动眼球，冲洗结膜囊各部，冲洗后用棉球擦干眼外部皮肤。

眼药用法

　　滴眼药水：让病人坐好，头向后仰，眼向上看。医生面对病人，用左手拇指将病人眼睑轻轻向下牵引，并按上一棉球，另一手持眼药水滴管，将药水滴入下穹隆部，每次1～2滴。注意滴管不要碰到眼睑，以免污染。然后嘱病人闭眼，用棉球擦去溢出的药水。

　　涂眼药膏：让病人坐好，头向后仰，眼向上看。医生面对病人，用左手拇指将病人眼睑轻轻向下牵引，另一手用玻璃棒的一端，蘸上眼药膏少许，呈水平方向轻压在下穹隆部，叫病人闭眼，同时轻轻转动玻璃棒，并从水平方向抽出。然后用棉球按摩眼睑数分钟，使药膏散布在结膜囊内。

鼻滴药法

　　滴药前让病人排除鼻腔内分泌物，仰卧，头突出床缘，向后仰，使外耳部开口与颏尖部连线与地面垂直。或者使病人侧卧，头部突出床缘，头下垂靠近下肩。每次滴药3～5滴。为使药液能均匀分布鼻腔内，滴药后可让病人头部向两侧轻轻摆动，药液滴入后隔数分钟再坐起。

耳滴药法

　　1. 滴耳药的温度不宜过凉，以免因冷刺激鼓膜或内耳，引起眩晕、恶心等反应。滴耳药的加温很简单，只需将药液滴在耳郭腔，使其沿外耳道壁缓慢流入耳底，药液自会温暖，切忌将滴药直接滴到鼓膜上。

　　2. 滴药方法：嘱患者侧卧或将头倒向一侧肩部，使患耳外耳道口朝上，牵引耳郭，拉直外耳道，将药液滴入耳廓耳甲腔内，使药液由此进入外耳道并沿外耳道壁流入耳道深部，捺压耳屏数次即可。滴药量一般每次2～4滴，每日4次。若病人自己滴药，应以对侧手指牵引耳郭，同侧手指持滴药管，按上述滴药方法即可。

眼冲洗姿势

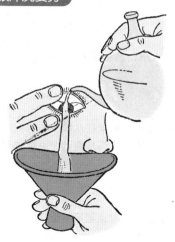

让病人坐好，头微向后仰，病人手持受水器，紧贴在颊部和鼻下相平的部位。医生用右手持洗眼壶冲洗眼睑外部，然后用左手两指分开眼睑，令病人转动眼球，冲洗结膜囊各部。

滴眼药水法

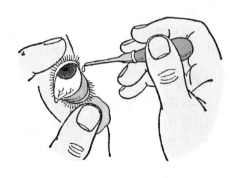

病人头向后仰，眼向上看。医生用左手拇指将病人眼睑轻轻向下牵引，并按上一棉球，另一手持眼药水滴管，将药水滴入下穹隆部，每次1～2滴。

涂眼药膏法

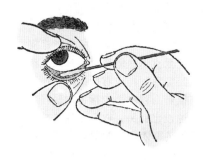

病人头向后仰，眼向上看。医生用左手拇指将病人眼睑轻轻向下牵引，另一手用玻璃棒的一端，蘸上少许眼药膏，呈水平方向轻压在下穹隆部，叫病人闭眼，同时轻轻转动玻璃棒，并从水平方向抽出。然后用棉球按摩眼睑数分钟，使药膏散布在结膜囊内。

鼻滴药法

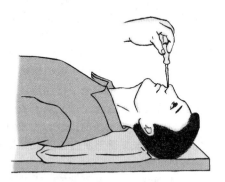

病人仰卧，头突出床缘，向后仰，使外耳部开口与颏尖部连线与地面垂直。每次滴药3～5滴。滴药后可让病人头部向两侧轻轻摆动。药液滴入后隔数分钟再坐起。

5 注射与输液常识

注射必备

注射器和针头，75%酒精棉球，2%碘酒棉球，消毒镊子，消毒锅或针盆，橡皮带，以上物品可酌情选用。

吸药方法

以酒精棉球消毒安瓿颈部，锯掉安瓿头进行吸药。如果是从橡皮密封的小瓶内吸药，应先消毒其瓶盖，在针筒内抽些空气，再将针头从瓶盖中央垂直刺入小瓶内，将空气打入，然后吸药。

注射方法

(1)皮下注射：一般在上臂上部外侧进针，避免在红肿或瘢痕部位注射，适用于需要迅速出现药效和不宜或不能经口服药时。

操作步骤：①将药液吸取放妥，以酒精棉球消毒局部皮肤，待干。②左手拉紧皮肤，右手持针使与皮肤成30°～40°斜角迅速刺入皮下，抽吸无回血，即可推药。③注射完毕，迅速拔出针头，用干棉球压迫片刻。

(2)皮内注射：注射部位一般在前臂内侧腕上6厘米左右，且最好选用皮试针头。适用于各种过敏试验，或卡介苗等预防注射和局部麻醉等。

操作步骤：①抽取药液，以酒精棉球消毒皮肤。②酒精干后，以左手拉紧皮肤，右手持注射器，使针头斜面向上，与皮肤呈15°～30°角刺入皮内。③待针头斜面进入皮内时，推动针筒塞，局部可见半球形白色隆起，注射液量，一般为0.1毫升，拔出针尖时切勿按压。

(3)肌内注射：取臀部外上方1/4处为注射区，也可在上臂三角肌处注射。

操作步骤：①吸药液和皮肤消毒同皮下注射。②左手中、拇二指把皮肤撑开，右手持注射器，以前臂带动腕部的力量垂直迅速地将针头刺入肌肉内，然后以左手拇、示二指固定针头，抽吸无回血后，再以右拇指推药，推药时要慢且匀。③为了减轻病人的疼痛，可在推药时以左手中指尖端轻轻地缓慢划动注射点附近的皮肤。④注射完毕，迅速拔出针头，以灭菌棉球按压局部即可。长期臀部肌内注射(如结核病患者注射链霉素)引起硬结，可用热水袋或热湿敷。

(4)静脉注射：注射部位一般采用肘窝部、腕部、踝部、手(足)背部等处浅表静脉，小儿常用头皮静脉，静脉注射特别要注意无菌。

操作步骤：①因空气不得注入静脉，所以在吸取药液前，应先排尽空气放妥。②用碘酒、酒精先后消毒肘窝处皮肤，在穿刺上方扎紧止血带，并嘱病人握拳数次，以暴露静脉。肥胖者如肘部静脉难以察见，可选取他处较显见的静脉。

输液

1. 输液方法：先以少量注射液洗涤输液瓶和橡皮管，然后在滴管上端的橡皮管用开关夹夹紧，在瓶口橡皮塞上插入两枚粗针头，一枚接短皮管向上拉高作通气管用，一枚接输液橡皮管滴管，并挂在输液架上。然后注意排空空气，即右手持橡皮管和针头在下垂位，扭松开关夹使注射液经橡皮管针头流出，并使滴管内液体平面与滴注管保持一定距离。再扭紧开关夹和关闭滴管之小侧管，选择适当静脉进行穿刺，见到回血证实穿刺针在静脉内时，即可扭松开关夹。这时可见输液滴管内液体向下滴，即可用胶布固定针头和肢体，并从开关夹调节滴注速度。

2. 输液装置障碍的处理

(1)当滴注管内充满注射液而看不清液体是否在滴动时，可扭紧开关夹，放开滴注管的小侧管，待管内液面下降到适当高度能够分辨滴数时，即可关闭小侧管，扭松开关夹。

(2)若发现滴管停止不滴或不通畅时，则应检查注射部位情况，一般不外乎这些原因：①注射针、连接管内为血块所阻塞，可打开接头，排出血凝块重新接上。②注射针和肢体位置变动关系：可适当变换肢体位置，转动针头方向，或抬高、压低针柄纠正。

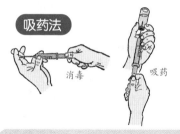

吸药法

消毒　吸药

以酒精棉球消毒安瓿颈部，瓶盖，在针筒内抽些空气，再将针头从瓶盖中央垂直刺入小瓶内，将空气打入，然后吸药。

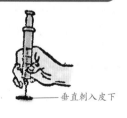

臀部肌内注射法

垂直刺入皮下

左手中、拇二指把皮肤撑开，右手持注射器，以前臂带动腕部的力量垂直迅速地将针头刺入肌肉内，然后以左手拇、示二指固定针头，抽吸无回血后，再以右拇指推药，推药时慢且匀。

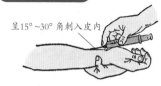

皮内注射法

呈15°~30°角刺入皮内

以左手拉紧皮肤，右手持注射器，使针头斜面向上，与皮肤呈15°~30°角刺入皮内。待针头斜面进入皮内时，推动针筒塞，局部可见半球形白色隆起，注射液量，一般为0.1毫升。

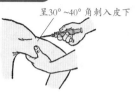

皮下注射法

呈30°~40°角刺入皮下

将药液吸取放妥，以酒精棉球消毒局部皮肤。左手拉紧皮肤，右手持针使与皮肤成30°~40°斜角迅速刺入皮下，抽吸无回血，即可推药。

⑥ 伤口处理

清创(扩创术)

1. 术前准备：术前必须纠正休克、失血、脱水等全身情况。

2. 麻醉：一般选用神经阻滞或局部浸润麻醉；腰麻和全麻视情况决定。

3. 皮肤清洁消毒：首先除去急救包扎敷料及剃去毛发。手术者洗手戴消毒手套后，于伤口内填塞消毒纱布，用肥皂水及生理盐水洗涤伤口周围皮肤三遍。再以碘酊或硫柳汞酊消毒皮肤，铺消毒巾。

4. 伤口内处理：手术者更换消毒手套，穿手术衣，进行伤口内清洁冲洗处理，修剪无生活力的组织及创口边缘皮肤2～3毫米，然后缝合。如合并有肌腱、神经、骨折等损伤时，应同时进行缝合和固定复位。

5. 缝合和结扎：缝合结扎都要打结，常用的结有四种。

(1)单结：各种结的基本法。

(2)方结：最常用于结扎小血管或一般缝合。

(3)三叠结：用于结扎较大的血管或重要的组织。第一个结应较缓慢轻轻地持续用力，不使结扭转；第二个结交错地紧贴在第一个结之上，结扎时要使二线牵拉点与结扎点在同一直线上才能使结打紧。剪线时，在切口内的应紧靠线结处剪断，在皮肤表面的缝线则留1厘米左右，以便于拆线时牵引。

(4)钳子打结：扩创常用的打结方法，简单方便，还能节约缝线。

6. 术后处理：抬高肢体，注意血循环，敷料可在3日后更换和查看伤口。全身使用破伤风抗毒素1500单位，肌内注射，须先做过敏试验。适当使用抗生素，防止感染。

7. 拆线：拆线时间：头面部5日，躯体部7日，手指活动处及关节部位10～14日。但若有感染，脓肿形成时应提早拆线，必要时可放置引流物。

外科结

1 2 3

①单结。②方结：最常用于结扎小血管或一般缝合。③三叠结：第一个结应较缓慢轻轻地持续用力；第二个结交错地紧贴在第一个结之上，结扎时要使二线牵拉点与结扎点在同一直线上。

钳子打结法

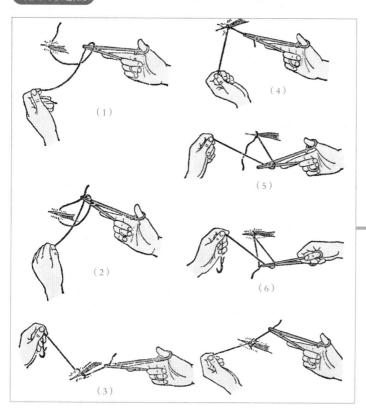

（1）

（2）

（3）

（4）

（5）

（6）

可用于浅、深部结扎。血管钳或持针钳既是线的延长，也是操作者手的延伸。此法适用于线头太短，徒手打结有困难时或打结空间狭小时的结扎。

伤口皮肤缝线拆除法

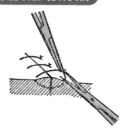

首先按换药的方法常规消毒切口区域，左手持镊子将线结轻轻提起，右手将微微张开的线剪尖端插入线结与皮肤之间的间隙，平贴针眼处的皮肤将线剪断，然后，快速轻巧地将缝线朝剪断侧拉出。

家庭急救

人们在日常生活中突然发病或遇到意外伤害的可能性始终存在，在医务人员尚未赶到现场的情况下，掌握一定的现场紧急自救和互救知识是十分必要的。

① 家庭火灾的紧急处置

1. 火灾发生时，首先要保持镇定，呼唤房内其他人离开（若时间允许，其他人只带身边可拿的毛巾或布，并将其浸湿；若时间不允许，可以不浸湿。开门逃生前，先用手背触摸门板，如感到烫手，切勿开门。若不觉烫手，则打开门缝，并用脚抵住门的下方，观察是否可以逃生。切勿带其他行李，因为火势蔓延很快）并及时救火。如果火势仍在蔓延，请立即逃生（父母家长应及时弄清小孩安全情况）；如果是你的房间着火且可以冲出房间的话，请什么都不要拿，立即冲出去，要是有很多人的话请按顺序出去。

2. 离开着火房间后请关闭该房间房门（延迟烟火蔓延速度）。

3. 如果住在旅店时应在离开房间（带手电筒和口哨）后按走廊里的火灾警铃，可行的情况下通知附近的住户离开（大声叫），请勿使用电梯，但可使用消防电梯（电梯上有绿色标志，在入住旅店时需注意）。

4. 使用最近的逃生楼梯逃到户外，此时请观察楼梯是否安全（有无浓烟，温度是否正常）。如果安全可以使用该楼梯，反之立即逃往其他楼梯。如果所有的楼梯都不安全的话（因为楼下有烟的话，烟会向上延伸而且速度很快），请回到一间烟很少的房间，当然房子要有窗，如果在家里最好回到有阳台的房间里。

5. 如果在家里或房间里的话，在你还没来得及逃出去时，房间里又有大量浓烟时，请接近地面爬行到门口逃出，爬行时紧闭双眼，当手感觉到高温时，退后，改向爬，千万不要立即转身，因为你的脚可能会踢到火烧的地方，因为由于大气压力作用在离地面有大概7厘米的空间是没有烟的。

6. 这个时候请镇定，不要害怕，请将该房子的门关上，用床单或布将门缝和通风孔或气槽塞住，防止烟进入房间，然后立即将通向户外的窗户或玻璃打开（砸开），关掉空调和其他家电，如果楼层不高，想办法从窗户或未封的阳台逃到相邻安全的楼内。

7. 若是在高楼被困在火场时，可挥动鲜艳且大块的布匹，向街上的人求救。若迫不得已，必须往下跳时，可以利用广告招牌作为缓冲点再跳下来；或利用被单、窗帘，将其撕成长条连接成长绳，再顺着滑到接近地面处。

触摸门把

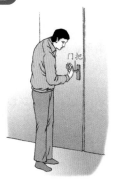

门把

开门逃生前，一定要先用手触摸一下门把，判断屋外的火势是否会挡住通道，如果门把手很烫的话，请不要立即打开大门，否则就等于放火进屋。

门缝观火势

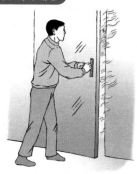

通过门把手可以判断火势的大小，如果门把手不是很烫，可以尝试打开门缝，观察外面的火势情况，切记不要一下就打开大门，如果大开门的话，火和浓烟都会顺势涌进屋内。

关好房门

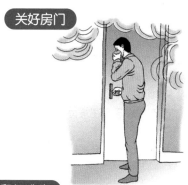

如果火势不是很大，可以通过楼梯逃跑的话，请关闭房内一切电源后，用湿毛巾捂住口鼻，关好房门，迅速撤离，关好房门可以尽可能延缓火势蔓延到屋内。

窗口呼叫或逃生

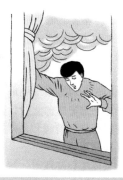

爬行逃生

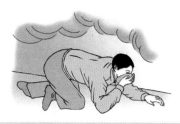

当房间里有大量浓烟时，用湿毛巾捂住口鼻，接近地面爬行到门口逃生。

若是在高楼被困在火场时，可挥动鲜艳且大块的布匹，向街上的人求救。若迫不得已，必须往下跳时，可以利用被单或窗帘，将其撕成长条连接成长绳，再顺着滑到地面。

② 气体燃料外泄

家庭用的气体燃料多半是煤气（瓦斯）和石油气（桶装瓦斯），当气体燃料外泄或燃烧不完全时，就会发生一氧化碳中毒的情形，患者会有头痛、倦怠等症状，严重者甚至丧失意识、停止呼吸，以致死亡。

1. 什么是煤气中毒？

煤气的毒性来自一氧化碳。人在含有0.1%(体积)一氧化碳的环境中待1小时左右，就有头痛、恶心、呕吐、四肢无力等中毒现象。当空气中一氧化碳含量达到1%(体积)时，人体吸入2~3分钟便失去知觉，这就是我们日常所说的煤气中毒。

2. 一氧化碳中毒有哪些症状？

一氧化碳中毒一般分急性中毒和慢性中毒两种。

(1)急性中毒。急性中毒又分为轻、中、重三种。

①轻度。表现为头晕、眼花、头痛、耳鸣，并且恶心呕吐、心悸、四肢无力。应脱离现场，呼吸新鲜空气或进行适当治疗，症状可迅速消失。

②中度。除上述症状外，还表现为多汗、烦躁、步态不稳、皮肤或黏膜苍白、意识蒙眬甚至昏迷，如能及时抢救可很快苏醒。

③重度。除具有一部分或全部中度中毒症状外，患者进入昏迷状态，可持续几小时或几日，往往出现牙关紧闭、全身抽动、大小便失禁和血压上升、心律不齐等。重度中毒经及时抢救，脱离昏迷后，症状逐渐好转。有的重症患者在苏醒之后，经过一段"清醒期"又出现一系列神经系统严重受损的表现。

(2)慢性中毒。长期接触一氧化碳可能有以下症状。

①神经系统。头痛、头昏、失眠、无力、记忆力减退，注意力不集中、血压不稳定，甚至出现震颤、步态不稳等。

②心血管系统。出现心肌损害及冠状动脉供血不足，心电图改变，如各种类型的心律不齐、低血压及房室传导阻滞等。

3. 处理方式

(1)打开门窗，使空气流通。

(2)关掉煤气总阀把手，或瓦斯开关。

(3)将患者移到安全的地方，并松开颈部、胸部的衣物。

(4)若患者呼吸停止时，开放患者气道，并施行人工呼吸。

(5)使患者保持暖和，并打电话呼叫救护车。

4. 注意事项

(1)气体燃料外泄时，禁止开关任何电器用品，如抽风机、电风扇。

(2)在瓦斯外泄的现场，禁止点火，以免引发爆炸。

(3)事后拨电话到煤气公司，请专业人员到家里维修，切勿自行修理。

(4)瓦斯桶切勿装置于浴室内，应安装在通风处，如阳台。

(5)平日即用肥皂泡沫涂抹在瓦斯管线上，检查管线有无破洞。

关闭煤气总阀

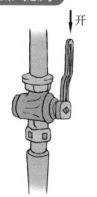

开

如果是管道煤气，立即关闭煤气总阀。一般情况是与煤气管同向为"开"，相垂直的是"关"。

关

将患者移到通风的地方

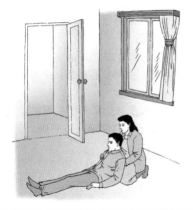

当发现有人中毒昏迷时，请先打开窗户和房门，然后将中毒者缓慢地移到通风且安全的地方。

开放气道，实施人工呼吸

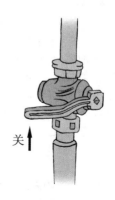

只要中毒者尚有一丝气息，就应该对其进行紧急抢救，首先松开衣领，开放患者的气道，一只手放在中毒者的额头上，另一只手放在颈部近发际处，让额头往后仰，然后进行人工呼吸。

保暖等待救援

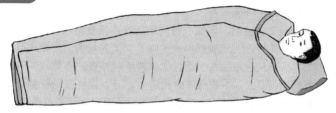

进行完简单急救后仍无反应，请拨打120，给中毒者保暖，等待救护车的到来。

❸ 家中有人心脏病发作

　　心脏是一个强壮的、不知疲倦、努力工作的强力泵。心脏之于身体，如同发动机之于汽车。如果按一个人心脏平均每分钟跳70次、寿命70岁计算的话，一个人的一生中，心脏要跳动近26亿次。一旦心脏停止跳动而通过抢救不能复跳，那就意味着，一个人的生命终止了。心脏病是人类健康的头号杀手，全世界1/3的人口死亡是因心脏病引起的，而我国，每年有几十万人死于心脏病。心脏病是可怕的杀手，若在5分钟内，没有对病人施行急救，则病人就可能成为植物人，甚至死亡。

高发人群

　　年龄大于45岁的男性、大于55岁的女性；吸烟者；高血压患者；糖尿病患者；高胆固醇血症患者；有家族遗传病史者；肥胖者；缺乏运动或工作紧张者。

早期症状

　　(1)做了一些轻微活动时，或者处于安静状态时，出现呼吸短促现象，但不伴咳嗽、咳痰，这种情况很可能是左心功能不全的表现。

　　(2)如果脸色灰白而发紫、表情淡漠，这是心脏病晚期的病危面容。如果脸色呈暗红色，这是风湿性心脏病、二尖瓣狭窄的特征。如果呈苍白色，则有可能是二尖瓣关闭不全的征象。

　　(3)如果鼻子是硬邦邦的，这表明心脏脂肪累积太多。如果鼻子尖发肿，表明心脏脂肪肥厚或心脏病变正在恶化。此外，红鼻子也常预示心脏有病。

处理方式

　　(1)若患者尚有知觉时，让患者靠着枕头坐着。

　　(2)松开患者衣物。

　　(3)用毛毯覆盖患者，将硝酸甘油片含于病人舌下。

　　(4)打电话叫救护车，并告知是心脏病患者。

　　(5)若患者心脏停止跳动，要立即实行心脏按摩与人工呼吸。

　　(6)开放患者气道。

　　(7)做口对口人工呼吸二次。

　　(8)人工呼吸二次完后，再做心脏按摩15次，反复地做，其方法：①找到心脏按摩的部位，乳头连线和胸部中央的胸骨交叉的地方。②把一只手掌根放在按摩的部位，另一只手掌贴在上面。③保持手肘伸直的姿势，下压3～5厘米，其速率约为1分钟60次。④若患者瞳孔缩小，可以摸到颈动脉搏动时，就表示有效。⑤患者脉动恢复跳动后，继续做人工呼吸至患者恢复自然呼吸。

轻微心脏病发表现

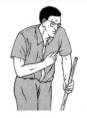

病人会将手置于疼痛的前胸，并出现气短、面色苍白、头晕和出冷汗。

轻微心脏病发处理

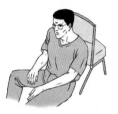

如果意识清醒，先安置病人坐在椅子上或者靠在床头上，松开衣领透气，并安慰病人。

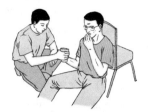

找到家里的药箱，寻找治疗心脏病的药物，如抗心绞痛药片，按照医生的医嘱给病人服用。

心脏按摩部位

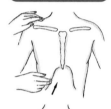

如果病人出现了昏迷，必须立刻进行心脏按摩，我们应该先找到心脏按摩的位置（乳头连线和胸部中央的胸骨交叉处），手指沿着肋骨移动，示指的边缘上面，就是压迫的部位。

心脏按摩方法

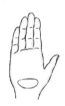
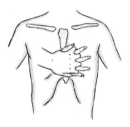

把一只手掌根放在按摩的部位，另一只手掌贴在上面。

垂直向下压

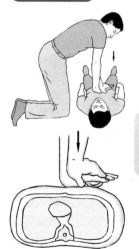

保持手肘伸直的姿势，下压3~5厘米，其速率约为1分钟60次。

放松力量

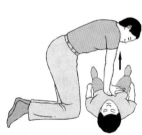
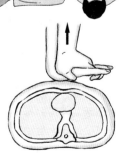

手不要离开胸部，只要将力量放松即可。

④ 家中有人脑出血

　　脑出血，起病急骤、病情凶险、死亡率非常高，是急性脑血管病中最严重的一种，为目前中老年人致死性疾病之一。

　　中老年人是脑出血发生的主要人群，以40～70岁为最主要的发病年龄，脑出血的原因主要与脑血管的病变、硬化有关。血管的病变与高血脂、糖尿病、高血压、血管的老化、吸烟等密切相关，通常所说的脑出血是指自发性原发性脑出血。患者往往由于情绪激动、费劲用力时突然发病，表现为失语、偏瘫，重者意识不清，半数以上患者伴有头痛、呕吐。

　　脑出血发病主要原因是长期高血压、动脉硬化。绝大多数患者发病时血压明显升高，导致血管破裂，引起脑出血。脑出血系指非外伤性脑实质内的出血，绝大多数是高血压病伴发的脑小动脉病变在血压骤升时破裂所致，称为高血压性脑出血。

脑出血较为典型的表现

　　血压突然升高，致使脑内微血管破裂而引起的出血。在出血灶的部位，血液能直接压迫脑组织，使其周围发生脑水肿。肢体突然麻木、无力或瘫痪，这时病人常会在毫无防备的情况下跌倒，或手中的物品突然掉地；同时，病人还会口角歪斜、流口水、语言含糊不清或失语，有的还有头痛、呕吐、视觉模糊、意识障碍、大小便失禁等现象。患者发生脑出血后，家属应进行紧急救护。

处理方式

　　1. 保持镇静并立即将患者平卧。千万不要急着将病人送往医院，以免路途震荡，可将其头偏向一侧，以防痰液、呕吐物吸入气管。

　　2. 迅速松解患者衣领和腰带，保持室内空气流通，天冷时注意保暖，天热时注意降温。

　　3. 如果患者昏迷并发出强烈鼾声，表示其舌根已经下坠，可用手帕或纱布包住患者舌头，轻轻向外拉出。

　　4. 可用冷毛巾覆盖患者头部，因血管在遇冷时收缩，可减少出血量。

　　5. 患者大小便失禁时，应就地处理，不可随意移动患者身体，以防脑出血加重。

　　6. 在患者病情稳定送往医院途中，车辆应尽量平稳行驶，以减少颠簸震动；同时将患者头部稍稍抬高，与地面保持20°角，并随时注意病情变化。

预防办法

　　高血压病人应在医师指导下，控制血压，并避免情绪剧烈波动、饱餐、剧烈活动、用力排便、性交等可能诱发血压升高的因素。如出现剧烈的后侧头痛或项部痛、运动感觉障碍、眩晕或晕厥、鼻出血、视物模糊等可能是脑出血前兆，应及时到医院检查。

病人出现呕吐时的处理方法

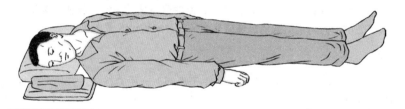

不要移动患者头部，轻轻让患者平卧，将其头偏向一侧，以防痰液、呕吐物吸入气管。

除去勒紧身体的东西

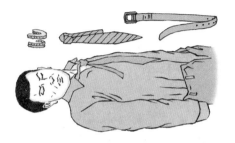

除去勒紧身体的东西，包括领带和皮带，如果有戴假牙的话也要拿出来，防止病人误吞。

病人出现痉挛时处理方法

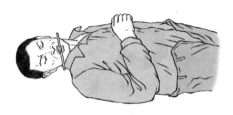

当病人有抽搐和痉挛的病症时，可以用手帕包住筷子或者铅笔让病人咬住，防止病人咬到自己的舌头，堵塞气道。

病人出现呼吸不畅时处理方法

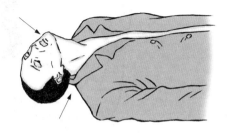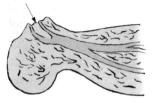

清除病人口内的分泌物，当发现舌头下坠时，要立即用手轻轻拉出舌头，确保气道畅通。

⑤ 家人企图割腕自杀

当家中有人以割腕的方法自杀时，此时最重要的事情是赶快送医急救。但在送医之前，为防止血液流失造成生命危险，必须迅速做止血急救。

处理方式

1. 用干净的纱布覆盖伤口，将手于患部上方用力按住，并用绷带包扎好伤口。

2. 若大量出血则以止血带止血，绑止血带的位置是由伤口向心脏3厘米处，宽度约5厘米，绑上止血带后每隔15～20分钟放松15秒，以免肌肉坏死。

3. 记录绑止血带的时间。

4. 抬高出血部位。

包扎伤口

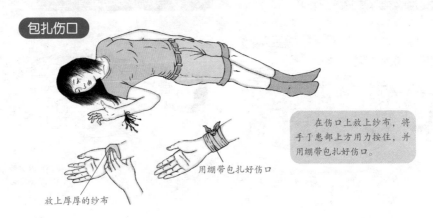

在伤口上放上纱布，将手于患部上方用力按住，并用绷带包扎好伤口。

放上厚厚的纱布

用绷带包扎好伤口

绑止血带

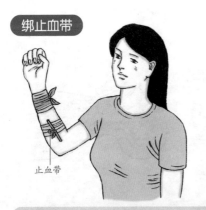

止血带

若大量出血则以止血带止血，绑止血带的位置是由伤口向心脏3厘米处，宽度约5厘米，绑上止血带后每隔15～20分钟放松15秒，以免肌肉坏死。

抬高出血部位

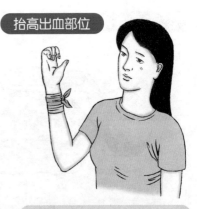

将包扎好的手腕稍稍抬高，这样可以更好地止血。

❻ 切菜时不小心切断了手指

在切菜时若一个不小心被利刀切断了手指，除了应立刻急救就医外，送医前也应妥善处理被切下的手指，以便就医后接合。只要处理得好，在6小时之内接合的可能性是很大的。

处理方式

1. 在切断面盖上纱布，用力按压，并缠上绷带。
2. 用力按住止血点做压迫止血。
3. 将被切断的手指用纱布包住，放入装满冰块及水的容器中冷冻。
4. 立刻带着被切断的手指就医。

包扎指头

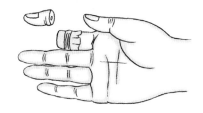

切菜时不小心切断了手指，不要惊慌，立即用纱布盖在指头上，用力按压止血，并用绷带包扎好。

止血

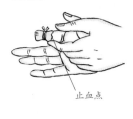

止血点

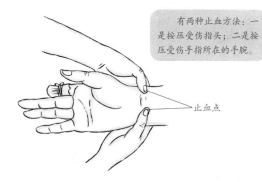

止血点

有两种止血方法：一是按压受伤指头；二是按压受伤手指所在的手腕。

切断指头的保存

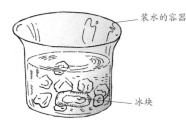

装水的容器

冰块

用纱布包好被切下的指头，找一个容器装上冰水和冰块，立刻冷冻。这样送医院就可以重新接上。

⑦ 儿童楼梯摔下导致手臂骨折

家中小孩在楼梯上玩耍，若不注意安全，一不小心可能从楼梯上摔下，造成手臂骨折。一旦意外发生，请不要惊慌失措。

处理方式

1. 取木板、杂志、厚纸板等物品作为夹板。

2. 用绷带或其他代替物，如毛巾等扎紧，固定骨折处前后两个以上的关节。

3. 手臂前端与颈部间缠绕布条或绷带支撑。

4. 将另一个三角巾从背后绕到前面，在胸前处打结固定，腋下夹入海绵或棉布以减轻疼痛。

5. 送医治疗。

判断骨折

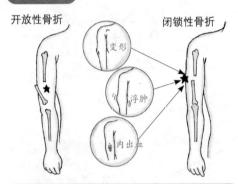

①开放性骨折：骨折附近的皮肤和黏膜破裂，骨折处与外界相通，耻骨骨折引起的膀胱或尿道破裂，尾骨骨折引起的直肠破裂，均为开放性骨折。因与外界相通，此类骨折处受到污染。②闭合性骨折：骨折处皮肤或黏膜完整，不与外界相通。此类骨折没有污染。

固定关节

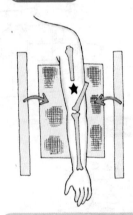

出血时，覆盖厚厚的一层纱布，用伸缩绷带固定好两处以上的关节在夹板上。

悬挂手臂

①用三角巾托住固定好的手臂，将三角巾的两端绕到脖子上打好结。②用别针固定好三角巾。③将另一个三角巾从背后绕到前面，在胸前处打结固定。腋下夹入海绵或棉布以减轻疼痛。

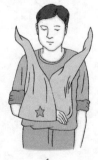

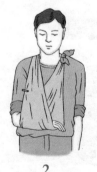

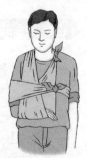

1   2   3

⑧ 儿童误吞异物

儿童期活泼好动，凡是伸手可及的东西，总是会拿来往嘴巴里塞，而当喉咙哽塞时，又不知该如何向父母表达，因此父母平常除应注意家中小东西的摆设，也须随时注意儿童异常的状况。

处理方式

1. 鼓励儿童用力咳嗽，把异物咳出来。

2. 单臂抱着儿童腰部，手置于肚脐与胸骨下缘中间位置，另一只手用力拍打背部，直至儿童呕吐出异物为止。

3. 若儿童丧失意识时，立即开放气道，并施行口对口人工呼吸。

4. 两腿跨于儿童的两侧，并把手掌放于侧胸部，施压于儿童。

5. 立即叫救护车，并重复3、4两步骤，直至救护车来为止。

用力咳嗽

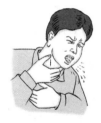
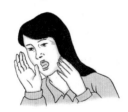

鼓励儿童用力咳嗽，最好能将异物咳出来。

用力拍打

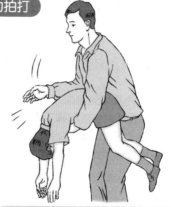

单臂抱着儿童腰部，手置于肚脐与胸骨下缘中间位置，另一只手用力拍打背部，直至儿童呕吐出异物为止。

其他办法

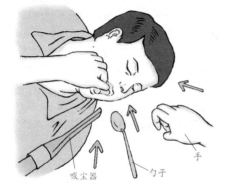
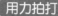

吸尘器　勺子　手

当用上面两种方法都无法让儿童吐出异物时，可以尝试用手或汤勺抠出口内异物，或者用吸尘器吸出口内异物，如果还不能将异物排出的话就要立即送医院。

⑨ 家庭避震秘籍

地震虽然是人类目前无法避免和控制的灾害，但只要掌握一些技巧，也是可以从灾难中将伤害降到最低的。

1. 抓紧时间紧急避险。如果感觉晃动很轻，说明震源比较远，只需躲在坚实的家具旁边就可以。摇晃时立即关火，失火时立即灭火。大地震从开始到振动过程结束，时间不过十几秒到几十秒，因此抓紧时间进行避震最为关键。

2. 选择合适的避震空间。室内较安全的避震空间有：承重墙墙根、墙角；有水管和暖气管道等处。屋内最不利避震的场所是：没有支撑物的床上；吊顶、吊灯下；周围无支撑的地板上；玻璃和大窗户旁。

3. 做好自我保护。首先要镇静，选择好躲避处后应蹲下或坐下，脸朝下，额头枕在两臂上；或抓住桌腿等身边牢固的物体，以免震时摔倒或因身体失控移位而受伤；保护头颈部，低头，用手护住头部或后颈；保护眼睛，低头、闭眼，以防异物伤害；保护口、鼻，有可能时，可用湿毛巾捂住口、鼻，以防灰土、毒气的进入。

4. 将门打开，确保出口。钢筋水泥结构的房屋等，由于地震的晃动会造成门窗错位，打不开门，曾经发生有人被封闭在屋子里的事例，请将门打开，确保出口。

5. 不要慌张地向户外跑。地震发生后，慌慌张张地向外跑，碎玻璃、屋顶上的砖瓦、广告牌等掉下来砸在身上，是很危险的。

6. 在发生地震时，不能使用电梯。万一在搭乘电梯时遇到地震，将操作盘上各楼层的按钮全部按下，一旦停下，迅速离开电梯，确认安全后就近寻找适当空间避难。

震后自救

地震时如被埋压在废墟下，周围又是一片漆黑，只有极小的空间，你一定不要惊慌，要沉着，树立生存的信心，相信会有人来救你，要千方百计保护自己。

地震后，往往还有多次余震发生，处境可能继续恶化。在这种极不利的环境下，首先要保护呼吸畅通，挪开头部、胸部的杂物，闻到煤气、毒气时，用湿衣服等物捂住口、鼻；避开身体上方不结实的倒塌物和其他容易引起掉落的物体；扩大和稳定生存空间，用砖块、木棍等支撑残垣断壁，以防余震发生后，环境进一步恶化。

设法脱离险境。如果找不到脱离险境的通道，尽量保存体力，用石块敲击能发出声响的物体，向外发出呼救信号，不要哭喊和盲目行动，这样会大量消耗精力和体力，尽可能控制自己的情绪或闭目休息，等待救援人员。

关火

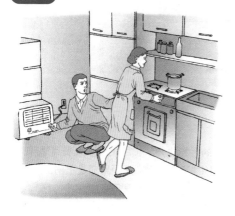

摇晃时立即关火，失火时立即灭火。火会引发火灾和爆炸等一系列连锁反应。

避震

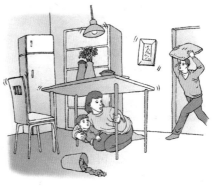

地震发生时，应选择承重墙墙根、墙角，或者坚固的桌子，蹲下或坐下，额头枕在两臂上。用坐垫等物品保护好头部。

不要慌张向外跑

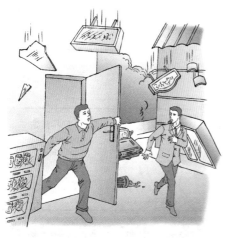

不要慌张地向户外跑。地震发生后，慌慌张张地向外跑，碎玻璃、屋顶上的砖瓦、广告牌等掉下来砸在身上，是很危险的。

打开房门

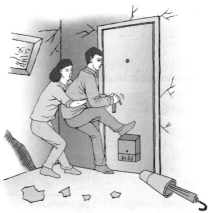

将门打开，确保出口畅通。钢筋水泥结构的房屋等，由于地震的晃动会造成门窗错位，打不开门。

指压穴位疗法

指压穴位疗法之所以广受大众的喜爱，主要是因为它可以不受时间和空间的限制和气候变化的影响，简单易学，经济实惠，可以迅速缓解症状。

① 同身尺寸量法

中医里有"同身寸"一说，就是用自己的手指作为穴位的尺度。人有高矮胖瘦，骨节自有长短不同，虽然两人同时各测得1寸长度，但实际距离却是不同的。

1寸（手拇指横宽）

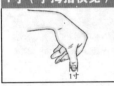

1寸（中指中节长度）

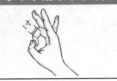

1.5寸（二指尺寸法）

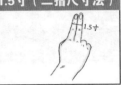

2寸（三指尺寸法）

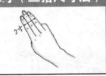

3寸（四指尺寸法）

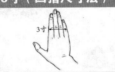

速记卡

1寸＝A.手拇指横宽
　　　 B.中指中节长度
1.5寸＝二指尺寸法
2寸＝三指尺寸法
3寸＝四指尺寸法

② 指压的基本手法

指压法

拇指压法	二指压法	中指折叠法	四指压法

手刀切打法

拳捶打法

拿捏法

点穴震颤法

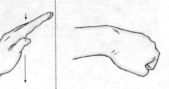

用拇指、示指、中指，拿捏穴位。

三指合并对准特定穴位，像小鸡啄米一样震动穴位。

③ 自疗常见病

慢性胃炎

主要症状：有轻微恶心呕吐感、食欲不振，胃部有持续性或阵发性的疼痛，饭后上腹部有微痛感或呕吐症状。

最有疗效的穴位：合谷和中脘。

注意事项：孕妇最好改用足三里穴，不用合谷穴，合谷穴容易引发流产。

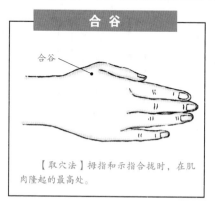

合 谷

【取穴法】拇指和示指合拢时，在肌肉隆起的最高处。

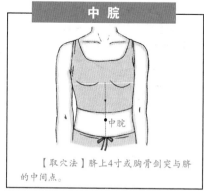

中 脘

【取穴法】脐上4寸或胸骨剑突与脐的中间点。

胃溃疡

主要症状：脸色苍白、唇浅黄，疲倦虚弱。伴有胃胀气、呕逆、嗳气或吐酸水，严重时会出现胃出血、吐血、胃穿孔和突发性昏迷。

最有疗效的穴位：神门和足三里。

注意事项：神门穴不可用力过猛，要轻压快揉，否则会伤及手腕骨膜，造成骨膜炎。

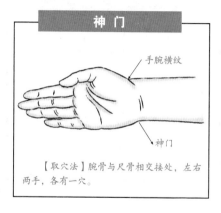

神 门

【取穴法】腕骨与尺骨相交接处，左右两手，各有一穴。

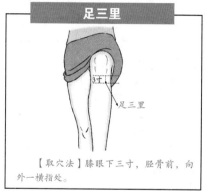

足三里

【取穴法】膝眼下三寸，胫骨前，向外一横指处。

便秘

主要症状：一周的排便次数少于三次，大便坚硬，不易排出，或粪便量少，排出困难，有时没有便意，或是排不干净。

最有疗效的穴位：支沟和天枢。

注意事项：支沟穴在手臂背部，指力中度即可，治疗儿童和老年患者应注意力度。

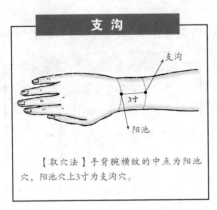

支 沟

【取穴法】手背腕横纹的中点为阳池穴，阳池穴上3寸为支沟穴。

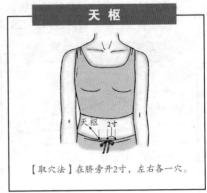

天 枢

【取穴法】在脐旁开2寸，左右各一穴。

痔疮

主要症状：大便时看到流血、滴血或者粪便中带有血液或脓血，多数是由痔疮引起的；排便时有肿物脱出肛门，伴有肛门潮湿或有黏液，多数是由内痔脱出或直肠黏膜脱出；如果肛门有肿块，疼痛剧烈，肿块表面色暗，呈圆形，可能是患了血栓性外痔；肛门肿块伴局部发热疼痛，是肛周脓肿的症状。

最有疗效的穴位：二白和承山。

注意事项：二白穴为经外奇穴，两手共四穴，用指压棒较方便。承山穴指压时会有强烈酸、麻、痛、胀感，可用较强刺激。

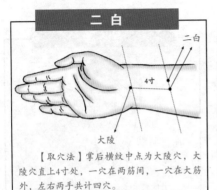

二 白

【取穴法】掌后横纹中点为大陵穴，大陵穴直上4寸处，一穴在两筋间，一穴在大筋外，左右两手共计四穴。

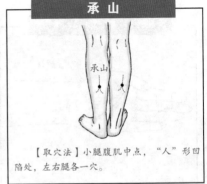

承 山

【取穴法】小腿腹肌中点，"人"形凹陷处，左右腿各一穴。

气喘

主要症状：发作时，呼吸急促，心跳加快，血压上升，咳嗽冒汗。静态时，胸部有紧迫感，呼吸困难，出现喘鸣声，秋冬季节温差大容易发作。

最有疗效的穴位：膻中和天突。

注意事项：膻中穴位于胸骨上，穴位深度浅，指尖用力即可达到。天突穴不宜用力过猛，恐引起剧烈咳嗽，或突发性呕吐。

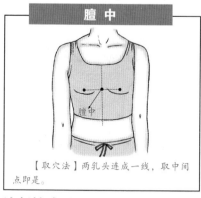

膻中

【取穴法】两乳头连成一线，取中间点即是。

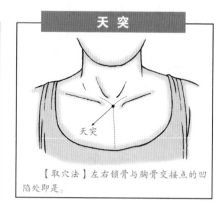

天突

【取穴法】左右锁骨与胸骨交接点的凹陷处即是。

流行性感冒

主要症状：流行性感冒起病急骤，轻重不一。可有急起高热，全身症状较重而呼吸道症状并不严重，表现为畏寒、发热、头痛、乏力、全身酸痛等。上呼吸道症状可有鼻塞、流涕、干咳、咽痛等，尚可见到恶心、呕吐、腹泻为主(胃肠型)的流感患者。体检病人呈急性病容，面颊潮红，眼结膜轻度充血和眼球压痛，咽充血，口腔黏膜可有疱疹，发热症状可持续3～5日，体温可高达40℃，肺部听诊仅有粗糙呼吸音，偶闻胸膜摩擦音。

最有疗效的穴位：大椎和风门。

注意事项：大椎穴指压力道不可过猛，并应注意患者是否有骨刺或患有骨质疏松症。

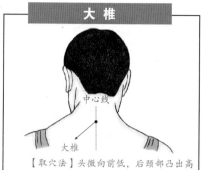

大椎

【取穴法】头微向前低，后颈部凸出高点为第七颈椎，其下四陷处即是。

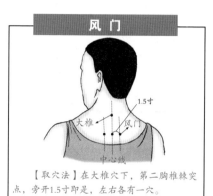

风门

【取穴法】在大椎穴下，第二胸椎棘突点，旁开1.5寸即是，左右各有一穴。

高血压

主要症状：当血压突然升高到一定程度时会出现剧烈头痛、呕吐、心悸、眩晕等症状，严重时会发生神志不清、抽搐。这就属于急进型高血压和高血压危重症，多会在短期内发生严重的心、脑、肾等器官的损害和病变，如中风、心梗、肾衰等。

最有疗效的穴位：涌泉和人迎。

注意事项：人迎穴在颈动脉附近，宜仰头伸颈，用中指、示指压穴往来轻推，要轻柔，切忌过猛。

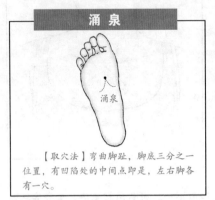

涌泉

【取穴法】弯曲脚趾，脚底三分之一位置，有凹陷处的中间点即是，左右脚各有一穴。

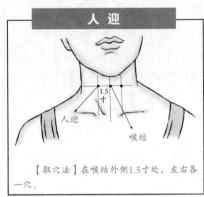

人迎

【取穴法】在喉结外侧1.5寸处，左右各一穴。

心肌梗死

主要症状：胸部中央突然产生剧痛，犹如针扎般强烈的刺痛。伴有恶心、呕吐感、呼吸困难、脸色苍白、冒冷汗、手足冰冷、指尖或嘴唇呈青紫色、血压下降、脉搏微细，严重时会立即休克或死亡。

最有疗效的穴位：内关和灵道。

注意事项：内关穴需指压按摩一次5分钟，直到有酸、麻、胀的感觉。

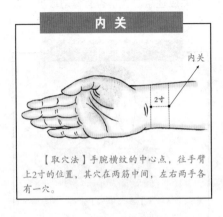

内关

【取穴法】手腕横纹的中心点，往手臂上2寸的位置，其穴在两筋中间，左右两手各有一穴。

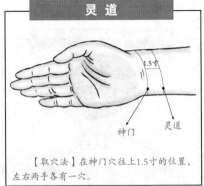

灵道

【取穴法】在神门穴往上1.5寸的位置，左右两手各有一穴。

糖尿病

　　主要症状：初期没有明显症状。中期先出现口渴，然后容易疲劳，开始消瘦，接着出现多吃、多喝、多尿。晚期出现视网膜病变及周边神经症状，如手脚麻木、肌肉萎缩或性功能退化，严重者出现尿毒症、急性心肌梗死及脑中风。

　　最有疗效的穴位：脾俞和足三里。

　　注意事项：脾俞位于脊椎中心线旁，不宜过重，应注意患者是否患有骨质疏松症或脊椎病变。

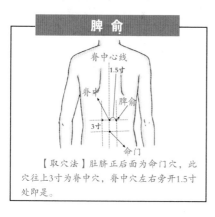

脾 俞

【取穴法】肚脐正后面为命门穴，此穴往上3寸为脊中穴，脊中穴左右旁开1.5寸处即是。

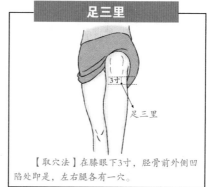

足三里

【取穴法】在膝眼下3寸，胫骨前外侧凹陷处即是，左右腿各有一穴。

痛风

　　主要症状：关节及周围软组织出现红肿疼痛，痛时如刀割般或撕裂啃咬般剧痛。因其发病快速如风，常见午夜足痛惊醒，故称痛风。

　　最有疗效的穴位：肾俞和阿是穴。

　　注意事项：肾俞穴在背部命门穴旁，指压力道中度即可，以有酸麻感为度。阿是穴即压痛点穴，取发病部位之上下两个阿是穴，重力指压，使其酸麻感传至病灶区。

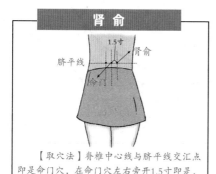

肾 俞

【取穴法】脊椎中心线与脐平线交汇点即是命门穴，在命门穴左右旁开1.5寸即是，共有两穴。

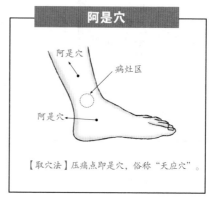

阿是穴

【取穴法】压痛点即是穴，俗称"天应穴"。

痛经

主要症状：月经前、中、后期，小腹、腰、外阴、肛门疼痛，常伴有面色苍白、手足冰冷、头面部冷汗淋漓、恶心呕吐，严重者出现昏厥。

最有疗效的穴位：承山和合阳。

注意事项：合阳穴在小腿肌肉厚重处，指压力道宜重方能见效。

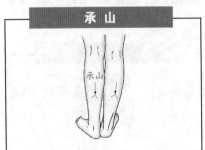

【取穴法】脚尖着地，小腿腿腹中间点出现"人"字形的凹陷处即是，左右两脚各有一穴。

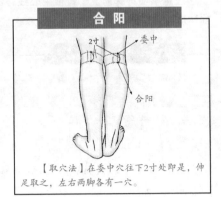

【取穴法】在委中穴往下2寸处即是，伸足取之，左右两脚各有一穴。

孕妇呕吐

主要症状：妊娠初期（约第二个月）出现呕吐、恶心、厌食，持续数周，至第三四个月会自然消失，是妊娠的正常生理反应。

最有疗效的穴位：中脘和公孙。

注意事项：中脘穴深部为胃，宜空腹时指压，若饱食须防食物逆流食道。

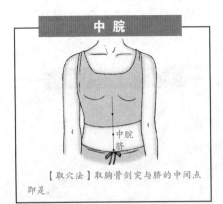

【取穴法】取胸骨剑突与脐的中间点即是。

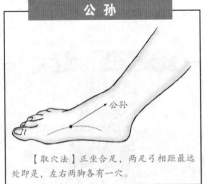

【取穴法】正坐合足，两足弓相距最远处即是，左右两脚各有一穴。

牙痛

主要症状：牙龈红肿、疼痛、有灼热感、口臭、口渴、喜冷饮，常伴有便秘、暴躁易怒、头痛、眩晕、疲倦，后期出现持续性牙疼。

最有疗效的穴位：液门和下关。

注意事项：液门穴对疼痛感极为敏感，指压力道适中即可，尤其对妇女、儿童。

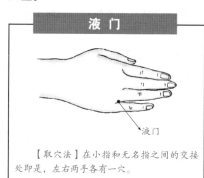

液门

液门

【取穴法】在小指和无名指之间的交接处即是，左右两手各一穴。

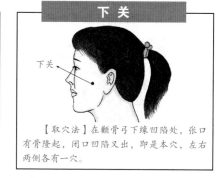

下关

下关

【取穴法】在颧骨弓下缘凹陷处，张口有骨隆起，闭口凹陷又出，即是本穴，左右两侧各有一穴。

口腔溃疡

主要症状：唇内侧、舌头、舌腹、颊黏膜、前庭沟、软腭等部位，初发病时是一个或数个可以看得见的小红点，略有灼痛感，经过反复发作后转变成大小深浅不同的溃疡面，由病灶纤维蛋白和淋巴细胞渗出所形成的假膜覆盖着，疼痛明显，特别是吃饭或接触到刺激性食物时，疼痛会更加剧烈，灼痛难忍，重的口疮可扩展到整个口腔，表现为复发性口疮的疾病还有白塞氏病、口腔黏膜损伤性溃疡、疱疹性口炎、多形性红斑、结核性溃疡、接触性口炎、坏死性龈口炎和恶性溃疡等，其中恶性溃疡最为危险。

最有疗效的穴位：神阙和承浆。

注意事项：神阙穴指压时宜空腹进行，孕妇不适宜按压此穴。承浆穴对疼痛反应极为敏感，指压要轻柔。

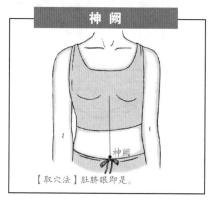

神阙

神阙

【取穴法】肚脐眼即是。

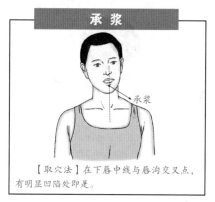

承浆

承浆

【取穴法】在下唇中线与唇沟交叉点，有明显凹陷处即是。

落枕

主要症状：晨起突然颈部疼痛僵硬，头部活动受限，转动头则疼痛难忍。本病多晨间发作或气候变潮湿寒冷时，在活动后或气温回升时症状减轻，自然缓解。

最有疗效的穴位：风池和外关。

注意事项：风池穴在颈椎及耳垂间，是血管及神经密布的地方，指压不宜持续过久。外关穴在手臂外，内关穴在手臂内，刚好内外相对，临床上指压时，内外关同时进行，效果更好。

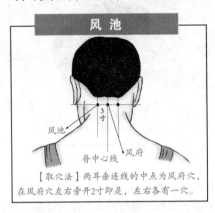

【取穴法】两耳垂连线的中点为风府穴，在风府穴左右旁开2寸即是，左右各有一穴。

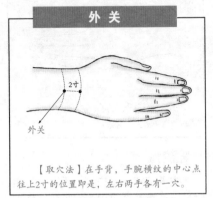

【取穴法】在手背，手腕横纹的中心点往上2寸的位置即是，左右两手各有一穴。

闪腰

主要症状：当用力不当，突然腰椎部位产生剧烈酸痛感。轻者腰部感觉不适，有局部疼痛。重者腰部持续性剧痛，不能行走和翻身。

最有疗效的穴位：天柱和养老。

注意事项：天柱穴在头后部，为神经及血管密集处，不要用力过猛。养老穴对痛感极为敏感，若用力过猛，恐造成手尺骨骨膜炎，应特别注意。

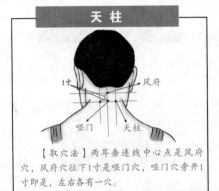

【取穴法】两耳垂连线中心点是风府穴，风府穴往下1寸是哑门穴，哑门穴旁开1寸即是，左右各有一穴。

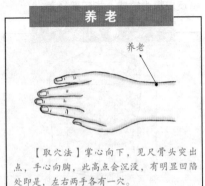

【取穴法】掌心向下，见尺骨头突出点，手心向胸，此高点会沉没，有明显凹陷处即是，左右两手各有一穴。

第五章

中医治病

中医是中国传统医学，它承载着中国古代人类同疾病作斗争的知识和经验，是我国一项民族文化遗产。

中医看病，首先是用望、闻、问、切四种方法了解病情；然后，根据中医的基本理论，将四诊所得的材料进行综合分析，确定疾病的治疗方法。下面我们将中医四诊和辨证施治的主要内容，做简要的介绍。

第一节 望闻问切

中医四诊

望，指观气色；闻，指听声息；问，指询问症状；切，指摸脉象。合称四诊，是中医治疗必需的步骤。

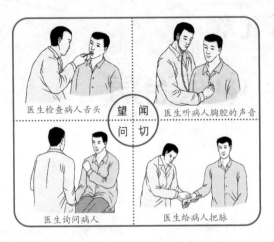

医生检查病人舌头　望闻问切　医生听病人胸腔的声音

医生询问病人　　　医生给病人把脉

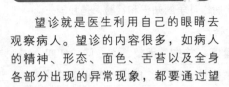

望诊

望诊就是医生利用自己的眼睛去观察病人。望诊的内容很多，如病人的精神、形态、面色、舌苔以及全身各部分出现的异常现象，都要通过望诊获得。

望神

望神就是观察病人的精神状态。如果病人两眼灵活有神，精神良好，表示疾病还不十分严重。如果病人两眼无光，表情呆板，精神萎靡，常表

示病情已经十分严重，应当引起特别的重视。

望色

望色是通过观察患者全身皮肤色泽变化诊察疾病的一种方法，也称色诊，通过色诊可了解脏腑虚实、气血盛衰和病情严重程度。

1. 面色苍白：多是虚证，尤其是血虚。

2. 面色潮红：多是热证，实热或虚热。

3. 面色发黄：多是虚证，尤其是脾胃虚。

4. 面色晦暗：多是虚证，尤其是

肾亏。

5. 黄疸：病人眼白发黄，严重的甚至全身皮肤也发黄，多是湿热。

望舌

观察舌苔和舌质的变化，这是中医诊病的重要内容。

1. 舌苔：舌苔是正常人的舌背上有一层薄白而润的苔状物，叫舌苔。在正常情况下，舌苔较薄，呈现白色。当患病时，舌苔就变厚，颜色也会发生变化。因此，可以通过观察舌苔来诊断病情。

白苔：多是表证、寒证。舌苔薄白而过于润滑，多见于表寒证。舌苔薄白而干燥，为表热证或感受燥邪。舌苔白厚而干燥，代表湿浊化热伤津。舌苔布满白苔，摸之不燥，称为"粉白苔"，表示得瘟疫病。

黄苔：多是热证。苔薄黄厚而干燥，则里热盛，津液受损。苔黄干燥生刺，舌有裂纹，为里热极盛，津液大伤，脏腑大热。舌苔黄厚而腻，多为痰热、食积或湿热内蕴。舌苔黄滑而润，为阳虚表现。

灰苔：主里证。苔灰薄而润滑，多为寒湿内阻，或痰饮内停。苔灰而干燥，为热病或阴虚火旺。

黑苔：大多由黄苔或灰苔转化而成，表明了病情极其严重。苔黑而干燥，为热盛津亏。舌尖苔黑而干燥，为心火盛。苔黑而润滑，为阳虚阴寒极盛。

2. 舌质：正常人的舌质淡红色，湿润，转动灵活，能自由伸出口外。

舌淡：舌质的颜色比正常人淡，是虚证，多见于血虚和阳虚。

舌红：舌质的颜色比正常人红，是热证或阴虚。舌红而无苔是阴虚，深红者多是热盛伤阴，舌红而苔黄是有实热。

舌红起刺：多是热证。

舌紫：舌紫色，或有紫斑，多是血瘀。

舌头强硬：多见于肝风。

舌头干燥：多是热盛伤阴。

闻诊

闻诊是从病人发生的各种声音，从声音的高低、缓急、强弱、清浊而获知病性的方法。

1. 声音高亢：是正气未虚，属于热证、实证。

2. 语声重浊：多是外感风寒，肺气不宣，气郁津凝，湿阻肺系会厌，声带变厚，以致声音重浊。

3. 声音嘶哑：新病暴哑，为风寒束表，肺系会厌受其寒侵，经隧收引，津凝会厌，以致不能发音。若久病、重病突然声哑，则是比较危险的症状。

4. 声低息短，少气懒言：是中气虚损的症状。病人经常神志不清，语无伦次，也是急性热病的症状。

5. 咳声高低缓急，可辨寒热虚实：咳声清高、无疾、舌红、乏津，是燥热犯肺或水不涵木、木火刑金。咳声重浊、痰多清稀是外感风寒、内停水饮或少阴阳虚、水饮内停。咳声急迫、连声不止是寒邪束表、气道挛急所致。吐出痰液其咳即止，是疾阻气道之征。

6. 呃逆：俗称打嗝。如果打嗝不止，是肺气不宣、脾气不运、肝气不舒的表现。

问 诊

问诊应当直接问病人；如果病人是幼儿或者已经昏迷，则应当对了解病人病情的人进行询问。

问诊的内容，首先要问清楚病人的主要症状以及这些症状出现的时间和发展变化过程，还要问清病人的病史，特别应当问清以下这些问题。

寒热

初起发热、怕冷是表证；发热、不怕冷而出现出汗、口渴是里证。经常怕冷而无发热是阳虚；经常面部发红、有低热、掌心热是阴虚。

汗

发热不高、怕风、有汗是表邪较轻；发热、怕冷、无汗是表邪较重。不发热而出汗叫自汗，是阳虚；睡着后出汗叫盗汗，是阴虚。

饮食口味

喜欢热的饮食，多是寒证；喜欢冷的饮食，多是热证。口苦，多是肝有热。口淡、口甜、口腻，多是有湿。

大小便

大便秘结、干燥难解，多是实证、热证；大便稀薄有不消化食物，多是虚证、寒证。小便短少黄赤，多是实证、热证；小便清长色白，多是虚证、寒证。

月经

对于女性病人，应当注意询问月经。月经提前、量多、色鲜红，多是热证；月经延期、色暗紫，多是寒证；月经延期、色淡，多是血虚；月经量少有块，经前腹痛，多是血瘀。

切 诊

切就是摸和按的意思，切诊也就是按脉和摸体表。切脉是中医诊断疾病的方法之一，对于诊断疾病起到了重要的作用。

切脉的方法

病人取坐位或仰卧位，手掌向上平放，医生以示指、中指和无名指顺序放在病人腕部桡动脉上，按察脉搏跳动情况。切脉前应该先让病人休息一会儿，这样切脉才能准确。

脉象

正常人的脉搏，一呼一吸之间4～5次，每分钟60～80次，因为古代没有钟表，所以医生以自己的呼吸来计数病人的脉搏。正常时，脉搏比较平稳，如果患病时，脉搏会变化，常见的脉象有以下十种。

1. 浮脉：脉搏呈现部位浅，轻取即得，这种脉多属表证。

2. 沉脉：轻按不明显，重按才感到，这种脉多属里证。

3. 迟脉：脉搏慢，一呼一吸之间2～3次，这种脉多属寒证。

4. 数脉：脉搏快，一呼一吸之间7～8次，这种脉多属热证。

5. 弦脉：脉搏硬而有力，好像按在拉紧的弓弦上，这种脉多属肝胆病证或寒证。

6. 滑脉：脉搏流利，像珠子滑过去

脉象示意图

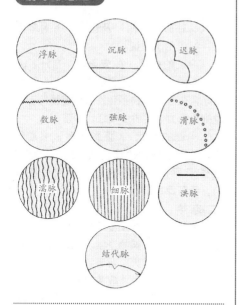

一样，这种脉多属有痰，孕妇怀孕时也会出现这种脉。

7. 濡脉：脉浮而较软、较细，这种脉多属有湿。

8. 细脉：脉来细小如线，这种脉多属虚证。

9. 洪脉：脉来如波涛汹涌，多属热证。

10.结代脉：脉律不齐，动而中止，多属心病。

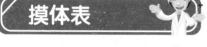

摸体表

1. 摸皮肤：皮肤灼热，多是实证、热证；皮肤冷而汗多，多是虚证、寒证。

2. 摸手脚：手脚冷，多是虚证、寒证。

3. 摸腹部：腹部胀痛，以手按压下去更痛而抗拒，多是实证；按压反觉舒服，多是虚证。

第二节 辨证施治

医生了解了病人的病情后，用中医的基本理论，对病情进行分析、推理、判断、综合，从而得出疾病的原因、部位、性质、深浅的结论，并决定治疗的方法过程，叫作辨证施治。

辨证施治的注意要点

(一)辨别疾病的部位

疾病总是发生在人体的某一部位，如在气、在血或在某一脏腑。一定部位的疾病也都表现出一定的证候。脏腑气血的辨证，就是通过分析证候，辨别疾病在人体哪一部位。例如，肺病有咳嗽、咳痰、咯血等症。

(二)辨别疾病的性质

古代医学中常用表里、寒热、虚实、阴阳等名词来概括疾病的不同性质，称为"八纲辨证"。

八纲中的表里是指疾病部位的深浅，虚实是指邪正盛衰，寒热是指疾病的属性，阴阳是指疾病的类别。八纲辨证必须通过"病邪辨证"与"脏腑气血辨证"后才能对疾病做出恰当的判断。

(三)辨别疾病的"病邪"

一切破坏人体正常功能，引起疾病的因素，不管是从体外侵入的还是体内生成的，都叫作"病邪"。风、寒、湿、痰、热、暑、燥、虫等，都是病邪。每种病邪都能致病，并且都有一定的证候。例如，湿邪致病有胸闷、胃口不好、口中淡腻、舌苔腻等证候。

(四)辨别热性病

所谓热性病是指由外邪引起的，以发热为主要证候的一类疾病。热性病的辨证，就是通过证候分析，了解它的发生、发展过程，掌握热性病的一般规律和相应的治疗方法。

八纲辨证施治

(一)虚实

虚实的概念是在中医学中"邪正"理论的基础上形成的。凡是正气不足，抗病力弱的，都称为虚证。病邪炽盛，人体抗病力强的，称为实证。治疗方法，实证以祛邪为主，虚证以扶正为主。如发表、攻下、祛风、散寒、化

湿、清热、行气、消瘀、化痰、逐水、消食、驱虫等方法，都应用于实证；如益气、补血、养阴以及健脾、补肾等方法，都应用于虚证。

虚证的症状：神疲乏力，自汗，盗汗，心悸，耳鸣，声音低微，气短，面色无光，久泄，食物不化，腰酸遗精等。脉象细小无力，舌质淡或红，少苔。

实证的症状：腹胀胸满，喘逆气粗，胁腹痞块，疼痛拒按，大便秘结或腹痛下痢，小便不通等。脉象弦实有力，舌苔厚腻。

(二)寒热

寒证多为人体功能衰退的证候，热证多为人体功能亢盛的证候。热证的治疗用清热、凉血、泻火、解毒等方法，寒证的治疗用回阳、温中、散寒等方法。

寒证的症状：面色苍白，恶寒，蜷卧，脘腹疼痛，大便稀薄，小便清长，四肢

八纲辨证

根据病情资料，运用八纲进行分析综合，从而辨别疾病现阶段病变部位的深浅、病情性质的寒热、邪正斗争的盛衰和病症类别的阴阳，以作为辨证纲领的方法。

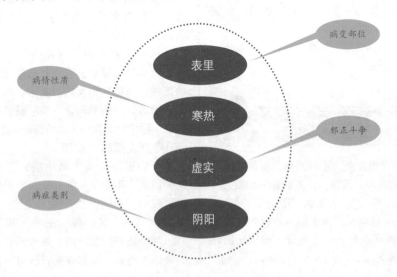

表证和里证的鉴别

表证	里证	半表半里证
发热恶寒并见	只热不寒或只寒不热	寒热往来
全身疼痛，鼻塞、喷嚏	咳嗽，心悸，呕吐，腹泻	胸胁苦满
舌变化不明显	舌变化明显	舌变化不明显
多见浮脉	多见浮脉	多见弦脉

不温等。脉沉细或迟或弦紧，舌苔白润。

热证的症状：面红，目赤，身热不恶寒，烦躁，口干喜饮，大便秘结，小便黄赤等。脉数有力，舌质红，苔黄腻干燥。

(三)表里

凡病在人体的肌肤、经络的，都属于表证的范围；病在脏腑的，都属于里证的范围。表证用发汗、解表、疏通经络等方法，里证治法在"病邪辨证"与"脏腑气血辨证"中介绍。

表证的症状：怕冷，发热，头痛，身痛，鼻塞，四肢关节酸痛等。脉象浮，舌苔薄白。

里证的症状：发热，烦躁，口渴，胸闷呕吐，胁痛腹痛，便秘或泄泻等。脉滑数或沉弦，舌苔腻。

(四)阴阳

阳证，即一般所称的热证，以及外科疮疡，局部红肿热痛，脓液稠厚发臭等，偏实的较多。

阴证，即一般所称的寒证，以及外科疮疡，局部不红、不热、不痛，脓液稀薄等，偏虚的较多。阳证和阴证的治疗方法分别与寒证和热证相同。

阴阳还有另一个含义，是指机体内脏功能活动和各种体液。一般以气称为阳，精、血、津液称为阴。如肾阳不足、肾阴亏损、脾阳不振、胃阴虚耗等，都表示着内脏功能活动减退和体液

虚亏的情况。

在诊断疾病时，要运用八纲辨证，结合病因进行全面分析。如表证又有表虚、表实、表寒、表热之分，里证又有里寒、里热、里虚、里实之别，寒有虚寒和实寒，热有实热和虚热等。

只有进行辨证分析，才能得出正确的诊断方法。八纲的具体运用，必须同病邪辨证与脏腑气血辨证以及热性病的辨证等密切结合起来。例如：要确诊一个疾病的虚实时，实，必须分析是属于风、火、痰、瘀、湿、滞等哪一种病邪，它发生在哪一个脏腑；虚，要分析是属于气虚、血虚、阴虚、阳虚、脾虚、肾虚等哪一类虚证。这样才能使八纲辨证具体化，达到辨证施治的目的。

第三节 病邪的辨证施治

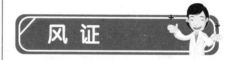

外风

1. 风邪侵袭肌表，出现表证，见"八纲辨证施治"和"热性病的辨证施

治"表证条。

2. 风邪侵入经络，常常与湿邪、寒邪一起侵入经络，并可化热。

主要证候：关节疼痛。若偏风，则疼痛游走不固定。若偏寒，则疼痛比较固定，肌肤麻木，活动不便。若化热，则局部出现红肿，发热，口渴，脉数。

治疗方法：祛风通络，化湿散寒。偏风者以祛风为主，用羌活、防风、秦艽、桑枝、当归、络石藤等；偏寒者以散寒为主，用羌活、桂枝、川乌、草乌、延胡索等；偏湿者以化湿为主，用苍术、白芷、五加皮、豨莶草、米仁、木瓜等。化热则以祛风利湿为主，用忍冬藤、羌活、黄柏、桑枝、防己、米仁等。

内风

1. 肝风详见肝病。

2. 热极生风

主要证候：头痛、发热、神志不清、手指蠕动，甚至出现抽搐。舌苔黄质红，脉数。

治疗方法：清热凉血，息风镇痉，用金银花、生地、大青叶、紫草、钩藤、全蝎、地龙、蜈蚣等。

3. 血虚风热

主要证候：皮肤瘙痒、干燥粗糙、脱屑。

治疗方法：养血祛风，用当归、鸡血藤、生地、蝉衣、茺蔚子、荆芥等。

温证

(一)脾胃湿热

主要证候：胸闷腹胀，不思饮食，口唇干燥，肢体倦怠，黄疸色泽鲜明，腹泻或便秘，小便黄赤。舌苔黄腻，脉濡数。

治疗方法：清热化湿，用苍术、半夏、黄柏、黄芩、金钱草、茵陈、海金沙等。

(二)湿困脾胃

主要证候：胸闷腹胀，口中淡腻，胃口不好，恶心呕吐，四肢无力，大便稀薄。舌苔白腻，脉濡。

治疗方法：化湿健脾，用藿香、厚朴、半夏、苍术、茯苓、佩兰、扁豆等。

(三)水湿泛滥

主要证候：面色苍白，神疲乏力，面部和肢体出现浮肿，小便少。舌苔腻，脉濡。

治疗方法：利湿健脾，用冬瓜皮、泽泻、黄芪、车前子、茯苓、猪苓、白术等。

(四)肝胆湿热

主要证候：胁痛，目赤，口苦，小便赤热，黄疸。舌苔黄腻，脉数。

治疗方法：泻肝火，利湿热，用柴胡、龙胆、黄芩、山栀、泽泻、车前子、木通等。

(五)膀胱湿热

主要证候：小便频繁，色赤，量少，尿道灼痛，排尿不畅，下腹胀痛。

治疗方法：清热利湿，用金钱草、木通、黄柏、车前子、海金沙、滑石等。

痰证

(一)咳痰(详见肺病证候)
(二)痰蒙心窍

主要证候：喜怒无常，神志不清，

胡言乱语，如果出现面红，口渴，大便秘结，小便黄，舌苔黄，则属痰火。

治疗方法：化痰开窍，用陈皮、远志、半夏、菖蒲、郁金、胆星等。属痰火者加用黄芩、竹沥、白矾等。

(三)风痰

主要证候：恶心呕吐，神志不清，口吐白沫，甚至出现四肢抽搐或突然跌倒，脉弦滑。

治疗方法：化痰平肝息风，用陈皮、半夏、远志、白蒺藜、钩藤、珍珠母、全蝎、地龙等。

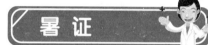

(一)暑湿

主要证候：腹部发胀，四肢无力，口苦，饮食减少，有时会出现低热和大便稀薄。舌苔腻，脉濡软。

治疗方法：清暑化湿，用厚朴、藿香、佩兰、制半夏、扁豆等。

(二)暑热

主要证候：身体发热，口干，心情烦躁，多尿，无汗或少汗。舌苔薄黄，脉数。通常情况下，小儿容易得暑热。

治疗方法：解暑清热，用鲜藿香、薄荷、六一散、青蒿、香薷、金银花、西瓜皮等。

(三)中暑

主要证候：胸闷，恶心呕吐，发热，无汗，头晕，甚至出现神志不清。舌干，脉数无力。

治疗方法：清热生津，用连翘、银花、香薷、芦根、麦冬、知母、生石膏等。

(一)外燥（多发于秋季，又称为秋燥）

主要证候：发热，口渴，鼻干，唇燥，咽痛，干咳，甚至出现痰中带血，胸痛。舌尖红，脉浮数。

治疗方法：清肺润燥，用玉竹、麦冬、桑叶、茅根、沙参、花粉、芦根等。

(二)内燥（多指阴液枯燥）

主要证候：面色无光，四肢无力，咽干舌燥，毛发无光泽，大便秘结，妇女月经稀少。

治疗方法：增液润燥，用元参、麦冬、生地、黄精、石斛、麻仁、当归等。

主要证候：不思饮食，恶心呕吐，嗳气，呕吐物多腐臭，大便秘结或腹泻。舌苔厚、黄腻。

治疗方法：消导健胃，用山楂、鸡内金、枳实、槟榔、白术等。

这里仅指寄生在肠内的，包括蛔虫、绦虫、钩虫、蛲虫等。

主要证候：腹痛，面色萎黄，胃口不好，食性怪僻，逐渐消瘦，面部出现白斑，肛门痒，大便时可排出虫。

通常蛔虫会引起腹痛；绦虫引起恶心呕吐；钩虫引起面色萎黄；蛲虫引起夜间肛门痒。

治疗方法：驱虫。用使君子、雷丸、槟榔、苦楝根皮、乌梅、百部、南瓜子、贯众等。

第四节 内脏、气血的辨证施治

心病

实证

心火炽盛

主要证候：心烦失眠，面红目赤，口干咽燥，口舌糜烂。舌尖红或起刺，脉数。

治疗方法：泻心火，用黄连、竹叶、生地、木通、山栀等。

虚证

(一)心阳虚

主要证候：心悸，气喘，口唇青紫，胸闷，舌淡苔白，脉细小或大而无力。

治疗方法：温通血脉，振奋心阳，用丹参、附子、红花、肉桂等。

(二)心阴虚

主要证候：心悸，失眠，多梦，体虚，盗汗。舌质红，脉细数或细弱。

治疗方法：养心安神，用当归、远志、麦冬、生地、酸枣仁、柏子仁等。

肝病

实证

(一)肝风

主要证候：头痛，眩晕，急躁易怒，四肢麻木，甚至抽搐，言语不清，舌伸出时歪斜抖动，或突然跌倒昏迷，脉弦。

治疗方法：平肝息风，用天麻、白蒺藜、钩藤、地龙、蜈蚣、珍珠母等。

(二)肝火

主要证候：眩晕头痛，急躁易怒，面红目赤，口苦口干，大便秘结，肋痛，呕吐苦水或黄水。舌质红，舌苔黄，脉弦数。

治疗方法：清肝泻火，用菊花、龙胆、夏枯草、黄芩、钩藤等。

(三)肝气郁结

主要证候：胸闷，胃痛，恶心呕吐，嗳气，或出现腹泻，泻后腹痛无明显减轻，脉弦。

治疗方法：疏肝理气，用白芍、柴胡、川楝子、香附、郁金等。

(四)寒滞肝脉

主要证候：小腹疝痛，睾丸坠胀，或阴囊收缩。舌滑润，苔白，脉弦或沉弦。

治疗方法：温经暖肝，用青皮、吴茱萸、乌药、茴香、橘核、肉桂等。

虚证

主要证候：耳鸣，眼花，头晕头痛，面部发热，夜不能寐。舌红少苔，脉弦细数。

治疗方法：养阴潜阳，用女贞子、生地、旱莲草、枣仁、白芍、牡蛎、珍珠母等。

脾 病

实证

在"病邪的辨证施治"的实证中已有介绍，请查看。

虚证

(一)脾阳不振

主要证候：面色苍白，消化不良，乏力，口吐清水，小便清，大便稀薄。舌质淡，苔白，脉濡软或沉细兼迟。

治疗方法：温振脾阳，用白术、干姜、肉果、荜拨、补骨脂等。

(二)脾不统血

主要证候：面色苍白，神疲乏力，皮下出血，便血，尿血等，女性还可能出现月经过多的症状。

治疗方法：补脾摄血，用白术、党参、甘草、黄芪、仙鹤草、黄芩等。

(三)中气不足

主要证候：食欲不振，神疲乏力，消瘦，大便稀薄，脱肛，女性会出现子宫下垂。舌苔薄白，脉细。

治疗方法：补中益气，用党参、红枣、黄芪、升麻、白术、茯苓、甘草等。

肺 病

实证

(一)肺部痰热

主要证候：咳嗽，痰黄稠或脓样，或血痰，气喘，口渴喜饮。舌苔黄，脉数。

治疗方法：清肺化痰，用黄芩、竹沥、半夏、桑白皮、冬瓜子、海蛤壳、鱼腥草、芦根等。

(二)肺部痰湿

主要证候：气短，胸闷，咳嗽，咳痰黏稠。舌苔白腻，脉濡缓。

治疗方法：化痰湿，用苍术、茯苓、厚朴、陈皮、制半夏等。

(三)肺部痰寒

主要证候：咳嗽，气喘，喉中有痰鸣声，痰白色。舌苔白，脉弦紧。

治疗方法：温肺化痰，用干姜、制半夏、苏子、杏仁、白芥子、细辛、桂枝、麻黄等。

虚证

(一)肺气虚

主要证候：气短，气喘，痰液稀薄，声音低缓，怕冷。舌质淡，苔薄，脉软无力。

治疗方法：补益肺气，用党参、五味子、黄芪、百合、山药等。

(二)肺阴虚

主要证候：咽干口燥，咳嗽少痰，或痰中带血，低热，失眠，盗汗。舌质红，脉细数。

治疗方法：养阴清肺，用百合、麦冬、生地、功劳叶、鳖甲、沙参等。

胃 病

实证

(一)胃热

主要证候：食后易饥，口渴多饮，

或牙龈肿痛，口臭，便秘，或食入即呕吐，舌苔黄，脉数。

治疗方法：清胃热，用竹叶、芦根、石膏、大黄、知母等。

(二)胃寒

主要证候：恶心呕吐，呃逆，脘腹冷痛，得热则减。舌苔白，脉弦。

治疗方法：温胃散寒，用生姜、吴茱萸、制半夏、川椒、木香、丁香等。

虚证

(一)胃阳虚

主要证候：空腹胃痛剧，口吐清水，得食痛减。舌苔白，脉沉细。

治疗方法：温阳暖胃，用干姜、吴茱萸、黄芪、桂枝、荜澄茄、木香等。

(二)胃阴虚

主要证候：口干咽燥，胃脘疼痛，大便秘结。舌红少苔，脉细数。

治疗方法：益胃养阴，用麦冬、玉竹、白芍、甘草、石斛、沙参等。

肠 病

热证

(一)湿热滞留

主要证候：身热腹痛，痢下赤白，肛门灼热，里急后重。舌苔黄腻，脉数。

治疗方法：清热、导滞，用黄连、黄柏、秦皮、焦山楂、槟榔、木香、白头翁等。

(二)瘀热阻滞

主要证候：初起常见脐腹部疼痛，然后转移到右下腹部，疼痛难忍，便秘或腹泻，发热。舌苔黄腻，脉数有力。

治疗方法：清热、化瘀、通滞，用大黄、丹皮、桃仁、红藤、蒲公英、厚朴等。

寒证

(一)受寒挟滞

主要证候：肠鸣辘辘，腹部胀痛，小便清利，腹泻。舌苔白腻，脉缓。

治疗方法：散寒化滞，用厚朴、焦山楂、紫苏、枳壳、藿香、木香等。

(二)肠虚滑脱

主要证候：腹泻不止，肛门下脱，精神疲倦，四肢乏力。舌淡苔薄，脉细无力。

治疗方法：涩肠固脱，用干姜、肉豆蔻、赤石脂、五倍子等。

肾 病

(一)肾阳不足

主要证候：面色淡白，怕冷，头晕，耳鸣，听力减退，腰酸肢软，小便清长或频数，阳痿，遗精，妇女白带多而稀薄。舌质淡，苔薄白，脉沉细。

治疗方法：益肾温阳，用熟地、鹿角、附子、肉桂、狗脊、续断、菟丝子、仙灵脾等。

(二)肾阴亏损

主要证候：头晕眼花，腰酸、耳鸣，虚烦失眠，健忘，遗精早泄，口干。舌红少苔，脉细数。

治疗方法：滋阴益肾，用龟板、熟地、山萸肉、枸杞子、女贞子、天冬、潼蒺藜等。

(三)肾虚水泛

主要证候：周身水肿，下肢尤甚，按之凹陷，形寒肢冷，咳嗽，痰稀薄，动则气喘。舌质淡，苔白，脉沉。

治疗方法：益肾、温阳、利水，用附子、桂枝、茯苓、白术、泽泻、车前子等。

(四)肾不纳气

主要证候：短气喘促，动则更甚，咳嗽，易出汗，怕冷，面部虚浮。脉细无力，或沉细。

治疗方法：益肾纳气，用熟地、山萸肉、胡桃肉、五味子、补骨脂、紫石英等。

膀胱病

(一)实热

见"病邪的辨证施治"中湿证"膀胱湿热"条。

(二)虚寒

主要证候：小便频繁而清长，严重者出现小便不禁，遗尿。舌淡苔润，脉沉细。

治疗方法：兼补肾气，固摄膀胱，用覆盆子，桑螵蛸、益智仁、菟丝子、牡蛎、龙骨等。

气证

(一) 气虚

主要证候：神疲乏力，语音低微，出汗，眩晕，食欲不振。舌苔薄，脉软弱。

治疗方法：补气，用党参、红枣、白术、茯苓、黄芪、甘草等。

(二)气滞

主要证候：胸闷腹胀，嗳气稍舒，或胸胁脘腹攻走疼痛，妇女会出现痛经、小腹坠胀等。脉多弦。

治疗方法：理气，用枳壳、香附、郁金、陈皮、乌药、木香、川楝子等。

血证

(一)血虚

主要证候：头晕眼花，心悸，失眠，手足发麻，面色苍白，口唇发白。舌质淡，脉细。

治疗方法：补血，用当归、何首乌、熟地、白芍、桑葚子、旱莲草等。

(二)血热

主要证候：吐血，鼻出血，尿血，便血，女性会出现月经过多等，或皮肤斑疹色红。血色鲜红，舌质红绛，脉数。

治疗方法：凉血，用生地、丹皮、紫草、赤芍、大小蓟、茜草根等。

(三)血瘀

主要证候：疼痛，血色紫暗有块，皮肤红斑或血肿，腹内肿块，唇舌青紫，脉细涩。

治疗方法：活血化瘀，用当归尾、红花、赤芍、丹参、川芎、桃仁、生地等。

第五节 热性病的辨证施治

以发热为主要证候的一类疾病就称作热性病。热性病的病程可分实证期和虚证期。

实证期

表证

(一)表热

主要证候：发热，恶寒轻，或仅有恶风，口渴，咽喉肿痛，头痛。舌苔薄白或薄黄，脉浮数。

治疗方法：辛凉解表，用薄荷、桑叶、菊花、连翘、豆豉、葱白等。

(二)表寒

主要证候：头痛，发热，无汗，恶寒重，骨节酸痛。苔白，脉浮紧。

治疗方法：辛温解表，用荆芥、羌活、桂枝、防风等。

半表半里证

(一)偏热

主要证候：寒热往来，口苦，恶心呕吐，胸闷胁痛，胃脘胀满。舌苔薄黄，脉弦。

治疗方法：清热为主，用黄芩、柴胡、半夏、枳实、川朴等。

(二)偏湿

主要证候：胸膈满闷，神情呆滞，身热起伏，午后热甚，有汗而热不解。苔白，脉濡。

治疗方法：清热化湿，用黄芩、厚朴、草果、枳实、知母等。

里证

(一)气分热证

主要证候：身热，面赤，出汗，口渴。舌苔黄，脉滑数。

治疗方法：清热解毒，用金银花、黄芩、黄连、知母、山栀、蒲公英、石膏等。

主要证候：身体发热，大便秘结，腹部胀痛、拒按，谵语。舌苔黄，脉沉而有力。

治疗方法：用攻下药，如大黄、芒硝、枳实等。

(二)血分热证

主要证候：发热，精神错乱，口鼻出血及便血，身上有斑疹，舌质红绛等。

治疗方法：凉血解毒，用金银花、紫草、生地、大青叶、丹皮、元参等。如果有烦躁、神昏、惊厥等证候，则用牛黄清心丸或紫雪丹。

虚证期

(一)阳虚

主要证候：昏迷，气短，烦躁，恶寒，四肢寒冷，或者出现呕吐，腹泻。脉沉细数。

治疗方法：温阳救脱，用干姜、党参、附子等。

(二)阴虚

主要证候：口燥，咽干，耳聋，手足抽搐。舌面少苔，脉细数。

治疗方法：滋阴息风，用阿胶、生地、钩藤、鸡蛋黄、龟板、鳖甲、牡蛎等。

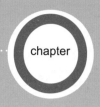

第六章

常用
中草药

中药虽然由植物药(包括根、茎、花、叶、果实)、动物药(包括骨、皮、内脏、器官等)和矿物药组成,但却常被称为中草药,这是因为植物药在中药中占大多数,其中植物药最为著名的是灵芝、人参、枸杞、何首乌等,动物药最为珍贵的则是鹿茸、蛇毒、熊胆、牛黄等,矿物药则以芒硝、朱砂等最为常用。中草药是中医所使用的独特药物,也是中医区别于其他医学的重要标识。目前,各地使用的中药已达5000种,而各种药材相互搭配组成的药剂更是不胜枚举。

第一节 中草药的常识

识别科属形态

我国是中草药的发源地，中国人民对中草药的探索以及对中草药的应用经历了几千年的历史，使得中草药得到了最广泛的认同和应用。但是，我们必须注意每一种中草药的科属形态，因为在中草药范畴内"同名异物""异名同物"的现象广泛存在。这是由于地域和时代的关系，同一种中草药在不同的地区就有几种不同的名称，而有些名称相同的中草药则分别属于不同的科属植物。因此，我们要仔细鉴别，避免误用药物，影响疗效，危害身体健康。

每一种中草药只能属于一种原植物，即使它可能有好几种名称。例如：石胡荽，又名鹅儿不食草，就是菊科植物球子草。每一种中草药，也都有其固定的形态特征。我们可以根据植物的根、茎、叶、花、果实、种子等的特点，而把所有植物归类为若干科属。同一科属的植物尽管形状、大小各异，但却都具有某些共同的特征。在中草药应用上碰到"名实"不符的情况时，就必须查查它的科属形态，正确地鉴别品种，以免误用。

【附】常用的植物学名词解释

木本：茎为木质，坚硬，能逐年增长，通常较粗大。

草本：茎为草质，柔软，大多矮小。

灌木：通常无高大明显的主干，只有矮短丛生的枝干。

乔木：通常有高大粗直的主干，主干上又有分枝。

攀缘茎：茎依靠卷须或吸盘，附着于它物向上生长，属藤本。

缠绕茎：茎直接围绕于它物向上生长，属藤本。

对生叶序：每节上只生两叶，并相对排列。

互生叶序：每节只生一叶，并依次交互生长。

常绿：到冬天叶子不黄不落的，称为常绿。

孢子囊群：蕨类植物的背面，常有细末子集结成许多点状，称孢子囊群，它是该植物繁殖的器官。

重视保护药源

用中草药来预防、治疗疾病是医疗卫生工作中的一项长期而艰巨的任务。所以，我们既要按照目前的需要合理采用，又要保护药源，考虑长远的利益。

适当种植：按照预防、治疗疾病的需求，对于罕见、稀少不易采集的品种，我们可以适当地进行引种繁殖，以备后用。

留根保种：对于地上部分可以代替根部使用的多年生植物，我们就尽量采用地上部分，不要连根拔掉；对于必须用根或根茎的，则应该注意留根。用全草的一年生植物，如果大量采集，则要留下部分茁壮的植物，以备留种繁殖。对于用叶子的药物，不要一次性地把整株叶子采光，应尽量采摘密集的部分，以不影响植物正常的生长。对于用树皮的药物，注意在采取时不要将整圈树皮完全剥落，而要有间隔地纵向剥下；对于用树根的药物，采掘时一定要防止损伤主根，避免树木枯死。

另外，在结合垦地填浜和伐木修枝时，可以充分利用，随时将可用作药物的资源(如树枝、树皮、树根、全草等)收集起来。

熟悉采集季节

中草药的疗效与它的采集时间密切相关。采集的不合时宜，不但影响药物的疗效，而且还会减少药物的产量。不同的药用部分有不同的生长成熟时期，因此也就有不同的采集时期。通常，用茎、叶(包括全草)的中草药，适宜在它生长最为茂盛的时期或开花时期采摘，通常在夏秋季，因为这时养料已从根部输送到全草；对于花类的中草药，适宜在其含苞欲放之时或刚开始开花的时候采集；对于果实的中草药，在果实初成熟的时候采摘最为适宜；对于用种子的中草药，适宜成熟以后采集；对于用皮的中草药(包括树皮与根皮)一般在四五月采集，此时最容易采剥，而且植物的皮部浆液最多，疗效最好；对于用根(泛指地下部分)的中草药，最适宜在初春或深秋两季采集，因为此时植物的根部养料最充足，药物的疗效最好。

掌握药物性能

不同的药物有不同的性能，但大体来说可以用"四气五味"四个字来概括。"四气"指的是寒、热、温、凉，"五味"则是指辛、甘、酸、苦、咸。

在中医里，病证通常被分为寒证和热证两大类。因此，用来治疗寒证的药物，通常认为它们具有热性；用来治疗热证的药物，则通常具有寒性；而有些药物不具有寒热温凉的作用，药性较平和，所以人们又在"四气"里加了一个"平"字。而对于药物的温凉两性，只不过是在程度上比热寒两性略为差一些。

不同的药物含有不同的有效成分，因此在服用时会刺激病人的感官，产生不同的味感。"五味"指的就是在药物服用过程中，所产生的不同的味觉。而有些药物没有明显的味感，所以"五味"中又增加了一个"淡"字。同一味道的药物，有时还可能引起共同的作用，一般归纳为"辛散""甘缓""酸收""苦坚""咸软""淡渗"。即辛味药有发散、行气的疗效；甘味药有缓和、调补的疗效；酸味药有收敛的疗效；苦味药有泻火、燥湿的疗效；咸味药有润下、软坚的疗效；淡味药则有利尿渗湿的疗效。气和味是紧密相连的，有的中草药有各种不同的性能，即气同味异、味同气异和一气兼治有数味的情况，因此在学习应用中，除了熟知药物的共性之外，还要仔细查看每种药物的特殊性能和适应范围。

了解加工方法

中草药要成为成品需要许多加工程序，即中草药从采集到制成"饮片"，中间要历经许多工序，这个制成中草药成品的过程总称为"炮制"。

本段将概括介绍炮制的主要目的以及炮制的基本方法。

一、炮制的主要目的

1. 便于贮藏与制剂：中草药采集以后，为了使之洁净，必须为之清除杂质。有些中草药含水分过多，贮藏时容易发生霉烂、变质及虫蛀现象，所以在贮藏之前必须使之干燥，即可采用晒干或烘、炒的方法使其干燥。而有些原株生药使用时有效成分不易渗出，则必须切碎(称为"饮片")处理。

2. 消除或降低药物的毒性：如巴豆致泻作用十分猛烈，必须榨油后用；半夏生时用刺激咽喉，需用姜制。

3. 提高或改变药物的疗效：如某些主要成分为生物碱的药物，为了提高其有效成分的渗出，充分发挥其疗效，则要用醋制；有些药物为了改变其性能，用于不同的病症，则需要经过炮制。如鲜地黄具有清热凉血的功效，熟地黄则用来补血滋阴；甘草生用时具有解毒功效，蜜炙时则有补益功效。

二、常用炮制方法

(一)水制法

(1)洗：洗就是将药物放在水中洗净。

(2)漂：漂就是将药物放在水中浸漂，以漂去有些药物的腥味(如乌贼骨)或毒性(如附子)，每日必须换水1～2次。

(3)泡：泡则是用开水或药汁水浸泡，目的是为了减低原药的刺激性，如用甘草水泡远志、吴茱萸，用开水浸泡干姜等。

(4)水飞：水飞则是将质地较坚硬的贝壳或矿石类药物先制成粗粉，再加水在研钵内共研，使成极细粉末，以便内服或外用。

(二)火制法

1. 煅：煅主要是将药物通过烈火直接或间接煅烧，主要作用是使它质地松脆，易于粉碎，能充分发挥药物疗效。直接火煅，是指将矿石和贝壳类不易碎裂的药物放在烈火中煅烧，如灵磁石、牡蛎等。间接煅烧(又叫焖煅)，是指将药物(如陈棕、血余)放在铁锅内，再另用一铁锅覆上，为不使其漏气，用盐泥固封锅边，

放火上烧至锅内无声为止，待冷后取出。

2. 炒：炒是药物在炮制加工中较为常用的一种加热法，是指将药物放在铁锅中加热，炒至黄而不焦(如炒枳壳、炒白术等)；或炒至药物的外面焦黑，而内呈焦黄色，就是炒炭(如地榆炭、山楂炭等)。

3. 炮：炮与炒基本相同，只是炮要求火力猛烈，操作动作要快，这样可使药物(一般需切成小块状)通过高热，达到体积膨胀松胖，如干姜即用此法加工成为炮姜炭。

4. 煨：常用的煨法是将药物用草纸包裹两三层，放在清水中浸湿，置小火上直接煨烧，煨至草纸焦黑内熟取出，比如煨生姜。

5. 炙：是将药物加热拌炒的另一种方法。

(1)砂炙：砂炙指用铁砂与药物拌炒。先将铁砂炒热呈青色，倒入药物拌炒，至松胖为止，取出，筛去铁砂。如龟板、鳖甲等用砂炙后变成松脆，药性即易于煎出。

(2)蜜炙：即将蜂蜜放在铁锅内加热，再加入药物拌炒至蜜汁吸尽为止，如炙甘草、炙黄芪等。

6. 烘：即将药物用火力、蒸汽或电力等方法微微加热，使之干燥，以便贮藏，或使之易研成粉末。

7. 焙：与"烘"相同。

(三)水火合制法

1. 蒸：蒸则是用水蒸气来蒸制药物。如熟女贞、五味子，即是将女贞子、五味子放在蒸笼内，隔水蒸熟，可减少酸味。又如寒性凉血的生地黄，通过蒸熟后即成为温性补血的熟地黄。

2. 煮：煮是将药物放在锅内，加水，再加辅助药料同煮至熟透。例如附子、乌头与豆腐煮，可降低其毒性。

3. 淬：淬是将药物在火中烧红后，

草药加工方法

炮制方法	炮制方法分类
水制法	洗、漂、泡、水飞
火制法	煅、炒、炙、煨、炮
水火合制药	蒸、煮、淬

迅速投入水或醋中。例如煅灵磁石、煅代赭石须用醋淬，制甘石须用药汁淬。淬的作用，除能使被淬的药物酥松易于粉碎外，还因药汁的吸收而改变其性能。

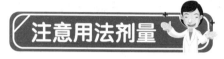

注意用法剂量

　　中草药的种类十分繁多，其用法亦丰富多彩。中草药一般是煎成汤剂内服，也有将药物焙干后研成粉末(散剂)或做成药丸(丸剂)直接服用；新鲜的中草药还可以用冷开水洗净后，捣烂绞出汁来服用。有些中草药可单味应用，也可以把同治一种病的几种中草药配合在一起用，这就是"配伍"。中草药用来外敷时，一般用鲜药洗净捣烂，直接敷于患处就可以了；也可以用干品研粉，调醋或油、饴糖、蜜、酒等外敷。

　　用来内服时，常用的是汤剂，就是一种(单味药)或多种药物(鲜药或干品都可，用鲜药时剂量要比干品大一些，因为其中含有水分)，加水煎煮。煎药最好用砂锅，先将砂锅内部洗净，放入药物，再加冷水，浸20～30分钟，让水分浸透药物，使药物的有效成分先溶解一部分在水里，以便容易全部煎出。加水的多少要因具体情况而定，一般是将水加至遮住药物为止。煎药如无砂锅，

则暂时用铝锅也可以，但不宜用铁锅。煎煮中草药的火力和时间也有讲究，一般在煎煮发汗解表药时，火力要较大，应采取快速煎煮的办法，通常在煮沸5～10分钟后即可停火，倒出服用。某些不宜久煎的药物如薄荷等，又应该在其他药物将煎好的时候再加入(即所谓"后下")，以免降低药效。至于补气、补血或滋补性的药物，则应该在煮沸后用小火慢慢地煎煮，每次要煎半小时至1小时，使它们的有效成分能全部溶解在药汁里。某些有效成分不易煎出来的药物如生石膏、牡蛎、龟板、鳖甲等，须先行煎煮15～20分钟(即所谓"先煎")，然后加入其他药物。而某些有毒的药物如乌头等，更须先煮2小时，以减少这些药物的毒性。

　　应用中草药治疗疾病时，必须对病情轻重、体质强弱、男女老幼等具体情况做全面的考虑。老弱年幼的病人用量要少些；药性猛烈或有毒性的药物，用量要严格控制；破血、泻下的药物，孕妇忌用。此外，药物做成丸剂或研成粉剂，内服的剂量应比入汤剂的少；在汤剂方面，应用单味药治病，应比复方配伍的剂量重一些。

　　本章中所写明的内服剂量一般都是干品的成人一日量，鲜品应酌量增加。在应用时除有毒药物外，还可视具体情况酌量增减。处方剂量目前仍沿用旧秤制，即500克等于300克。现将中草药常用处方量写法举例如下。

中草药常用处方写法

一分=卜	二分=干	五分=半	一钱=干	一钱半=歹
二钱=乒	三钱=釆	四钱=釆	五钱=苹	六钱=夲
七钱=半	八钱=仒	一两=丒	二两=反	三两=灵
四两=孞	五两=朿	六两=叒	十两=禾	一斤=亇

第二节 常用中草药简介

中草药速查图例

生长环境

山野、森林

平地、草原、丘陵

水边、湿地、海边

公园、民宅、植栽

入药部位

种子

叶

花

根

茎

全草

治疗部位

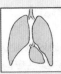
心肺

泌尿系统

关节、骨骼

肝胆

眼

胃肠

耳鼻喉

妇科

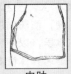
皮肤

解表药

解表药是指用来治疗"表证"的中草药。解表药一般味辛，具有发汗、发散的功用。解表药有性温、性凉两味，因此它适应的范围也分为两类：辛温解表药主要用来治疗发热轻、怕冷重、头痛、身疼、口渴的风寒表证，而辛凉解表药则用来治疗发热重、怕冷轻、口渴、眼红、脉数的风热表证。

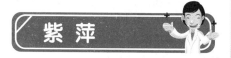

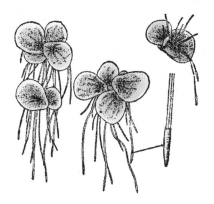

采收时间	生长环境	入药部位	治疗部位
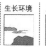			

【处方用名】浮萍草。

【别名】紫背浮萍。

【植物形态】浮萍科，浮萍属。多年生小型草本植物，漂浮于水面。茎似叶，呈倒卵状，扁平，圆形，通常3～4片生长在一起，正面呈绿色，有光泽，反面紫色，垂生多数细根。花朵极小。通常6～7月开花。

【生长环境】多生在池塘、渠道、水田等地方。

【采收加工】全草入药。6～9月捞取，洗净，晒干，亦要拣去杂质。

【性味功效】辛寒，具有发汗透疹、清热、利尿消肿之功效。

【主治用法】①麻疹透发不畅，风疹发痒。②感冒发热无汗。③水肿、小便不利。以上病症用量3～9克，大剂量可用50克，煎服。

紫苏

【处方用名】紫苏叶、苏叶。

【别名】苏叶、红紫苏。

【植物形态】唇形科，紫苏属。高30～90厘米。属一年生草本植物。叶子呈卵圆形，对生，有香气，叶长3～10厘米，叶边缘有粗锯齿，一般正面绿色，反面紫色，或两面均是紫色。花较小，呈淡红色，密布于树梢或叶腋，偏向一侧。果实亦小，呈褐色，形如倒卵，上面亦有网纹。一般7～9月份开花，9～10月份结果。

【生长环境】人工栽培。

【采收加工】茎叶用来入药。7～8月份采收，洗净，晒干。

【性味功效】辛温，具有发汗、行气、解鱼蟹毒之功效。

【主治用法】①咳嗽胸闷：可以与黑苏子一同用，还可以配合橘皮、苦杏仁等。②感冒发热、怕冷、无汗，可单独用，也可以配合生姜、葱白或荆芥、防风等同用。③食鱼蟹中毒引起的呕吐、腹泻等症，可配合藿香、生姜、橘皮、半夏等配用。以上病症常用量：4.5～9克，煎服。

【附】①黑苏子(种子) 具有化痰、止咳、平喘、润肠之功效，用来治疗咳嗽痰多、胸闷气喘等疾病，多与白芥子、莱菔子配用。常用量为4.5～9克，煎服。但要注意黑苏子含有油质，可润肠，腹泻的病人不宜服用。②紫苏梗(老茎) 具有顺气、安胎之功效。用于治疗气胀胸闷、胎动不安，亦可与橘皮、竹茹等同用。用量为4.5～9克，煎服。

黄 皮

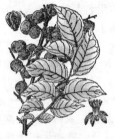

采收时间	生长环境	入药部位	治疗部位
① ② ③ ④ ⑤ ⑥ ⑦ ⑧ ⑨ ⑩ ⑪ ⑫			

【处方用名】黄皮叶、黄皮树叶。

【别名】黄皮树、黄弹子。

【植物形态】芸香科，黄皮属。属高大乔木。枝小、叶柄、嫩叶背、花序轴等均有小疣体和软毛。叶子呈羽状复叶，互生，小叶5～13片，呈椭圆形，先端较尖，基部偏斜，有油点。花呈白色。果实呈球形，果皮呈黄色，果肉则呈白色，味甜酸。

【生长环境】为栽培果树，多在广东、广西、福建、台湾、云南等地常见。

【采收加工】叶入药。秋季采叶(早采影响结果)，阴干。

【性味功效】苦辛微温，具有疏风解表、行气止痛之功效。

【主治用法】①胃痛：用叶15～50克，煎服。②普通感冒、流感、疟疾：用鲜黄皮叶30～60克(干品减半)，煎服。

【附】黄皮核(核) 行气止痛。治胃痛、疝痛、腹部痉挛性疼痛，9～15克，煎服。

解表药

药名	处方用名	性味	功效	主治	常用量
麻黄	净麻、黄炙、麻黄	辛苦温	具有发汗、利尿、平喘之功效。蜜炙润肺，同时还具有减少发汗的功效	①表实无汗；②咳嗽气喘；③水肿	3～9克
桂枝	川桂枝	辛甘温	具有发汗、散寒、活血、通经等功效	①外感表证；②闭经、痛经；③肩背肢节痛	3～9克
荆芥	荆芥穗	辛温	具有祛风、利咽、解热等功效	①感冒；②咽肿眼红；③吐血、便血	(炒黑用)6～9克

药名	处方用名	性味	功效	主治	常用量
防风	青防风	辛甘温	具有发表、祛风湿、止痛之功效	①感冒；②头痛；③风湿关节痛；④破伤风	6～9克
葱白	葱白	辛温	发表，散寒，通阳	①外感风寒、头痛；②鼻塞；③腹泻、腹部冷痛	3～9克或3～10根
细辛	细辛、北细辛	辛温	发表，散寒，温肺祛痰，祛风止痛	①感冒风寒、头痛；②咳嗽气喘；③风湿痛	1.5～3克
柴胡	软柴胡	苦微寒	发表和里，退热，疏肝	①时冷时热；②胸胁胀闷；③月经不调	3～6克
桑叶	霜(冬)桑叶	甘苦寒	祛风，清热，明目	①风热表证；②风火目疾	6～9克
白菊黄菊	白菊花、杭菊花	甘苦微寒	祛风，平肝明目，清热解毒。白菊平肝明目功效较好，杭(黄)菊味苦清热力较强	①风热表证；②头痛目赤、头晕眼花；③疔疮肿毒	6～9克
葛根粉	葛根	甘辛平	退热，生津	①热病表证、口渴；②斑疹初起；③痢疾泄泻	6～12克
薄荷	薄荷	辛凉	清凉，发汗，退热，祛风，止痒	①感冒发热、头痛鼻塞、喉痛；②风火赤眼；③风疹及皮肤发痒	3～6克(后下)
蝉蜕	蝉衣	咸甘寒	清热解毒，镇痉，明目	①感冒发热、咽喉肿痛、声音嘶哑；②麻疹高热、疹发不透；③惊风；④小儿夜啼；⑤皮肤发痒；⑥风火翳眼	3～4.5克

清热药

清热药为治疗各种热证的中草药，药性多偏于寒凉。热证表现为多个方面，热盛可以化"火"，可以成"毒"，还可以侵入血分，也可以和"湿"相结合。因此，清热药根据其药的特性，分别具有清热泻火、清热解毒、清热凉血、清热燥湿等作用，适用以下病证。

1. 热毒证：痈疽疔疖、无名肿毒、咽喉肿痛、各种化脓性炎症(阑尾炎、乳腺炎等)。

2. 里热火盛：高热、汗出、口渴、烦躁、脉数以及眼睛红痛、咽喉肿烂等疾病。

3. 血热证：高热、神志不清、说胡话、斑疹和皮肤黏膜出血(包括内脏出血、月经过多等)、舌色紫红(即"绛"，音酱)。

4. 湿热证：黄疸、痢疾肠炎、疮毒、湿疹、白带等。

清热药品种类繁多，性能各异，在应用时必须根据热证类型及邪热所在部位，选择相适应的清热药进行治疗。

蒲公英

【处方用名】蒲公英。

【别名】黄花地丁、黄花郎、地贡。

【植物形态】菊科，蒲公英。属多年生草本植物。乳汁呈白色。根表面呈棕黄色，深埋于地下。叶柄带红紫色，叶子簇生，呈深浅不一的羽状分裂或不裂。花茎细长，中空，上部有毛，从叶间抽出，顶部生黄色的头状花。果实呈褐色，小，顶端有白色长毛。几乎常年开花，2～5月份最为茂盛。

【生长环境】多生于路边、田野及草坪等处。

【采收加工】全草入药，5～11月采收，洗净，晒干。

【性味功效】苦甘寒，具有清热解毒、利尿、缓泻之功效。

【主治用法】①热疖、疔疮肿毒、流火、乳痈(乳腺炎)、淋巴腺炎等症，可单用，也可配合紫花地丁等。②感冒发热、扁桃体炎及急性咽喉炎、急性支气管炎，可单用，也可配合板蓝根或大青叶。③尿路感染，可单用，也可配合车前草及忍冬藤。④便秘、胃炎、肝炎。⑤风火赤眼。上述病症常用药量为15～50克，最大剂量可用60克，用水煎服。疔疮肿毒等除内服外，还可用鲜草洗净，捣烂外敷。⑥骨髓炎：每日30～45克，煎服，连服一个半月。

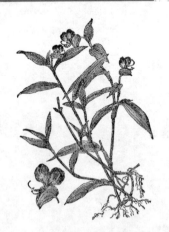

鸭跖草

采收时间	生长环境	入药部位	治疗部位
① ② ③ ④ ⑤ ⑥ ⑦ ⑧ ⑨ ⑩ ⑪ ⑫			

【处方用名】鸭跖草。

【别名】竹叶水草、萤火虫草、竹叶菜、兰花草。

【植物形态】鸭跖草科，鸭跖草属。高约30厘米左右，属一年生草本植物。茎下部横卧地面，节上常生根，上部直立。叶形似竹叶，互生。茎梢开蓝花，花外面有心状卵形、折合的绿色苞片。果实为白色：多汁，成熟时3裂，通常8～10月开花。

【生长环境】多生在田塍边、路旁、水沟、河边、树下、墙脚等阴湿处。

【采收加工】全草入药。5～8月采收，洗净，晒干，切断，防霉。

【性味功效】苦大寒，具有清热解毒、强心、利尿、消肿之功效。

【主治用法】①急性热病发高热，或高热昏迷而有心力衰竭的现象。②咽喉肿痛、疮痈肿毒、关节肿痛、痔疮肿痛及蛇咬肿痛等症。③痢疾、感冒、鼻炎、头痛等症。④尿道炎、膀胱炎、小便不利、水肿、腹水、脚气浮肿。上述病症用量50克，必要时可用150～210克，煎服。⑤流行性腮腺炎：取鲜草60克，用冷开水洗净，捣烂绞汁服。

葎草

【处方用名】葎草。

【别名】拉拉藤、割人藤。

【植物形态】大麻科，葎草属。属一年生蔓草植物，有雌雄之分。茎长而蔓延，密生倒钩刺。茎上叶互生，其他叶对生，五角形，5～7掌状深裂，边缘有粗锯齿，正面极粗糙。雄花淡黄绿色，集合呈圆锥形排列；雌花合成绿色、带球形的花穗。果实呈扁圆形。通常8～9月开花。

【生长环境】多生于空地、路旁及篱笆旁等处。

【采收加工】全草入药，6～9月采收，洗净，晒干，切断。

【性味功效】甘苦寒，具有清热解毒、利尿、健胃、退虚热之功效。

【主治用法】①尿路感染、小便不利、涩痛、尿血、膀胱结石、疝气等症。②肺炎发热、肺病低热、盗汗、失眠、风湿低热。③消化不良、腹泻。上述病症用量15～50克，煎服。④湿疹、皮肤瘙痒：适量煎汤外洗。⑤蛇虫咬伤、疮痈：鲜草洗净，捣烂外敷。

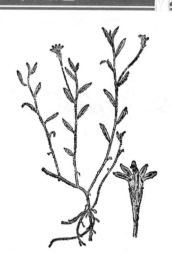

采收时间	生长环境	入药部位	治疗部位
① ② ③ ④ ⑤ ⑥ ⑦ ⑧ ⑨ ⑩ ⑪ ⑫			

【处方用名】半边莲。

【别名】急解索、奶儿草、蛇啄草。

【植物形态】桔梗科，半边莲属。高可达18厘米，属多年生小型草本植物。

茎纤细。叶长椭圆形或线形，边缘常有浅齿。花淡红色或白色，单生于叶腋，花瓣(冠裂)偏向一边，果成熟时两瓣裂开，通常6～8月开花。

【生长环境】多生于渠道边、水稻田边、河岸等阴湿处。

【采收加工】全草入药，6～8月采收，洗净，晒干。防霉蛀，放干燥处。

【性味功效】辛平，具有清热解毒、利尿之功效。

【主治用法】①扁桃体炎、阑尾炎、肠炎腹泻：50克，煎服。②毒蛇咬伤：鲜草90～150克，洗净，捣汁服及外敷。③晚期血吸虫病、腹水、肾炎水肿：30～60克，煎服。④由血防－846或链霉素引起的眩晕等症：可用半边莲50克，配合墨旱莲、白芷、车前草、女贞子、紫花地丁等，煎服。⑤虫咬肿痛、疮疖初起，可用鲜草适量，捣烂外敷。

爵床

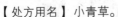

【处方用名】小青草。

【别名】野万年青、疳积草。

【植物形态】爵床科，爵床属。高可达30厘米，属一年生草本植物。茎方，绿色，基部常卧伏地上。叶呈长圆状披针形，对生。花淡红色，小，有紫斑，密集成顶生或腋生花穗。果实为细长形，通常7～10月开花，9～12月结果。

【生长环境】生于路旁、田边、沟边等阴湿处。

【采收加工】全草入药，7～10月采收，洗净，晒干，切断。

【性味功效】咸寒，具有抗疟、清热解毒、利尿消肿、活血止痛之功效。

【主治用法】①疔疮痈疽、感冒发热、咳嗽、喉痛、瘰疬。②疟疾：50克煎汁，于疟疾发作前3～4小时服下。③小儿肾炎、疳积、肝炎、肝硬化、腹水。上述病症用量15～50克，煎服。④腰背疼痛：适量，煎汤熏洗。⑤跌打损伤：鲜草适量，洗净，捣敷患处。

地耳草

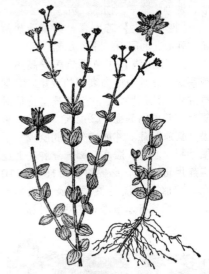

采收时间	生长环境	入药部位	治疗部位
① ② ③ ④ ⑤ ⑥ ⑦ ⑧ ⑨ ⑩ ⑪ ⑫			

【处方用名】地耳草。

【别名】田基黄。

【植物形态】金丝桃科，金丝桃属。高15～30厘米，属一年生或多年生草本植物。茎方，基部近节处生细根。叶对生，小，呈卵形或阔卵形，长不到2厘米，正面直脉明显，有透光的细点，二叶基部互相接近。花黄色，小，生于枝梢。果实为长圆形，成熟时开裂为3瓣。通常5～6月开花。

【生长环境】生于山野较湿润的地方。

【采收加工】全草入药，5～7月采收，洗净，晒干，切断。

【性味功效】甘苦平，具有清热解毒、利尿、活血、消肿之功效。

【主治用法】①急、慢性肝炎、肝区疼痛、早期肝硬化、阑尾炎：15～50克，煎服。②跌打损伤、疮疖疔痈、蛇虫咬伤：鲜草适量，捣烂外敷。

【注】①本品10%溶液对金黄色葡萄球菌及链球菌有抑菌作用。②本品与白花蛇舌草配伍治疗阑尾炎效果较好，用量可增加到60克。

猪殃殃

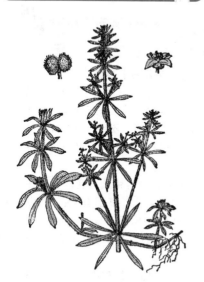

【处方用名】猪殃殃。

【别名】猪殃殃草、拉拉藤。

【植物形态】茜草科，猪殃殃属。属二年生蔓草植物。茎细长，有四棱，棱上有倒生细刺。叶6～8片轮生，线状倒披针形，边缘有细刺毛。花颜色为淡黄绿色，很小。果实为两个并立的半球形小果，外面密生钩刺，易附着衣服，通常4～5月开花。

【生长环境】多生于豆麦田间、路旁、沟边等地。

【采收加工】全草入药，4～5月采收，洗净，晒干，切断。

【性味功效】辛微寒，具有清热解毒、活血通络、利尿止血之功效。

【主治用法】①疮疖、肿瘤、阑尾炎。②筋骨风痛。③便血、尿血。④白血病，可配合忍冬藤、半枝莲、马蹄金、龙葵、枸杞根、丹参、黄精等用。上述病症用量15～50克，大剂量可用90克，煎服。

紫花地丁

【处方用名】紫花地丁。

【别名】地丁草、铧头草。

【植物形态】堇菜科，堇菜属。属多年生小型草本植物，植株整体有短毛。叶簇生于根部，叶的形状变化很大，呈三角状卵形至椭圆状阔披针形，边缘有浅波状钝齿。春季花梗从叶丛中抽生出，花呈淡蓝紫色。果实呈长圆形，熟时会分裂成3瓣。通常3～4月开花，5～8月果熟。

【生长环境】多生于池畔、田埂、垄沟等向阳处，市区公园草坪上通常也比较常见。

【采收加工】全草入药，7～10月采收，洗净，晒干，切断。防霉。

【性味功效】苦寒，具有清热解毒之功效，外用则可拔毒退肿。

【主治用法】①阑尾炎、黄疸。②目赤肿痛、麦粒肿、疔疮肿毒、乳痈、肠炎腹泻。③毒蛇咬伤。上述三种病症常用药量为15～50克，取水煎服。外用可取适量鲜草，洗净，捣烂敷患处。

【注】犁头草、白花地丁等植物与紫花地丁相似，通常可与紫花地丁混用。

七叶一枝花

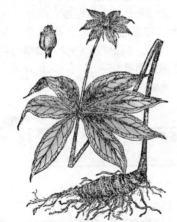

采收时间	生长环境	入药部位	治疗部位
① ② ③ ④ ⑤ ⑥ ⑦ ⑧ ⑨ ⑩ ⑪ ⑫			

【处方用名】七叶一枝花。

【别名】蚤休、草河车、重楼。

【植物形态】百合科，七叶一枝花属。属多年生草本植物，地下根茎肥大，表面棕黄色，粗糙有节，节间短。茎单一，直立，高45～90厘米。叶轮生，3～8片，一般为7片，排列于枝顶。小叶纸质，长圆形。花顶生，黄绿色。果实为红色或紫色。通常4～8月开花，7～10月果熟。

【生长环境】多生于山谷、溪边、丛林下温暖少风或阴湿的地方。

【采收加工】根茎入药。一年四季均可采摘，洗净，晒干。

【性味功效】苦微寒，有小毒。具有清热解毒、消肿止痛、镇痉之功效。

【主治用法】①小儿麻疹并发肺炎、流行性腮腺炎、高热、痉挛。②疮痈肿毒。③咽喉肿痛。④肿瘤。⑤哮喘。⑥毒蛇咬伤。上述病症用量3～15克，煎服；或外用研粉和酒醋调涂患处。⑦癫痫，本品焙干研粉，每日3次，每次吞服五分，可装入胶囊用温开水送服。15日为一疗程。病史短者服后可逐渐延长发作时间。如服后见效，可连服第二疗程。

鱼腥草(蕺菜)

【处方用名】鱼腥草。

【别名】狗贴耳、侧耳根、臭菜。

【植物形态】三白草科，鱼腥草属。高为20～60厘米不等，属多年草本生植物。有匍匐的地下茎，茎叶搓碎后有强烈鱼腥气。叶子呈卵状心形，互生，长约6厘米，嫩时带紫红色。花穗生在枝顶，呈淡黄色，基部有4片花瓣状的苞片，通常5～6月开花。

【生长环境】多生在沟边、树下等阴湿处。

【采收加工】全草入药，6～8月采收，洗净，切断，晒干。

【性味功效】辛微寒，具有清热解毒、消痈肿之功效。

【主治用法】①咽喉炎：取鲜草60克，用冷开水洗净，加少量醋，捣烂取汁含漱。②皮肤疮疖肿毒、妇女外阴瘙痒、痔疮、肛痈：用适量水煎汤熏洗。③痢疾、中暑腹泻：取药物50克，用水煎服。④尿路感染：可配合忍冬藤、冬瓜子等。常用量为15～50克，取水煎服。⑤肺结核：每日用30～60克，用水煎服，须连服3个月。⑥肺痈(肺脓肿)：单用50克，煎服(先加水适量，浸泡1个小时，再煮沸3～5分钟即可)。对于病情较重者，可以配合鲜芦根、忍冬藤、桔梗、冬瓜子、生米仁、甘草等同用。

马齿苋

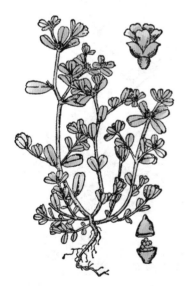

采收时间	生长环境	入药部位	治疗部位
① ② ③ ④ ⑤ ⑥ ⑦ ⑧ ⑨ ⑩ ⑪ ⑫			

【处方用名】马齿苋。

【别名】瓜子菜、酱板草、猪钻头。

【植物形态】马齿苋科，马齿苋属。属一年生草本植物。从基部四散分枝，平卧或斜上。茎、叶肉质肥厚，呈绿色或带红色。叶呈倒卵形，互生或接近对生。花呈黄色，小，生于枝梢，朝开暮闭，中午最盛。果实成熟时呈环状裂开，通常6月开花。

【生长环境】多生于田间、荒地、路旁、园圃等向阳处。

【采收加工】全草入药，8月采收，洗净，放沸水中浸烫2～3分钟，取出晒干，切断。本品极易发霉，须经常翻晒。

【性味功效】酸寒，具有清热解毒、治痢之功效。

【主治用法】①百日咳发热：单用60克，水煎分三次服。②细菌性痢疾、腹泻、便血：药量为30～60克，用水煎服；或用鲜草120克洗净，捣烂取汁服，或煎服。小儿酌减。③疮疡热毒、蛇虫咬伤：鲜草洗净，捣烂外敷，也可内服，用量同上。

菊花脑

【处方用名】野菊。

【别名】连梗野菊、苦薏、田边菊。

【植物形态】菊科，菊属，属多年生草本植物。叶呈卵形或长圆状卵形，互生，羽状分裂，正反两面几乎无毛。头状花黄色，集生在枝端，通常10～11月开花。

【生长环境】多生于路旁或空地。

【采收加工】茎叶入药，7～9月采收茎叶，洗净，切断，晒干。

【性味功效】苦辛凉，具有清热解毒之功效。

【主治用法】①鼻炎、支气管炎、风火赤眼、疮疖痈肿、咽喉肿痛：15～50克，煎服。②蛇咬伤、湿疹、皮肤瘙痒：90～120克，煎汤熏洗，或鲜草打烂外敷。

【附】野菊花(花) 具有清热解毒功效。治感冒、结膜炎、热疖、疔疮肿毒、高血压。取药物9～50克，煎服。外用适量。

忍冬(金银花)

【处方用名】金银花、忍冬花。

【别名】双花。

【植物形态】忍冬科，忍冬属。属常绿蔓生灌木。茎缠绕，小枝空心。叶呈长椭圆形，对生，两面有毛或至少反面有毛。花初开时白色，后变黄色，成对生于叶腋，有时有紫斑，芳香。浆果黑色，呈球形，通常5～6月开花，10～11月果熟。

【生长环境】生于篱旁、林边，也有栽培。

【采收加工】花蕾入药，5～6月采花蕾，阴干、晾干或晒干。晾晒时用筷子翻动以防变黑。成品放入瓮内，防受潮、变色和虫蛀。

【性味功效】甘寒，具有清热解毒之功效。

【主治用法】①急性热病发热、皮肤出现红色斑点，可配合连翘、玄参、鲜生地等同用。②风热感冒的发热、头痛、流黄涕或喉痛，可与连翘、荆芥、薄荷等同用。③热疖、疔疮、脓疱疮、丹毒、咽喉肿痛，可单用，也可与蒲公英、紫花地丁、野菊等配合使用。④痢疾、大便脓血等。

上述病症用量9～15克，煎服。必要时可用60～120克。

【附】①银花子(果实) 性凉，解毒止痢。治热毒疮肿、痢疾。9～12克，煎服。②忍冬藤(茎藤) 主治用法与金银花相似，15～50克，煎服。又能通经络，用于关节肿痛、风湿痛，可与络石藤配伍，用量同上。

【注】据文献记载，误食毒蕈中毒，急采新鲜的金银花嫩茎及叶适量，用冷开水洗净，嚼细服下，可解毒，附记以供参考。

地胆草

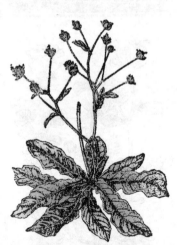

采收时间						生长环境	入药部位	治疗部位
① ② ③ ④ ⑤ ⑥ ⑦ ⑧ ⑨ ⑩ ⑪ ⑫								

【处方用名】地胆头、土公英。

【别名】苦地胆、地胆头。

【植物形态】菊科，地胆草属，属多年生草本植物。全株有毛，茎粗壮。叶大部分根生，常伏地生长，矩圆状披针形，两面有粗糙毛，边缘有浅齿。花集生于枝顶，呈淡紫色。果实为纺锤形，顶端常有六枚硬刺毛。

【生长环境】 生于田埂、山坡、路边或村旁旷野草地上。

【采收加工】 全草入药，春、夏、秋三季皆可采收，洗净，晒干。

【性味功效】 苦寒，具有清热凉血、解毒、利水消肿之功效。

【主治用法】 ①感冒、菌痢、急性胃肠炎、扁桃体炎、咽喉炎、结膜炎。②毒蛇咬伤、疖疗湿疹、下肢溃疡。③肾炎、脚气水肿、肝炎。上述病症用量15～50克，煎服。外用鲜草洗净，捣烂，敷蛇咬伤、疖疗处。鲜草煎汤外洗湿疹、下肢溃疡处。

龙 葵

【处方用名】 龙葵。

【别名】 野海椒。

【植物形态】 茄科，茄属。高30～60厘米，属一年生有毒草本植物，分枝繁多。叶呈卵圆形，互生，边缘有波状疏齿。花白色，侧生在茎节间做伞状排列。浆果为球形，成熟时呈黑色，通常6～9月开花结果。

【生长环境】 多生于田间、菜园、路边、竹林等处。

【采收加工】 全草入药，7～10月采收，洗净，切断，晒干。防霉。

【性味功效】 苦微甘滑寒，有小毒，具有解毒、散结、抗癌、利尿之功效。

【主治用法】 ①痈肿疗毒、牙痛。②肿瘤常可与白英、蛇莓等配合用。③小便不利。上述病症用量9～15克，大剂量可用50～75克，煎服。

了哥王

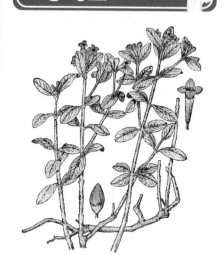

采收时间	生长环境	入药部位	治疗部位
① ② ③ ④ ⑤ ⑥ ⑦ ⑧ ⑨ ⑩ ⑪ ⑫			

【处方用名】 了哥王根(根)、了哥王叶(叶)。

【别名】 南岭荛花、地棉根、山豆了。

【植物形态】 瑞香科，荛花属。高30～90厘米，属灌木植物。茎枝褐红色，皮部纤维丰富。叶呈矩圆形或倒卵形，对生。侧脉纤细而多。花呈黄绿色，数朵集生于枝顶。果实为长卵形，绿豆大小，熟时暗红色。通常5～6月开花，8～9月果熟。

【生长环境】 生于村边、路旁、山坡、荒地等草丛中。

【采收加工】 根、叶入药。夏采叶，晒干。秋、春挖根，洗净，切片，须反复蒸晒，以去毒性。

【性味功效】 苦寒，有毒，具有消肿散结、清热解毒之功效。

【主治用法】①淋巴结核、哮喘、腮腺炎、百日咳、扁桃体炎：根9～24克，加水适量，文火煮2小时以上，去渣取汁，分两次服。②疔疮肿毒、跌打损伤、蛇虫咬伤、小儿头疮：鲜茎叶捣烂外敷或挤汁外涂。

【注】本品甚毒，内服必须连续用文火煎2小时以上，以减低毒性，否则极易中毒。中毒症状为喉咙燥痛、头晕、面红、腹痛腹泻，可用绿豆、生甘草共煮汤内服解毒。

白花蛇舌草

【处方用名】白花蛇舌草。

【别名】蛇针草、蛇舌草。

【植物形态】茜草科，耳草属。属一年生草本植物。茎纤弱，略带方形或圆柱形，具有显著的纵棱。叶对生，具短柄，叶片线形至线状披针形，革质，先端渐尖，具锐尖头，边缘平直；托叶膜质，顶端有小齿。花白色，单生或两朵同生于叶腋，无柄。蒴果，通常7～10月开花。

【生长环境】多生于山坡、路边、溪畔的杂草丛中。

【采收加工】全草入药，夏、秋采收，洗净，晒干。

【性味功效】甘淡凉，具有清热解毒、活血利尿之功效。

【主治用法】①阑尾炎、肠炎、扁桃体炎、咽喉炎、急性肝炎、尿路感染等。②各种癌症，可控制或改善症状。上述病症用量30～60克，煎服。捣烂外敷，可治疮疖痈肿、跌打损伤及毒蛇咬伤。孕妇慎用。

一点红

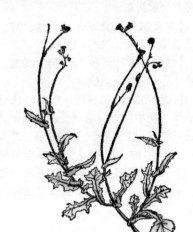

采收时间	生长环境	入药部位	治疗部位
① ② ③ ④ ⑤ ⑥ ⑦ ⑧ ⑨ ⑩ ⑪ ⑫			

【处方用名】一点红。

【别名】羊蹄草、叶下红、红背草。

【植物形态】菊科，一点红属。属一年生草本植物，茎细而中空，表面光滑无毛或有白色疏毛，有少数分枝。叶互生，无柄，下部叶琴形分裂，顶端圆钝，基部狭窄；上面的叶卵状披针形，先端犁头形，基部抱茎，有不规则的锯齿，反面紫红色。花紫红色，顶生。

【生长环境】生于村边、荒地、园地、路边等处。

【采收加工】全草入药，采收带花全草，洗净，晒干。

【性味功效】苦凉，具有清热解毒、消炎利尿之功效。

【主治用法】①感冒、急性肠炎、菌

痢、咽喉肿痛、尿路感染、外伤感染、痈疽等：15～50克(鲜用60～120克)，煎服。②跌打损伤、蛇咬伤、铁钉扎伤、皮炎、湿疹：可用鲜草洗净、捣敷或干草煎洗。

天葵

【处方用名】 天葵草。

【别名】 紫背天葵、夏无踪(天葵)、千年老鼠屎(天葵子)。

【植物形态】 毛茛科，天葵属。高可达30厘米，属多年生草本植物，地下块根为棕褐色，呈椭圆形。茎细，分枝少，有白色细毛。秋冬两季从根端出叶，有长柄；复叶由3片小叶组成，各小叶再3裂，并有缺刻，正面绿色，反面紫色；茎生叶有短柄，比根出叶小。花白色，外面淡红色，单生于叶腋或茎顶。果熟时裂开，2～4个排列呈星芒状。种子黑色。通常3～4月开花。果实立夏前成熟，全草便枯死。

【生长环境】 多生在树下、石缝等荫蔽处。

【采收加工】 全草入药，2～4月采收，剪取茎叶，晒干。

【性味功效】 甘寒，有小毒，具有清热解毒、利尿之功效。

【主治用法】 ①瘰疬、肿毒、蛇咬伤：可内服或外敷。②尿路结石。上述病症用量为9～15克，煎服，外用适量。

【附】 天葵子(天葵的块根) 甘凉。清热解毒，消痈肿。治瘰疬、乳痈、肿痛、疮痈肿毒、跌打损伤等症，9～18克，煎服，或用鲜根捣敷乳痈、肿毒，有消肿止痛的功效。

马兰

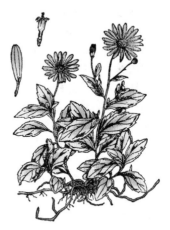

采收时间			生长环境	入药部位	治疗部位
① ② ③ ④ ⑤ ⑥					
⑦ ⑧ ⑨ ⑩ ⑪ ⑫					

【处方用名】 马兰根。

【别名】 鸡儿肠、路边菊、马兰头。

【植物形态】 菊科，马兰属。属多年生草本植物，有匍匐茎。叶互生，边缘有粗锯齿。头状花蓝色，中心黄色。通常8～10月开花。

【生长环境】 多生在田埂、路边、垄沟等湿润处。

【采收加工】 根入药，一年四季均可挖采，洗净，晒干。

【性味功效】 辛平，具有清热解毒、止血、利尿、消肿之功效。

【主治用法】 ①黄疸、肝炎、痢疾、小便涩痛、咽喉肿痛、痔疮。②鼻出血、牙龈出血、吐血、皮下出血；上述病症用量9～50克，煎服。③蛇咬伤：用连根鲜草，洗净，捣烂，外敷患处。

一枝黄花

【处方用名】 一枝黄花。

【别名】 蛇头王、满山黄、百条根。

【植物形态】 菊科，一枝黄花属。高15～60厘米，属多年生草本植物。茎基略带紫红色，很少分枝。叶呈长圆形或披针形，互生，边缘有锯齿，茎上部的较狭小而无齿。头状花密集茎顶，黄色。果实呈圆柱形。通常10月开花，11月结果。

【生长环境】 生在田野、丘陵等较干燥的地方。

【采收加工】 全草入药，7～9月采收，洗净，切断，晒干。

【性味功效】 辛苦凉，有小毒，具有清热解毒、消肿、止痛之功效。

【主治用法】 ①感冒、咽喉肿痛、扁桃体炎：9～50克，煎服。②毒蛇咬伤、刀伤出血、各种疮痈肿毒等：鲜草适量，洗净，捣烂外敷，同时用鲜草30～60克，煎服。③鹅掌风、灰指甲、脚癣：每日用30～60克，煎取浓汁，浸洗患部，每次半小时，每日1～2次，7日为一疗程。

【附】 一枝黄花根(根) 具有清热解毒的功效，治咽喉肿痛，9～15克，煎服。

榄核莲

【处方用名】 一见喜、榄核莲。

【别名】 穿心莲、斩蛇剑。

【植物形态】 爵床科，穿心莲属。高可达45～75厘米，属一年生草本植物。茎方有棱，分枝很多，节膨大。叶对生，深绿色，尖卵形。花白色，排成顶生或腋生，花序疏散。果似橄榄核而稍扁，表面中央有一纵沟。

【生长环境】 人工栽培。

【采收加工】 全草或叶入药。夏季采叶，晾干；秋季采收全草，洗净，晒干。

【性味功效】 苦寒，具有清热解毒、消肿止痛之功效。

【主治用法】 ①菌痢、肠炎腹泻。②扁桃体炎、咽喉炎、肺炎、肺结核。③疮毒及蛇虫咬伤。上述病症用量6～15克，煎服；或研粉装胶囊吞服，每次五分，每日3剂，外敷适量。

【注】 本品极苦，如剂量较大，胃弱者服后可能引起呕吐。

婆婆针

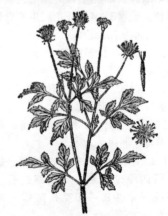

采收时间	生长环境	入药部位	治疗部位
① ② ③ ④ ⑤ ⑥ ⑦ ⑧ ⑨ ⑩ ⑪ ⑫			

【处方用名】 鬼针草。

【别名】 盲肠草、引线包。

【植物形态】菊科，狼把草属。高45～90厘米，属一年生草本植物。茎方。茎中部以下的叶对生，羽状深裂，边缘有锯齿，茎梢的叶互生。头状花，黄色。果实细长，顶端有3～4个短刺。通常8～11月开花。

【生长环境】生长在田间、路边、林园、荒野等处。

【采收加工】全草入药，9月采收，洗净，切断，晒干。

【性味功效】苦平，具有清热解毒、强壮之功效。

【主治用法】①咽痛、关节痛、毒蛇咬伤。②阑尾炎、肠炎腹泻。③脱力劳伤。上述病症用量30～60克，煎服。

凤尾草

【处方用名】凤尾草。

【别名】双凤尾、鸡脚草。

【植物形态】凤尾蕨科，凤尾蕨属。高30厘米，属多年生常绿草本植物。根茎短，密生栗褐色小鳞片。叶丛生，硬纸质，羽状深裂，裂片线形，叶脉明显，叶柄细长，有3条棱。

【生长环境】生在墙缝或墙脚下、井旁石缝等阴湿处。

【采收加工】全草入药，一年四季可采，洗净，晒干，切断。

【性味功效】苦寒，具有清热解毒、收敛止血、止痢之功效。

【主治用法】①细菌性痢疾，可单用，也可与辣蓼等配合。②黄疸型肝炎、扁桃体炎。③便血、尿血、咯血、痔疮出血。④遗精、白带。⑤蛲虫病。上述病症用量9～15克，大剂量可用30～60克，煎服。

天胡荽

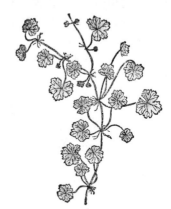

采收时间						生长环境	入药部位	治疗部位
①	②	③	④	⑤	⑥			
⑦	⑧	⑨	⑩	⑪	⑫			

【处方用名】天胡荽。

【别名】移星草、满天星、破铜钱、盆上芫茜。

【植物形态】伞形花科，天胡荽属。属多年生小型草本植物，有异味。茎细长蔓延地面，节节生根。叶圆形或肾形，正面有光泽，直径0.5～3厘米，常5～7裂，边缘有钝齿。花很小，10～15朵密集成球形，生于花梗顶端。通常5月开花。

【生长环境】多生在墙脚下、井边、路旁等阴湿处。

【采收加工】全草入药，4～10月采收，洗净，晒干。防霉。

【性味功效】辛平，具有消肿止痛、清热解毒、化痰止咳之功效。

【主治用法】①咽喉肿痛：鲜全草洗净，加食盐少许，捣烂取汁，滴在患处。②风火赤眼：鲜草50克，洗净，煎服。③哮喘、慢性支气管炎：鲜草50克，用冷开水洗净，捣烂绞汁服。④百日咳：鲜草9～15克，煎服，可加白糖适量。⑤蛇缠疮(即带状疱疹)：鲜全草捣烂，用酒精浸泡半日后，用棉花蘸搽患处。⑥脚癣湿痒：鲜全草加食盐少许，捣烂敷患处，连敷几日。

【注】上海中药店的"移星草"是"谷精草"。

垂盆草

【处方用名】 垂盆草。

【别名】 鼠牙半枝莲。

【植物形态】 景天科，景天属。高9～18厘米，属多年生肉质草本植物。茎平卧或倾斜，接近地面部分易生根。叶3片轮生，倒披针形至长圆形，扁平。花黄色，小。通常6～7月开花，8～9月结果。

【生长环境】 常生在岩石上。

【采收加工】 全草入药，5～8月采收，洗净，晒干或烘干，或用沸水撩过后晒干。防霉。

【性味功效】 甘淡微酸凉，具有清热解毒、消痈肿、利尿、解蛇毒之功效。

【主治用法】 水火烫伤、痈肿疮疹、毒蛇咬伤、肿瘤：鲜草30～120克，洗净捣汁服；干草15～30克，煎服。外用鲜草适量，洗净，捣烂敷患处。

【注】 上海中药店出售的"半枝莲"，原植物名"并头草"，唇形科，黄芩属。药用全草。性味辛寒，功能为清热解毒、利尿消肿，主治疮痈肿毒、肝炎、肝大、肝硬化腹水、蛇虫咬伤、肿瘤等。一般用15～30克，大剂量可用60克，煎服。

抱石莲

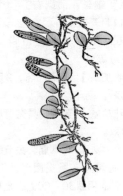

采收时间						生长环境	入药部位	治疗部位
①	②	③	④	⑤	⑥			
⑦	⑧	⑨	⑩	⑪	⑫			

【处方用名】 抱石莲。

【别名】 鱼鳖金星、鱼鳖草。

【植物形态】 水龙骨科，骨牌蕨属。陆生或附生多年生草本植物。根状茎细弱，长而横走，疏被淡棕色的薄质鳞片。叶有2型：营养叶卵圆形或矩圆状卵圆形；孢子叶细长如舌形或匙形，但也常有与营养叶同形的，背面着生孢子囊群，圆形，黄褐色，数枚至十余枚不等，分两行沿中脉左右排列。

【生长环境】 生于山谷、溪边及阴地的岩石和树干上。

【采收加工】 全草入药，常年可采，洗净，晒干。

【性味功效】 淡平，具有清热解毒、祛风化痰之功效。

【主治用法】 ①肺结核咳嗽咯血、淋巴结炎。②膝关节风湿痛。③鼓胀。④疔疮。上述病症用量15～50克，煎服；鲜草洗净，捣烂，外敷疔疮。

乌蔹莓

【处方用名】 乌蔹莓。

【别名】 五爪金龙、母猪藤。

【植物形态】 葡萄科，乌蔹莓属。属多年生蔓草本植物，凭借卷须攀登它物。掌状复叶互生，小叶5片，边缘有圆钝锯齿。花淡黄绿色，小。浆果呈球形，成熟时黑色。通常7～8月开花，8～9月结果。

【生长环境】 路边、田间、草丛中及树下到处可见。

【采收加工】 全草入药，6～9月采收，洗净，晒干，切断。

【性味功效】 苦酸寒，具有清热解毒、利尿、活血、消肿之功效。

【主治用法】 ①尿血、喉痛、大叶性肺炎、皮肤创伤发炎等症：15～50克，煎服。②跌打损伤、蛇虫咬伤、热疖疮痛：鲜草适量，洗净，打烂外敷。

【附】 乌蔹莓根（根） 功效与全草相似。①治跌打损伤，9～15克，炖酒服。②治尿道炎，鲜根50克，冷开水洗净，捣汁饮或煎服。

蛇莓

【处方用名】 蛇莓、蛇果草。

【别名】 三匹风、蛇果果。

【植物形态】 蔷薇科，蛇莓属。整体有白毛，属多年生矮小型草本植物。茎细长，葡匐，节节生根。叶为掌状复叶，互生；小叶3片，菱状卵形，边缘有钝圆锯齿。花黄色，有长柄。果鲜红色，通常4～5月开花。

【生长环境】 生于路旁、屋边等阴湿处。

【采收加工】 全草入药，4～10月采收，洗净，晒干，切断。

【性味功效】 甘苦寒，具有清热解毒、散结之功效。

【主治用法】 ①肿瘤、疔疮：9～50克，煎服。②蛇咬伤、烫伤：鲜草洗净，捣烂外敷。③瘰疬：鲜草30～60克，洗净，煎服。

牛膝

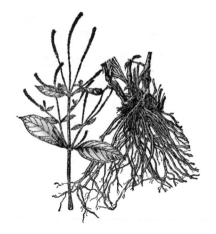

采收时间	生长环境	入药部位	治疗部位
① ② ③ ④ ⑤ ⑥ ⑦ ⑧ ⑨ ⑩ ⑪ ⑫			

【处方用名】 土牛膝。

【植物形态】 苋科，牛膝属。高可达60厘米左右，属多年生草本植物。根粗大，圆柱形，土黄色。茎方，节膨大如牛膝盖。叶呈椭圆形或带披针形，对生。花细小，开后下垂，绿色，密集茎顶成细长花穗。果实有刺，易附着衣服。通常8～9月开花，10～11月结果。

【生长环境】 生在竹园、路边、屋旁草丛等处。

【采收加工】 根入药，11～12月采挖，洗净，切断，晒干。本品极易发霉，所以霉季放石灰鬃内。

【性味功效】 苦酸平，具有通经利尿、清热解毒、活血止痛之功效。

【主治用法】 ①脚气肿胀、关节炎、风湿痛。②闭经。③白喉。④咽炎：急性的可配合金银花或忍冬藤等；慢性的可配合玄参、麦冬等。⑤跌打损伤。以上病症用量9～15克，大剂量用30～45克，煎服。孕妇忌服。

【注】 本品是指"土牛膝"。

羊蹄

【处方用名】 羊蹄根。

【别名】 土大黄、癣大黄、羊耳朵草。

【植物形态】 蓼科，酸模属。高可达90厘米，属多年生草本植物。根粗大，黄色。叶长椭圆形，边缘波状，根粗，叶有长柄。花小，淡绿色，轮生于花梗上，层层排列。果苞三棱状，外面有网纹和瘤状突起，边缘有小齿，内含褐色、光亮的果实。通常4～5月开花，5～6月结果。

【生长环境】 多生于田野、路边等潮湿的地方。

【采收加工】 根入药，11～3月采挖，洗净，切片，晒干。防霉蛀。

【性味功效】 苦酸寒，具有清热解毒、杀虫治癣、通便之功效。

【主治用法】 ①顽癣：用鲜根洗净，加醋磨汁涂患处。②秃疮、头风白屑(头部脂溢性皮炎)：用根或全草，加食盐

少许，捣烂外敷。③疔疮：鲜根加醋，磨汁或捣汁，再加猪油调匀成膏，敷患处。④便秘：鲜根15～50克，煎服；体质强壮、大便燥结数日不通的可加玄明粉6克，冲服。

栀子

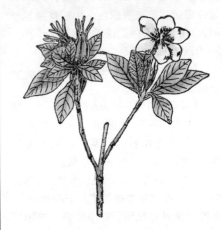

采收时间	生长环境	入药部位	治疗部位
① ② ③ ④ ⑤ ⑥ ⑦ ⑧ ⑨ ⑩ ⑪ ⑫			

【处方用名】 生山栀、黑山栀、炒山栀。

【别名】 山枝子。

【植物形态】 茜草科，栀子属。高可达90～180厘米，属常绿灌木。叶对生或三叶轮生，革质，深绿色有光泽，卵状椭圆形，全缘。花为白色，有香气，高脚碟形，单生于枝顶或叶腋。果呈卵形，有纵直六角棱，熟时橙色。通常7～10月开花。

【生长环境】 生于山坡、丘陵灌木丛中，亦有栽培。

【采收加工】 种子入药，11月采收

成熟果实，晒干为生山栀；炒后称黑山栀或炒山栀。

【性味功效】　苦寒，具有泻火清热、凉血、解毒之功效。

【主治用法】　①热病烦渴。②风火赤眼肿痛、热疮。③黄疸、小便不利。④吐血、鼻出血：上述病症用量4.5～9克，打碎煎服。本品生用，泻火清热力强；炒黑，凉血止血较好。⑤伤筋肿痛：用生栀子捣烂，酌加面粉，水调成糊状，外敷患处。

木芙蓉

【处方用名】　芙蓉花。

【植物形态】　锦葵科，木槿属。高可达150～450厘米，属落叶灌木或小型乔木。枝条上有星状毛。叶呈广卵形或卵圆形，互生，掌状3～5裂，裂片三角形，边缘有钝齿，基部心形。花初开时为白色或淡红色，随后渐变为深红色。果实稍呈球形，密生黄毛，通常8～10月开花。

【生长环境】　多生于山坡、路旁或人工栽培。

【采收加工】　花入药，秋季采收，晒干。

【性味功效】　微辛平，具有清热、解毒、消肿、排脓、止痛、凉血、止血之功效。

【主治用法】　①疔疮、肿毒、水火烫伤：鲜花捣汁外涂，或干花研细末，用蜂蜜或麻油或菜油调敷患处。②肺痈(肺脓肿)：50克，煎服。③吐血、子宫出血：9～15克，煎服。

【附】　芙蓉叶(叶)　治疗疮肿毒，用法与花同。

翻白草

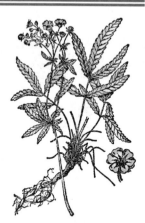

采收时间	生长环境	入药部位	治疗部位
① ② ③ ④ ⑤ ⑥ ⑦ ⑧ ⑨ ⑩ ⑪ ⑫	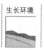		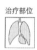

【处方用名】　翻白草。

【别名】　天青地白草、鸡爪莲、白头翁。

【植物形态】　蔷薇科，委陵菜属。属多年生草本植物。地下宿根丛生，呈纺锤形。茎短，表面密生白色绵毛。根生叶丛生，小叶通常3～7片，叶片长圆形，边缘有齿。正面有稀疏刚毛，反面密生白色绵毛。叶柄长；一茎3叶，叶形与根生叶相似，但叶柄短。花为黄色。果实呈卵形，通常4～5月开花。

【生长环境】　多生于低山坡、路边、田野草丛等处。

【采收加工】　全草及根入药，4～5月采收，洗净，晒干。

【性味功效】　甘微苦平，具有清热、凉血、解毒、止血之功效。

【主治用法】　①各种传染性疾病的发热、菌痢(阿米巴痢疾亦有效)：全草

(单用根亦可)9～15克(鲜用加倍)，水煎服。②乳腺炎、肺炎、咯血、吐血：均用全草，水煎服。用量同上。③外敷治创伤出血。

夏枯草

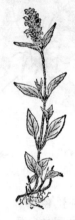

采收时间	生长环境	入药部位	治疗部位
① ② ③ ④ ⑤ ⑥ ⑦ ⑧ ⑨ ⑩ ⑪ ⑫			

【处方用名】 夏枯草。

【别名】 夏枯花、夏枯球、花鼓草。

【植物形态】 唇形科，夏枯草属。高12～36厘米，属多年生草本植物。有匍匐茎。茎方，丛生，带淡红色，通常不分枝。叶对生，卵形或长圆形，有疏齿或无齿。花蓝紫色，密集茎顶成长1.8～4.2厘米的花穗。果呈三棱状，长圆形，深黄色，有褐色花纹。通常5～6月开花，7～8月结果。

【生长环境】 生在田野、路边、草丛中。

【采收加工】 花穗入药，7～8月采收，晒干。

【性味功效】 辛苦寒，具有清肝火、降血压、散结消瘰之功效。

【主治用法】 ①肝火上升的头痛、头晕、眼痛。②瘰疬。③黄疸型肝炎。④高血压。⑤肺结核。上述病症用量6～12克，大剂量可用50克，煎服。

漆姑草

【处方用名】 漆姑草。

【别名】 瓜槌草、蛇牙草。

【植物形态】 石竹科，漆姑草属。属一年生或二年生小型草本植物。茎多从基部分枝，枝下端平卧，上部直立，成丛生状，上部疏生短细毛。叶对生，线形，肥厚，基部有薄膜连成鞘状。花腋生或成顶生，白色。果广卵形。

【生长环境】 生于田野、路旁及园圃等阴湿处。

【采收加工】 全草入药，夏、秋季采收，洗净，晒干。

【性味功效】 酸甘凉，具有凉血、行血、解毒之功效。

【主治用法】 ①漆疮：鲜草捣汁搽患处，或干草煎汤待凉洗患处。②瘰疬溃烂：鲜草用冷开水洗净，捣烂外敷患处。③跌打损伤：15克，煎服。④毒蛇咬伤：鲜草50克，冷开水洗净，加开水捣烂绞汁服；外用鲜草洗净捣烂，敷于伤口周围及肿处。

三白草

【处方用名】 三白草。

【别名】 三张白、百节藕。

【植物形态】 三白草料，三白草属。

高30～60厘米余，属多年生草本植物。茎下部伏地，节上生根，上部直立。叶呈长圆状心形，互生，绿色，近顶部2～3片叶子花期常呈白色(故称"三白草")，全缘。花序顶生。果实呈球形。通常6～7月开花，8～9月果熟。

【生长环境】生长在水沟旁或沼泽处。

【采收加工】带根全草入药，4～9月采收，洗净，晒干。

【性味功效】甘辛寒，有小毒，具有清热、利尿、祛痰、消痈肿、通乳之功效。

【主治用法】①妇女白带、尿路感染、咽喉肿痛、慢性支气管炎、肺痈(肺脓肿)、咳痰腥臭：50克，水煎服。②水肿、脚气：50克，水煎服，也可加甜酒小半杯同煎。③疮毒：鲜根量，酌加明矾少量，同捣烂如泥，敷患处。

积雪草

【处方用名】落得打。

【别名】崩大碗。

【植物形态】伞形花科，积雪草属。属多年生匍匐草本植物。茎细长，爬地，随处生根。叶常2～4片簇生节上，有长柄，肾圆形，边缘有钝齿。花淡红紫色，小，数朵生叶腋间。果实呈扁圆形。通常5～6月开花，6～7月结果。

【生长环境】生于田野、沟边等较阴湿处。

【采收加工】全草入药，5～9月采收，洗净，晒干，切断。本品极易发霉，须经常翻晒。

【性味功效】苦辛寒，具有清热解毒、止血、利尿、活血、消肿之功效。

【主治用法】①肠胃炎、扁桃体炎、感冒头痛、火眼、牙痛、皮肤湿疹、湿热黄疸。②胆囊炎、腮腺炎。③吐血、尿血，可与生蒲黄、生地黄等配合应用。④小便不利。⑤跌打损伤，可配合当归、桃仁、川芎、赤芍等。上述病症用量9～15克，大剂量可用50克，煎服。

黄独

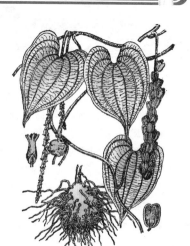

采收时间	生长环境	入药部位	治疗部位
① ② ③ ④ ⑤ ⑥ ⑦ ⑧ ⑨ ⑩ ⑪ ⑫			

【处方用名】黄药子、黄独。

【别名】金线吊蛤蟆、黄药脂。

【植物形态】薯蓣科，薯蓣属。属多年生缠绕草质藤本植物，具有球状地下块茎。茎圆形，叶片卵形，互生，具长柄，先端锐尖，基部阔心形，全缘，有脉7～9条，叶腋常有珠芽。有雌雄之分，雄株花序短而丛生，或呈圆锥状；雌株花序1～4个丛生于叶腋。果实呈矩圆形，下垂，有翅。通常7～9月开花，

9～10月结果。

【生长环境】 生于山野沟边、溪边等杂草和灌木丛中。

【采收加工】 带根块茎入药，9～11月采收，洗净，切片，晒干。

【性味功效】 苦平，具有清热解毒、消肿、止血、止咳平喘之功效。

【主治用法】 ①甲状腺肿大。②吐血、咯血。③咳嗽气喘。上述病症用量9～50克，煎服。

白毛垂花蓼

【处方用名】 辣蓼。

【别名】 辣蓼草、蓼子草、水蓼。

【植物形态】 蓼科，蓼属。高可达90厘米，属一年生大型草本植物。茎基带红色，粗大，有暗紫色细点。叶呈带披针形，互生，有多数明显的侧脉，正面中央往往有黑斑，反面有白色绵毛。花小，密集成下垂的淡红色或绿白色花穗。果扁圆形，小，黑褐色有光泽。通常9～10月开花。

【生长环境】 多生于近水处。

【采收加工】 带根全草入药，5～10月采收，洗净，切断，晒干。

【性味功效】 辛温，具有解毒、利尿、止痢、止痒之功效。

【主治用法】 ①痢疾、肠炎：50克，煎服。也可配合凤尾草或马齿苋同用。②蛇犬咬伤：鲜草洗净，捣烂外敷。③皮肤湿痒、顽癣：鲜草适量，洗净捣烂外敷，或煎汤熏洗。

【注】 ①植物辣蓼与水蓼也有止痢效果，可单用或与车前草等同用。②其他蓼属植物如显花蓼、蚕茧蓼、丛枝蓼等是否有相似药效，有待研究。

长萼鸡眼草

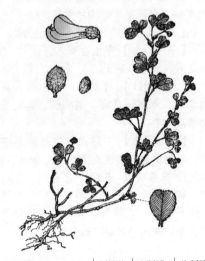

采收时间						生长环境	入药部位	治疗部位
① ② ③ ④ ⑤ ⑥								
⑦ ⑧ ⑨ ⑩ ⑪ ⑫								

【处方用名】 鸡眼草。

【别名】 蚂蚁草、白斑鸠窝。

【植物形态】 豆科，鸡眼草属。高不到30厘米，属一年生草本植物。茎绿色，细长，生有白色向上柔毛。复叶互生，小叶3片，呈倒卵形，主脉密生长毛，细脉平行。花1～2朵生于叶腋，淡红色。果实呈椭圆形，很小，内仅有种子1粒。7月开花。

【生长环境】 生于路边、草地上。

【采收加工】 全草入药，7～8月采收，洗净，晒干。

【性味功效】 辛寒，具有清热解毒、利尿、止泻之功效。

【主治用法】 ①感冒发热、咳嗽胸痛。②尿路感染。③肠炎腹泻、痢疾，可与车前草或紫花地丁配合同用。如有肠鸣，可加枳壳；腹痛可加红藤。以上病症用量15~50克，大剂量可用60克，煎服。

【注】另有"鸡眼草"，形态与长萼鸡眼草相似，但茎较柔软，白色柔毛向下，小叶为长椭圆形，很少有毛。目前长萼鸡眼草常与鸡眼草混用。

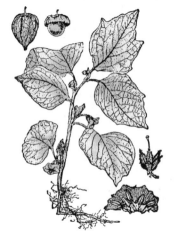

酸 浆

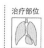

采收时间	生长环境	入药部位	治疗部位
①②③④⑤⑥⑦⑧⑨⑩⑪⑫			

【处方用名】 挂金灯。

【别名】 金灯笼。

【植物形态】 茄科，酸浆属。高30~60厘米，属多年生草本植物，有爬地的根状茎。茎多单生，不分枝。叶阔卵形或卵形，长3~10厘米，宽3~6厘米，边缘有粗大钝齿。花白色。果生于一橘红色、灯笼状的萼内。通常7~9月开花，10月果熟。

【生长环境】 生于田野、沟边等处，也有栽培。

【采收加工】 种子入药，9~10月采收，晒干。本品易霉、易蛀，须注意。

【性味功效】 酸平，具有清热、消肿之功效。

【主治用法】 ①肺热咳嗽，可配合桑叶、枇杷叶等。②咽喉肿痛，可与蒲公英等同用。上述病症用量4.5~9克，煎服。

滴水珠

【处方用名】 滴水珠。

【别名】 水半夏、石半夏、独叶一枝花、一粒珠。

【植物形态】 天南星科，半夏属。属多年生草本植物。地下块茎球形。仅生 1~2片单叶，近戟形或心形，颜色为绿色或淡紫色，表面光滑；柄长，叶柄与叶片相接处常有一颗珠芽。肉穗花序。通常4~6月开花。

【生长环境】 多分布于山区或半山区，生于阴湿的草丛中、石壁上、岩石边等处。

【采收加工】 块入药，一年四季均可采。

【性味功效】 辛温，有毒，具有消肿、散结、解毒、散瘀之功效。

【主治用法】 ①蛇虫咬伤、痈疖初起：鲜块茎3克，洗净，用开水吞服（不可嚼碎）；另取鲜块茎捣敷患处。②腰部扭伤疼痛：鲜块茎3克，吞服；另取鲜块茎加食盐或白糖捣敷患处。③跌打损伤：鲜块茎捣敷患处。

清热药

药名	处方用名	性味	功效	主治	常用量
石膏	生石膏	辛甘寒	清热降火，止渴除烦	①高热不退、烦渴狂躁；②肺热咳喘	9～50克
知母	肥知母	苦寒	清热，润燥滋阴	①热病烦渴；②虚热；③二便不利(属虚证者)	3～12克
芦根	活芦根、鲜芦根	甘寒	清热，止呕	①肺热咳嗽；②胃热呕吐、呃逆；③解河豚毒	50克
竹叶	鲜竹叶	甘淡寒	清热降火，解渴除烦	①热病烦躁口渴；②口舌生疮；③小便黄少	3～12克
决明子		苦甘微寒	清热，祛风明目，缓泻	①目亦翳障；②伤风头痛；③便秘	4.5～9克
青葙子		苦微寒	清肝火，散风热	①目亦翳障；②高血压	6～9克
鲜地黄	鲜生地	甘苦寒	清热凉血，滋阴，止血	①热病伤津；②斑疹、咽喉红肿；③热证出血	15～50克
玄参		咸苦微寒	滋阴降火，解毒	①高热伤津；②咽痛、斑疹；③痈疽；④瘰疬(淋巴结肿)	9～24克
丹皮	牡丹皮	辛苦微寒	凉血，散瘀	①热病发斑；②出血；③经闭；④阑尾炎；⑤高血压	6～12克
紫草	紫草根	甘咸寒	凉血，活血，解毒	①斑疹(兼能预防麻疹)；②痈肿；③子宫绒毛膜上皮癌	6～9克

药名	处方用名	性味	功效	主治	常用量
连翘		苦微寒	清热解毒，排脓	①风热表证；②痈疽；③瘰疬	6～12克
大青叶		苦大寒	清热解毒，凉血	①热病发斑；②热毒咽喉肿痛；③疮痈、丹毒等	15～50克
板蓝根		苦寒	清热解毒，利咽	①咽喉肿痛；②流行性腮腺炎	15～50克
白鲜皮		苦寒	清热解毒，祛风湿	为治皮肤病要药，热疮、风疹、湿毒均可治	3～9克
白头翁		苦微寒	凉血解毒热毒	下痢	3～9克
黄芩		苦寒	清湿热，泻火，安胎，降血压	①发热；②肺热咳嗽；③黄疸；④泄泻⑤高血压	3～9克
黄连	川连	苦寒	泻火，燥湿，解毒	①发热；②泻痢；③心烦、呕吐；④眼红肿；⑤疔毒	2.5～6克
黄柏		苦寒	泻火，燥湿	①发热；②痢疾；③黄疸；④疮毒；⑤湿	3～9克
龙胆		苦寒	清湿热，泻肝火	①眼红胁痛、咽痛口苦；②惊风；③阴部肿痒	3～6克
茵陈	绵茵陈	苦微寒	清利湿热	为治黄疸的主要药物	9～24克
苦参		苦寒	清湿热，祛风，杀虫	①湿热痢疾、黄疸；②疮疥、痔疮、麻风	3～9克
败酱草		苦寒	清热解毒，消肿排脓	①肠痈、腹痛；②疮痈肿毒；③肺痈	9～15克，大剂量可用50克

泻下药

泻下药就是能引起腹泻或能滑润大肠的药物，泻下药能泻火、排毒、逐水消肿和清除肠内的积屎之功效。有部分泻下药药性猛烈、有毒，具有峻下逐水的作用，不但能通大便也利小便，因此被称为"通利二便"，主要治疗浮肿和腹水，但用药时要多加注意，对症下药。

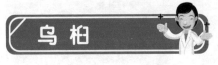

乌桕

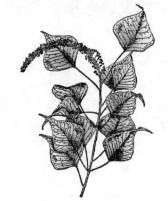

| 采收时间 | 生长环境 | 入药部位 | 治疗部位 |

【处方用名】 乌桕根皮。

【别名】 桕树根皮。

【植物形态】 大戟科，乌桕属，高可达10～13米，属落叶乔木。全株含有白色毒性乳汁。叶子互生，呈菱状卵形，顶部尤为尖细。长和宽均为3～9厘米，秋季会变为红色；叶柄上端有2个突起的腺。花朵有雌雄之分，较小，呈黄绿色，密集丛生于枝干顶端，呈细长花穗，起初均为雄花，随后在花穗的基部有1～4朵雌花。果实近乎球形，熟时呈黑色，裂开时为3瓣，各瓣均有1粒种子。种子呈黑色，外面有白蜡层。通常7～8月开花，10~11月果熟。

【生长环境】 常栽培于路边、河边或渠道旁等地。

【采收加工】 根入药，10月至来年2月采根皮，洗净，切断，晒干。

【性味功效】 苦微温，具有泻下解毒、祛风活血之功效。

【主治用法】 腹水肿胀、毒蛇咬伤：常用量为9～12克，用水煎服。

【附】 ①乌桕白蜡(种子外的蜡) 可用来治疗手足皮肤开裂。②乌桕叶(叶)可用来治疗皮肤湿疹等病症，取适量药物用水煎汤外洗。

【注】 本品含有花椒素等成分。毒蛇咬伤后可服用嫩枝梢，同时需要饮用大量冷开水，这样可以延缓中毒时间。

泻下药

药名	处方用名	性味	功效	主治	常用量
大黄	生大黄，酒大黄，制大黄	苦寒	攻下，泻火，祛瘀。生用泻下通便，不宜久煎；酒制蒸熟用于祛瘀，清湿热	①积食不消、便秘；②实热证；③经闭；④水肿、黄疸；⑤疗毒	3～9克

续表

药名	处方用名	性味	功效	主治	常用量
硝芒	硝玄、明粉	咸苦寒	攻下，泻火	大便秘结属实证热证者	6～12克(冲服)
郁李仁		辛苦平	通利二便	①大便燥结；②水肿	3～9克
大戟		苦寒，有毒	逐水峻下	①水肿；②腹水	1.5～3克
甘遂		苦寒，有毒	逐水，攻痰	①水肿；②腹水；③痰迷癫痫	2.5～6克
商陆		苦寒，有毒	逐水，攻痰	①水肿；②腹水；③痰饮喘咳	2.5～6克
牵牛子	黑丑、白丑	辛热，小毒	逐水，杀虫，通便	①水肿；②便秘；③虫积	3～9克
葶苈子		辛苦大寒	泻水，定喘	①水肿；②喘咳	3～9克(包煎)

祛风湿药

祛风湿药用来祛除肌肉、经络及筋骨间的风湿，治疗关节痹痛；一些药物还具有强筋骨、补肝肾的功效，亦兼治治筋络拘急、四肢麻木等病症。

【处方用名】 苍耳子。

【植物形态】 菊科，苍耳属。全株粗糙有短毛，高可达120～150厘米，属一年生草本植物。叶呈心状三角形，互生，边缘有不规则粗齿或缺刻，有3条粗脉。花生于叶腋，有雌雄之分。茎上部为雄花，下部为雌花。果实为椭圆形，密生钩刺。通常5～6月开花，9～10月果熟。

【生长环境】 多生于田间、路边、竹林、屋边等干燥向阳的地方。

【采收加工】 种子入药，8～10月采收，晒干。

【性味功效】 苦辛温，具有发汗，祛风湿，止痛，通鼻塞之功效。

【主治用法】 ①风湿痛、头痛、肌肉麻痹：可配合桑枝、豨莶草等应用。②麻风病、疥疮。③鼻炎、鼻塞流涕：可配合辛夷花，煎服，也可外用；上述病症用量3～9克，煎服。

【附】 ①苍耳虫(通常生在茎内，形如小蚕，8～10月捉取) 浸麻油中，用时撩取1～2条，捣烂敷患处，外贴清膏药，可治疗疮肿毒初起。对未溃的疮面，先用消毒针挑破，涂上苍耳虫，一日后即流出黄水。隔日换药1次，连敷2～3次。②苍耳草(全草) 功用与苍耳子相似，并能镇痉，治癫痫；鲜草适量捣烂外敷，能治蜂刺、虫咬。一般用9～15克，大剂量可用50克，煎服。

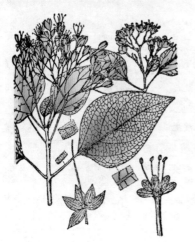

两面针

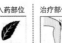

采收时间			生长环境	入药部位	治疗部位
① ② ③ ④ ⑤ ⑥					
⑦ ⑧ ⑨ ⑩ ⑪ ⑫					

【处方用名】 两面针。

【别名】 入地金牛、野花椒。

【植物形态】 芸香科，花椒属。高可达90～180厘米，属常绿藤状灌木。根皮黄色，常有褐色点状小斑，尝之有持久的麻舌感。枝、叶柄、叶脉均生有小钩刺，叶呈羽状复叶，互生，有小叶5～11片；小叶呈卵状椭圆形，有油点，边缘有浅齿。花为白色，生在叶腋。果实呈球形。种子成熟时黑色，有麻辣味。

【生长环境】 多产于广西、广东、湖南、云南、台湾。生于山野及灌木丛中。

【采收加工】 根入药，一年四季均可挖采。

【性味功效】 辛苦微温。有祛风活络、散瘀止痛、解毒消肿之功效。

【主治用法】 ①胃气痛、风湿骨痛、腰肌劳损、跌打损伤。②破伤风、毒蛇咬伤。上述病症用根6～15克，煎服。

【附】 ① 两面针叶（叶）散瘀止痛。鲜叶捣敷，治跌打损伤。②两面针皮（茎皮）功效用法同根。

【注】 本品有毒，用量不可过大。过量则会引起中毒现象，如头晕、眼花、呕吐等。

海州常山

【处方用名】 臭梧桐。

【植物形态】 马鞭草科，海州常山属。高180～360厘米，属落叶灌木或小型乔木。树皮灰白色，嫩枝上有毛。叶为阔卵形或椭圆形，对生，长6～15厘米，边缘无齿或有波状齿。花白色或带淡红色，密集枝梢。果实呈扁球形，成熟时蓝色，有浆汁，生于红紫色的萼内。通常8～9月开花，9～10月结果。

【生长环境】 多生在路旁、沟边、山谷或山坡的灌木丛中。

【采收加工】 带嫩枝的叶入药。6～8月上旬采叶（开花后的叶，有效成分下降，不宜采收），晒干。

【性味功效】 味苦，具有祛风湿、止痛、降血压之功效。

【主治用法】 ①风湿痛、骨节酸痛及原发性高血压：9～50克，煎服；或研粉每服3克，每日3次。也可与豨莶草配合应用。②湿疹或痱子发痒：适量煎汤洗浴。③疟疾：15克，于发作前2小时煎服。

【附】 ①梧桐根（根）祛风、止痛、降

血压。治风湿痛、高血压，15～60克，煎服。治高血压可与枸杞根同用。②臭梧桐花(带宿萼的果实) 祛风湿、平喘，治气喘及风湿痛，9～15克，煎服。

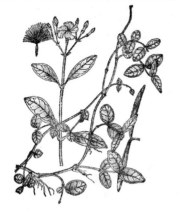

采收时间	生长环境	入药部位	治疗部位
① ② ③ ④ ⑤ ⑥ ⑦ ⑧ ⑨ ⑩ ⑪ ⑫			

稀莶

【处方用名】 稀莶草。

【植物形态】 菊科，稀莶属。高可达90厘米，属多年生草本植物。全体密生白色柔毛。叶呈卵形或三角状卵形，对生，长 6～18厘米，有3条粗脉，边缘有粗齿。头状花细小，黄色；花与花梗都有腺毛，容易粘着衣服，通常8～10月开花。

【生长环境】 人工栽培，也有少量野生于路旁、宅边等处。

【采收加工】 全草入药，8～9月收割，洗净，晒干。

【性味功效】 苦寒，具有祛风湿、止痛、降血压之功效。

【主治用法】 ①风湿痛，可配合桑枝等。②高血压，可配合夏枯草、青箱子等同用。上述病症用量9～15克，煎服。如用于降血压，可用15～50克，煎服。③筋骨痿弱、腰膝无力、手脚麻木、半身不遂等症，稀莶草300克，用黄酒60克拌和，蒸熟。每日9～12克，煎服；或研粉，吞服，每服3克。

络石

【处方用名】 络石藤

【植物形态】 夹竹桃科，络石属。属常绿藤本，茎赤褐色，常生有气根。叶呈叶片椭圆形或卵状披针形，对生，老时带革质。花白色，有香气，腋生。果实呈圆柱形。种子顶端有白毛。通常4～6月开花， 9～10月果熟。

【生长环境】 多生于山坡林下或阴湿沟涧。

【采收加工】 带叶茎藤入药，一年四季均可摘采，洗净，晒干。

【性味功效】 苦微寒，具有祛风通络、利关节、凉血消痈之功效。

【主治用法】 ①风湿痹痛、关节酸痛、筋脉拘挛。②咽喉肿痛、疮疖痈肿。上述病症用量9～50克，煎服。③疮痈及外伤出血，可用鲜叶洗净，捣烂外敷患处。

【附】 薜荔果(薜荔的果实) 别名木馒头、鬼馒头。甘涩平。补肾固精、通乳、活血消肿。主治：①阳痿、遗精：薜荔果12克，槌草12克，煎服。②乳汁不通：用薜荔果2个，猪前蹄1只，煮食并饮汁。③痈疽初起：9～12克，煎服。

【注】 桑科榕属薜荔的不结实的带叶茎藤，有些地区也以"络石藤"入药。上海地区所用的"络石藤"，就是

薜荔的不结实的带叶茎藤。

菝葜

【处方用名】 菝葜。

【别名】 金刚刺、金刚藤头、铁刺苓。

【植物形态】 百合科，菝葜属。属落叶蔓生有刺灌木，有雌雄之分。根茎粗大，坚硬，横生地下。茎细长有节，节处弯曲，有疏刺。叶呈椭圆形或近圆形，互生，革质，长3～9厘米，有直脉3～5条；叶柄基部有卷须2根，用以缠绕他物。花为黄绿色，小，呈腋生伞状排列。果实呈球形，熟时红色，如豌豆大。通常4～6月开花，11～12月果熟。

【生长环境】 多生于山坡、路边灌木丛中。

【采收加工】 块根入药，10月至来年2月采挖，洗净，切片，晒干。放干燥处，防蛀。

【性味功效】 甘酸平温，具有解毒消肿止痛，祛风利湿，止痢之功效。

【主治用法】 ①筋骨酸痛、跌打损伤，可配合虎杖根等同用。②疔痈、肿瘤。③肠炎腹泻、妇女白带。上述病症用量15～50克，煎服。④糖尿病：21克，加乌梅1个，煎服。

祛风湿药

药名	处方用名	性味	功效	主治	常用量
独活		辛苦温	祛风湿	风湿痛	4.5～12克
羌活		辛苦温	祛风湿，止痛解热	①感冒发热、头痛身痛；②风湿痛	4.5～12克
木瓜	宣木瓜	酸温	舒筋络，和胃化湿	①关节拘挛疼痛；②脚气；③呕吐腹泻	4.5～9克
威灵仙		辛温	祛风湿	①关节疼痛拘挛；②鱼骨鲠喉	9～15克
秦艽		苦辛平	祛风湿，清虚热	①关节痛；②肝炎、黄疸；③虚热、低热	3～12克
蚕砂	晚蚕砂	甘辛温	祛风湿，活血，炒炭止血	①关节痛；②腹痛；③月经不调；④崩漏(炒炭吞服)	3～9克(包煎)
苍术		甘辛温	燥湿，健脾，祛风	①消化不良、胀闷恶心、腹痛、腹泻；②关节疼痛；③足痿；④夜盲	3～9克

续表

药名	处方用名	性味	功效	主治	常用量
松节	油松节	苦温	祛风湿	专治关节痛	6～12克
桑枝	嫩桑枝	苦平	祛风湿，通筋活络，止痛	风湿痛、手指发麻、关节伸举不便	9～50克
寻骨风		苦平	祛风湿，通经络	风湿性关节炎	15～60克
乌梢蛇		甘平	祛风攻毒，镇痉	①风湿痛、手足麻木；②惊风、癫痫；③疥癣疮毒	9～50克
白花蛇	蕲蛇	甘咸温，有毒	搜风通络	①关节疼痛拘挛；②皮肤顽癣；③中风	1.5～4.5克
蜂房	露蜂房	苦咸甘平，有小毒	祛风，解毒，消肿	①乳痈肿痛(尚未化脓)；②惊痫、风湿痛、肿瘤(以上内服)；③痈疽瘰疬	(外用)2.4～9克，大剂量可用15～50克，煎服

利尿渗湿药

利尿渗湿药是以通利小便、渗除水湿为主要功效的药物，利尿渗湿药用以治疗小便不利、排尿异常(如尿频、尿急、尿路结石等)、水肿等疾病。另外，中医认为与"湿"有关的病症，如痢疾腹泻、湿温、湿疹、关节疼痛("风湿")、黄疸("湿热"或"寒湿")等疾病，也需配伍本类药物。

黄毛耳草

【处方用名】 黄毛耳草。

【别名】 石打穿、地蜈蚣。

【植物形态】 茜草科，耳草属。属多年生草本植物，全体有黄色长柔毛。茎呈细长状，铺散地面，节上生根。叶对生，呈卵形或卵状披针形，全缘。花为淡蓝色，生于叶腋。果实细小，呈扁球形。通常7～8月开花，9月果熟。

【生长环境】 多生于山坡、路边、岩石上、溪边草丛中。

【采收加工】 全草入药，9～10月采收，洗净，晒干。

【性味功效】 辛苦平，具有清热利尿、平肝之功效。

【主治用法】 适用于暑热泻痢、湿热黄疸、小儿急性肾炎、反胃呃逆、肿瘤。常用药量9～15克，加水煎服。

连钱草

【处方用名】 连钱草、金钱草。

【别名】 遍地香、透骨消。

【植物形态】 唇形科，活血丹属。有香气，属多年生匍匐草本植物。茎方，细长，匍匐。叶对生，有长柄，呈肾圆形，上面有细毛，反面通常带紫色，边缘有圆齿；花枝上的叶顶端较狭尖。花1～3朵生叶腋，呈淡红紫色。果实为褐色，呈长圆形。通常3～4月开花，4～5月结果。

【生长环境】 多生在路边、田野、林缘、溪边、树下和房屋附近等阴湿地方。

【采收加工】 全草入药，4～10月采收，洗净，切断，晒干，防霉。

【性味功效】 微甘寒，具有利尿、化湿、清热解毒、消肿、健胃之功效。

【主治用法】 ①尿路结石：单用30～150克，加水煎服。②湿热黄疸：可与铃茵陈或绵茵陈等配合使用。③肾炎水肿：连钱草50克，萹蓄草50克，荠菜花15克，加水煎服。④肺热咳嗽、咳血：可与枇杷叶、金沸草、牛蒡子等配合使用；咳血可配合仙鹤草同用。上述病症用量9～15克，大剂量可用30～60克，煎服。⑤胃及十二指肠溃疡：每日18～50克，煎汁分两次服，早晚各一次。⑥疮疖、腮腺炎、皮肤撞伤青肿（皮下瘀血）：鲜草适量，捣烂外敷患处。⑦小儿疳积：每用9克，加适量动物肝脏，煎汁服。

酢浆草

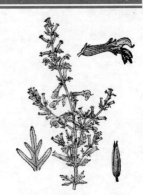

采收时间						生长环境	入药部位	治疗部位
① ② ③ ④ ⑤ ⑥ ⑦ ⑧ ⑨ ⑩ ⑪ ⑫							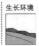	

【处方用名】 酢浆草。

【别名】 酸浆草。

【植物形态】 酢浆草科，酢浆草属。属多年生草本植物。茎较细弱，匍匐或斜升，常节上生根。掌状复叶互生；小叶3片，呈倒心形，顶端凹入，有时带紫红色。花为黄色，小，一至数朵生于叶腋。果实呈圆柱形，具有棱。春、秋季连续开花。

【生长环境】 多生于田野、路旁、墙脚下等处。

【采收加工】 全草入药，6～8月采收，洗净，晒干。

【性味功效】 酸寒，具有利尿，清热、消炎、止痛、活血之功效。

【主治用法】 ①小便不利、尿道涩痛。②尿路结石，尿血、白带。③咳嗽哮喘。④黄疸肝炎。上述病症常用药量为9～50克，煎服。⑤痔疮脱肛、脚癣、湿疹：取适量全草，煎汤熏洗。⑥跌打损伤、疮毒痈肿：鲜草适量，捣烂外敷患处，可同时煎汁内服。

阴行草

【处方用名】　铃茵陈。

【别名】　灵茵陈、黑茵陈。

【植物形态】　玄参科，阴行草属。高可达30～60厘米，属一年或二年生草本植物，全株有柔毛。叶对生，茎上部叶互生，羽状分裂，有4～5对狭小裂片。花为黄色，单生于枝顶叶腋。果实细长，熟时开裂，内含多数细小种子。通常8～9月开花。

【生长环境】　多生于向阳山坡、丘陵草丛中。

【采收加工】　全草入药，7～9月采收，洗净，晒干。

【性味功效】　苦寒，有清热利尿、消滞、化湿之功效。

【主治用法】　①小便短赤、黄疸、肝炎。②呕吐、泄泻腹痛。上述病症用量9～50克，煎服，必要时可酌增剂量。

【注】　北方大多数地区将本品作"刘寄奴"用。

车前

【处方用名】　车前草。

【植物形态】　车前科，车前属。属多年生草本植物。叶簇生地上，卵形或椭圆形，全缘，有3～7条粗脉。花梗从叶丛中抽出，花为白色，极小，成细长花穗。果实成熟时环状裂开。种子细小，呈黑褐色，通常4～7月开花。

【生长环境】　多生于田野、路旁等处。

【采收加工】　全草入药，4～10月采收，洗净，晒干。

【性味功效】　甘寒，具有利尿、止咳化痰、清热解毒、明目等功效。

【主治用法】　①小便不利、小便色黄而量少、尿道涩痛、腹泻等症，可单用，也可与蒲公英、忍冬藤等配合同用。②咳嗽多痰及高血压。③水肿。④失眠多梦。⑤眼红肿痛、怕光、流泪，可配桑叶、青葙子等。上述病症常用药量为15～60克，煎服。⑥肝炎、黄疸：用鲜草50克，洗净捣汁服，连服7日。⑦皮肤肿毒初起：鲜草捣烂外敷患处。

【附】　车前子(种子) 功效与车前草相似。4.5～15克，布袋包煎。

合萌

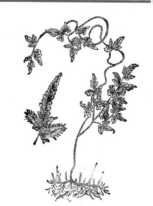

采收时间	生长环境	入药部位	治疗部位
① ② ③ ④ ⑤ ⑥ ⑦ ⑧ ⑨ ⑩ ⑪ ⑫			

【处方用名】　田皂角。

【别名】　野鸭树草。

【植物形态】　豆科，合萌属。高可

达30～90厘米，属一年生草本植物。茎中空，直立。复叶互生，有小叶20～30对，线状长椭圆形，晚上闭合。花为黄色，常3～6朵生腋出花梗上。豆荚细长，扁平，有6～10节，成熟后节节分离。通常7～8月开花，9～10月结果。

【生长环境】 多生池塘边、水田边或水沟旁等潮湿处。

【采收加工】 全草入药，6～7月采收，洗净，晒干。

【性味功效】 苦平，具有清热解毒、利尿、祛风之功效。

【主治用法】 ①荨麻疹：适量，煎汤外洗。②疖痈。③小便不利。④乳汁不通。⑤蛲虫、蛔虫病，可配合苦楝根皮同用。上述病症用量6～15克，煎服。⑥外伤出血：取适量鲜草，洗净，打烂外敷患处。

【附】 ①梗根通(根)治小儿疳积：用根15克，炒焦，水煎，去渣取汁再加入猪肝60克，炖服，可加盐或白糖，吃肝和汤。②梗通草(剥去外皮的主茎) 清热、利小便、通乳汁。治小便不利，热病烦渴，乳汁不通，3～9克，煎服。

海金沙

【处方用名】 海金沙藤。

【别名】 左转藤。

【植物形态】 海金沙科，海金沙属。属多年生蔓草植物。根茎横走，黑褐色或栗褐色，密生细鳞片。茎细，质硬而有光泽，长90～180厘米，能缠绕他物。羽状复叶互生，小羽片呈各种分裂，小叶有钝齿。夏秋间，茎上部叶的反面边缘生许多黑褐色孢子(繁殖体)，叫海金沙。孢子期5～11月。

【生长环境】 多生于山野路旁或干旱的山坡、丘陵灌木丛中。

【采收加工】 全草入药，7～10月采收，洗净，晒干。

【性味功效】 甘寒，具有清热解毒、利尿之功效。

【主治用法】 尿路感染、尿路结石、肾炎水肿、痈肿疔毒、黄疸、白带、乳痈、腮腺炎、口腔炎等症：常用药量为15～50克，煎服。焙干研末，外敷可治刀伤出血。

【附】 海金沙(孢子) 适用于小便不利、尿道刺痛、尿路结石、水肿等病症，常用药量为3～9克，布包煎服。

马蹄金

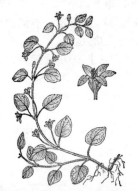

采收时间	生长环境	入药部位	治疗部位
①②③④⑤⑥ ⑦⑧⑨⑩⑪⑫			

【处方用名】 马蹄金。

【别名】 荷包草、黄疸草、小元宝草、小金钱草。

【植物形态】 旋花科，马蹄金属。属多年生草本植物。茎细长，匍匐地面，节上生根。叶呈肾形或圆形，互生，形似马蹄，长0.6～1.5厘米，宽0.9～1.8厘米，有长柄。花形小，淡黄色或白色，单生于叶腋。果实呈带球形，成熟后开裂。通常4～5月开花，6～8月结果。

【生长环境】 多生在路边、田边、墙脚等阴湿地方。

【采收加工】 全草入药，一年四季均可摘采，洗净，晒干，或鲜用。

【性味功效】 辛平，具有祛风利湿、清热解毒、补血之功效。

【主治用法】 ①湿热黄疸、伤风感冒、咽喉肿痛、肺热咳嗽：15～50克(鲜用加倍)，煎服。②乳痈、湿疹、蛇虫咬伤：鲜草适量，捣烂外敷。③全身水肿(肾炎)：鲜草捣烂敷脐上，每日1次，7日为一疗程，或15～50克，煎服。④血虚无力：50克，加红枣10颗，煎服。

黄花菜

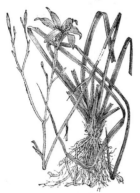

采收时间						生长环境	入药部位	治疗部位
① ② ③ ④ ⑤ ⑥ ⑦ ⑧ ⑨ ⑩ ⑪ ⑫								

【处方用名】 萱草根。

【植物形态】 百合科，萱草属。属多年生草本植物。根圆柱状，多数环生在根状茎四周，幼时白色，后变黄色或褐色，根的末梢常肿大如块根。叶丛生，带状披针形，长达75厘米，宽达1.5厘米。花茎从叶丛中抽出，高约90～120厘米，有4～5个分枝，上生鲜黄色花。果实呈椭圆形，种子为黑色。7～8月开花，8～9月结果。

【生长环境】 多生在河边、树下阴湿处。

【采收加工】 根入药，10～11月采挖，洗净，晒干。本品不易干燥，可先晒几日，堆一日，如此反复进行，至干透为止。

【性味功效】 甘凉，有毒，具有清热，利尿消肿之功效。

【主治用法】 ①小便不利、水肿、黄疸。②吐血、鼻出血。③关节酸痛，可配金雀根同用。以上病症用量3～9克，煎服。④乳痈肿痛：用鲜根适量，洗净，捣烂敷患处，每日换2～3次。

【注】 此药有毒，用量过多或长期服用会损害视力。

过路黄

【处方用名】 对坐草。

【别名】 大叶金钱草。

【植物形态】 报春花科，珍珠菜属。属多年生草本植物。茎柔弱，爬行于地面。叶呈卵形或心形，对生。花为黄色，有长柄，成对生于叶腋，叶与花瓣上都有黑色条纹。通常5～7月开花。

【生长环境】 多生于山坡旁、溪沟边等阴湿处。

【采收加工】 全草入药，6～8月采收，洗净，晒干。

【性味功效】 苦酸凉，具有利尿排石、清热解毒、活血之功效。

【主治用法】 ①肾及膀胱结石、胆囊结石：30～60克，大剂量可用200～150克，煎服。②腹水肿胀：鲜草适量，捣烂敷脐部。③肾炎水肿：15～50克，煎服。④黄疸：9～50克，可配合茵陈等同用，煎服。⑤跌打损伤：鲜全草，洗净，捣汁一小杯服。

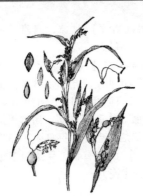

【处方用名】 土茯苓。

【别名】 山遗粮、冷饭团。

【植物形态】 百合科，菝葜属。属攀缘状灌木，地下块茎成不规则结节状，表面褐色，坚硬，内粉性肉质。茎细长而光滑。叶革质，披针形，正面深绿色，反面粉白色，叶腋常有2卷须。花呈黄绿色，小，生于叶腋。果实为球形，熟时呈蓝紫色。通常5～6月开花，9～11月果熟。

【生长环境】 多生于山坡路边，常攀缘于其他树上。

【采收加工】 根入药，一年四季均可采挖，洗净，切片，晒干。

【性味功效】 甘淡平。具有祛湿热、利筋骨、解毒之功效。

【主治用法】 ①风湿骨痛。②恶疮肿毒、皮炎。③胃气痛、腹泻。④肾炎。上述病症用量15～50克，大剂量可用2～3两，煎服。⑤甲状腺肿大：同黄药子各9克，煎服。

薏苡

【处方用名】 米仁根

【别名】 米仁、川谷、薏苡米。

【植物形态】 禾本科，薏苡属。属多年生草本植物，茎丛生，直立，高可达90～120厘米，多分枝。叶互生，质硬，呈扁平细长披针形，叶缘粗糙，叶基部成鞘状。花腋生，有雌雄之分。夏秋间开花、结果。

【生长环境】 人工栽培或野生。

【采收加工】 根入药，待收割果实后，挖根，洗净，晒干。

【性味功效】 甘凉，具有利湿、驱虫之功效。

【主治用法】①浮肿、尿路感染、尿路结石、痢疾、白带。②小儿疳积、癫痫、肿瘤、黄疸、蛔虫病。以上病症用量30～60克，煎服。

【附】薏苡仁(种仁) 又名薏米仁、米仁。性味甘微寒。具有利尿化湿、清肺热、排脓、缓和拘挛、健脾胃、止泻之功效。主治：①脾胃虚弱、水肿腹泻。②肺痈、肠痈。③筋脉拘挛、风湿痛等。④肿瘤。上述病症用量9～15克，大剂量可用30～120克，煎服。

萹蓄

【处方用名】 萹蓄草。

【别名】 竹节草。

【植物形态】 蓼科，蓼属。高可达30厘米，属一年生草本植物。茎平卧、斜升或直立，基部多分枝，表面有细沟纹。叶呈狭椭圆形或线形，互生，长1～4厘米，宽约14厘米，茎叶有时有白粉。花为绿白色，小，簇生于叶腋，花蕾或边缘带红色。果实为黑色，呈三角形状。通常5～9月开花。

【生长环境】 多生在宅旁、山野、路边等地。

【采收加工】 全草入药，6～8月采收，洗净，晒干。

【性味功效】 苦平，具有利尿、清热、驱虫之功效。

【主治用法】 ①小便不利、尿道涩痛，可与车前草、海金沙等配合使用。②湿热黄疸，可与绵茵陈或铃茵陈等配合使用。③虫积腹痛(蛔虫)。上述病症常用药量为9～50克，煎服。④鼻出血：9克，炒炭研末，分三次用开水送服。

【注】 另有一种"习见蓼"，外形和萹蓄很相似，但它的叶较狭小，果实褐色而光亮，没有细纹或小点，一般不作萹蓄草用。

杠板归

【处方用名】 河白草、杠板归。

【别名】 贯叶蓼、猫抓刺。

【植物形态】 蓼科，蓼属。属一年生蔓草植物，茎、叶柄和主脉上都生有倒生钩刺，凭借钩刺则可攀登它物。叶呈带三角形，互生，叶柄长在叶反面，托叶盘状。花朵为白色或淡红色，果实肉质，呈球形，熟时为蓝色。通常6～7月开花，8～9月结果。

【生长环境】 多生于河旁、河沟边草丛中。

【采收加工】 全草入药，6～9月采收，洗净，切断，晒干。

【性味功效】 酸平，具有利尿、消肿、消炎、解毒之功效。

【主治用法】 ①肾炎水肿：可单用120克，煎汤熏洗。②风火赤眼、疮痛、泻痢、瘰疬、带下：9～50克，煎服。③百日咳：50克，微炒，加淡水酒和冰糖烧开当茶喝，每日1剂。④痔疮：适量煎汤外洗。⑤蛇咬蜂刺：鲜草适量，洗净，捣烂外敷。⑥茎叶烟熏，可杀臭虫。

利尿渗透药

药名	性味	功效	主治	常用量
茯苓	甘淡平	利尿，补脾，安神	①水肿；②小便不利；③脾虚泄泻；④心悸	6～15克
猪苓	甘淡平	利尿，渗湿	①水肿；②小便不利；③淋浊	6～12克

药名	性味	功效	主治	常用量
泽泻	甘咸寒	利尿，渗湿	①水肿；②小便不利；③泄泻；④淋浊	6~9克
木通	苦寒	利尿，泻火，通血脉	①淋痛尿闭；②经闭；③产后乳汁少	6~9克
滑石	甘寒	利尿，渗湿，清暑	①暑热烦渴；②泄泻；③淋浊；④小便不利	3~6克
萆薢	苦平	利湿浊(粉草薢较好)，祛风湿(川草薢较好)	①小便淋浊；②风湿关节痛；③赤白带下	6~9克
赤小豆	甘酸平	利尿，排脓	①水肿脚气；②痈疽肿毒	9~15克
地肤子	甘苦寒	清湿热，利小便	①湿热小便不利；②皮肤湿毒、热疮	6~12克
玉米须	甘平	利尿，退黄，降压	①糖尿病；②急慢性肾炎浮肿；③肝炎黄疸、胆囊炎、胆结石；④高血压	50克
冬瓜皮	甘微寒	利尿，消肿	①小便不利；②水肿	12~50克
冬瓜子	甘微寒	清热，化痰，排脓，利湿	①肺热咳嗽；②肺痈(肺脓肿)；③肠痈	9~15克

活血药

不管内服还是外敷，活血药均有活血、散瘀的功效，用来治疗瘀血阻滞及血液流行不畅等病症，如妇产科的闭经、痛经；外科的痈疽等症。

值得注意的是有些活血药具有通经作用，孕妇不宜服用，以防引起流产。

【处方用名】 算盘子根。

【别名】 狮子滚球、千年矮、野南瓜。

【植物形态】 大戟科，算盘子属。

高可达120厘米，属落叶灌木，树皮暗灰褐色，枝、叶有细毛。叶互生，呈椭圆形至倒卵状长圆形，长3~5厘米。花有雌雄之分，为淡绿色，小，簇生于叶腋，果实带红色，呈扁圆形，有5~8条槽，形似算盘子或小"南瓜"，成熟时开裂。种子为红褐色。通常5~6月开花，8~10月果熟。

【生长环境】 生于山坡。

【采收加工】 根入药，10月至来年2月挖取，洗净，切断，晒干。

【性味功效】 苦凉，有活血散瘀、清热、利湿、解毒之功效。

【主治用法】 ①妇女经闭、湿热白

带。②肠炎腹泻、痢疾。③尿道炎。④感冒发热、咳嗽、咽喉肿痛。以上病症用量15～50克，煎服。⑤外痔：200～150克，煎汤。放盆内，先熏后洗。

【注】 有些地区将叶、果实也作为药用，治肠炎腹泻，算盘子叶50克，煎服。治疟疾，算盘子果实50克，在疟疾发作前2小时煎服。

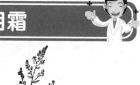

盘柱南五味子

【处方用名】 红木香(根)、紫金皮(根皮)。

【植物形态】 木兰科，南五味子属。属常绿攀缘状灌木，长丈余。小枝条紫褐色，表面有棕色皮孔。叶互生，革质，椭圆形，边缘有锯齿，正面深绿色，反面淡绿色。花为淡黄色，生在叶腋。果聚合成球形，成熟时呈暗红色，果柄细长下垂。通常5～6月开花，9～10月果熟。

【生长环境】 多生长于山坡杂木林之中。

【采收加工】 根入药，一年四季均可采挖，洗净，切片，晒干。

【性味功效】 辛平，具有活血、消积、散瘀止痛(孕妇慎用)、凉血、收敛之功效。

【主治用法】 ①食积、消化不良、腹内胀痛、慢性胃炎、急性肠胃炎：根9～15克，煎服。②跌打损伤、风湿筋骨痛：根皮适量，研粉水调外敷，或根9～15克，煎服。③吐血、便血、盗汗、遗精：根50克，煎服。

【采收加工】 全草入药，8～9月采收，去净泥土，晒干。

【性味功效】 苦辛平，具有活血止痛之功效。

【主治用法】 ①骨痛。②痈肿。③肝炎。上述病症用量15～50克，洗净，用水煎服。

六月霜

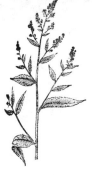

采收时间	生长环境	入药部位	治疗部位
① ② ③ ④ ⑤ ⑥ ⑦ ⑧ ⑨ ⑩ ⑪ ⑫			

【处方用名】 刘寄奴。

【别名】 化食丹、消饭花。

【植物形态】 菊科，艾属。高可达60～120厘米，属多年生草本植物。叶呈卵形或卵状披针形，互生，边缘有尖齿，反面有蛛丝状毛，茎下部叶在花开时枯落。头状花呈白色，小，密集枝顶，稍有芳香。通常6～7月开花，9～10月果熟。

【生长环境】 多生在河旁草丛等地。

【采收加工】 全草入药，6～8月采收、洗净、晒干。

【性味功效】 苦温，具有活血、通经、止痛、消食之功效。

【主治用法】 ①月经不通、瘀积腹痛：9～12克，煎服。也可配合桃仁、当归、川芎等。②乳痈肿痛：30～60克，煎汁分两次服。③跌打损伤：用50克煎服；或用鲜草60克，洗净，捣汁服，也可酌加少量黄酒冲服。④丝虫病引起的象皮肿：每日60克，煎服。⑤食积不消、痧气、肚痛胀满：15～50克，煎服，也可配合消化药和理气药同用。

水晶花

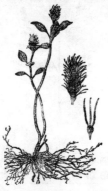

采收时间	生长环境	入药部位	治疗部位

【处方用名】 银线草。

【植物形态】 金粟兰科，金粟兰属。属多年生草本植物。茎单一或数茎由根丛抽出，节明显，节上生鳞片状小叶。单叶对生，常两对生于茎端，很接近；叶片呈广卵形或椭圆形，顶端钝或渐尖，基部广楔形，上面暗绿色，边缘具粗锯齿，齿尖有一腺体。花序单一，呈穗状，由茎端抽出，无花柄及花被，药隔发达，顶端3裂，伸长成线形，乳白色。通常4～5月开花。

【生长环境】 生于山坡、林下等阴湿而富有腐殖质的草丛中。

【采收加工】 根入药，一年四季均可挖采，洗净，晒干。

【性味功效】 苦辛温，有活血、止痛之功效。

【主治用法】 ①跌打损伤：1.5～2克，炒研细粉，用热黄酒送下。②胃气痛、月经不调、痛经：1.5～2克，炒研细粉吞。

【注】 本品有毒，多服会引起呕吐，宜慎用。

紫金牛

【处方用名】 平地木。

【别名】 老不大、矮脚茶。

【植物形态】 紫金牛科，紫金牛属。高为9～18厘米，属常绿矮小灌木植物。有爬行的地下茎。叶通常3～7片集生枝端，呈椭圆形或长椭圆形，边缘有尖齿，正面绿色，有光泽。花青由色，有红色小点，通常2～6朵生于枝端叶腋。果实呈球形，成熟熟时呈红色，经久不落。通常6～7月开花，9～11月果熟。

【生长环境】 多生在山脚、山坡、竹林、树下及灌木丛中等阴湿处。

【采收加工】 全株入药，一年四季均可采收，洗净，晒干。

【性味功效】 微苦平，具有活血止痛、利尿、健胃、止血之功效，并有强壮作用。

【主治用法】 ①跌打损伤、筋骨酸痛、月经不调，可配合当归、川芎、赤芍等。②湿热黄疸、肝炎，可单用，酌加红枣，煎服；也可配合绵茵陈或铃茵陈、连钱草等。③急、慢性肾炎、副鼻窦炎、膀胱炎、睾丸肿痛。④肺结核盗汗、咯血，可单用，酌加红枣，煎服。亦可加糯稻根、生藕节或生侧柏叶、仙鹤草等，同煎。⑤脱力劳份：可单用，加红枣煎服。

地瓜儿苗

【处方用名】 泽兰。

【别名】 地笋子。

【植物形态】 唇形科，地笋属。高可达120厘米，属多年生草本。地下茎肥厚，呈白色。茎方形，棱上和节上都有长硬毛。叶对生，带披针形，边缘有三角状尖锯齿。花腋生成轮，每轮6～10朵，白色。通常8～9月开花，9～10月结果。

【生长环境】 多生长在池旁、田边等潮湿处。

【采收加工】 全草入药，7～8月采收，洗净，晒干。

【性味功效】 苦微温，具有活血、散瘀、通经之功效。

【主治用法】 ①月经不调、痛经、产后瘀血阻滞、腹痛，可配合当归。桃仁、川芎、赤芍等或与香附、玄胡索、红花、益母草等同用。②跌打伤痛，可配合当归、桃仁、落得打等。③疮疡肿块不消，可与赤芍、当归、忍冬藤、牛甘草等配合应用。④尿路感染、水肿。以上病症用量9～12克，煎服。

丹参

【处方用名】 丹参、紫丹参。

【别名】 血丹参、大叶活血丹、紫丹参。

【植物形态】 唇形科，鼠尾草属。具朱红色宿根，属多年生草本植物。茎直立，方形，有沟槽，高30～60厘米，多分枝，密生长柔毛和腺毛。叶对生，羽状复叶小叶3～5片，呈椭圆状卵形，边缘有圆锯齿，反面有白色长柔毛。花序顶生或腋生，花为紫色。果实呈倒卵形，黑色，通常4～6月开花。

【生长环境】 多生长于山区田埂边、路边。

【采收加工】 根入药，10月到来年5月份采挖，洗净，切片，晒干。

【性味功效】 苦微寒，具有祛瘀生新，活血调经之功效。

【主治用法】 ①月经不调、经期腹痛。②肝脾肿大。③腰脊扭伤、跌打损伤。④疮痈肿痛。以上病症用量9～12克，煎服。⑤肾盂肾炎：50克，加红枣50克，同煎服。⑥关节炎：鲜根90～120克，水煎，冲黄酒、红糖，早、晚饭前服。

紫参

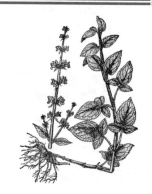

采收时间	生长环境	入药部位	治疗部位
① ② ③ ④ ⑤ ⑥ ⑦ ⑧ ⑨ ⑩ ⑪ ⑫			

【处方用名】 石见穿。

【别名】 石打穿、月下红。

【植物形态】 唇形科，鼠尾草属。高可达60厘米，属一年生草本植物。茎单一或分枝，全株生有倒生的柔毛。叶对生，上部为单叶，下部为复叶；复叶由三小叶组成，小叶片呈卵形或披针形，边缘有圆锯齿，反面叶脉上有柔毛；单叶卵形至披针形，两面均有柔毛。花呈紫色，常6朵花轮集成顶生或腋生，果实为椭圆状卵形，褐色，光滑。通常7～8月开花，9～10月结果。

【生长环境】 生于山坡草丛。

【采收加工】 全草入药，8～9月采挖，洗净，切片，晒干。

【性味功效】 苦辛平，活血止痛。

【主治用法】 骨痛、臃肿、肝炎。

益母草

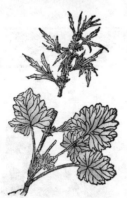

采收时间	生长环境	入药部位	治疗部位
① ② ③ ④ ⑤ ⑥ ⑦ ⑧ ⑨ ⑩ ⑪ ⑫			

【处方用名】 益母草。

【别名】 益母蒿。

【植物形态】 唇形科，益母草属。高60～90厘米，属二年生草本植物。茎叶都有细毛，茎方，直立而单一。根出叶有长柄，有5～9浅裂；茎生叶对生，有短柄，深裂，茎梢的叶狭长而不裂。花小，淡红或紫红色，簇生于叶腋，层层排列。果实小，呈褐色，三棱状。通常6～8月开花，7～9月结果。

【生长环境】 多生于田野、路旁、沟边、宅旁等处。

【采收加工】 全草入药，7～8月采收，洗净，晒干。

【性味功效】 辛苦微寒，活血调经、降血压、利尿消肿。

【主治用法】 ①月经不调、月经来潮前小腹胀痛。②产后瘀血阻滞、腹痛。③高血压、肾炎水肿。上述病症用量9～50克，煎服。

【附】 ①茺蔚子(果实)又名为"三角胡麻""小胡麻"。与益母草功用基本相同；亦可配合桑叶、白菊花、青葙子，用于眼红肿痛，4.5～15克，煎服。②益母花(花) 功效与益母草相似，并有补血作用。用于贫血体弱，3～9克，煎服；或加红枣6～10颗，一同煎。③童子益母草(嫩苗) 功效与益母草相似，并有补血作用。一般用15～50克，煎服。

蚊母草

【处方用名】 仙桃草。

【别名】 接骨仙桃。

【植物形态】 玄参科，婆婆纳属。高9～18厘米，属一年生草本植物。基部分枝呈丛生状。叶呈倒披针形，边缘有疏锯齿，通常茎下部的叶对生，有短柄，上部的叶互生，无柄。花呈白色或微红色，小，腋生。果实呈扁圆形。部分果内常有虫瘿。通常4～5月开花、结果。

【生长环境】多生于水稻田旁及湿地。

【采收加工】全草入药。4～6月趁果内寄生的小虫尚未从穴孔逸出时采收，洗净，蒸后(杀死小虫)晒干。

【性味功效】苦温，具有活血、止血、补血、调经、平肝、和胃之功效。

【主治用法】①吐血、咯血、肺病咯血、鼻出血、便血。②跌打内伤、劳损、咳痰带血。③月经不调、痛经。④胃痛。以上病症用量9～15克，煎服。

马鞭草

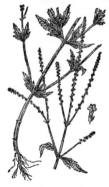

采收时间						生长环境	入药部位	治疗部位
❶	❷	❸	④	⑤	⑥			
⑦	⑧	⑨	⑩	⑪	⑫			

【处方用名】马鞭草。

【别名】铁马鞭、紫顶龙芽草。

【植物形态】马鞭草科，马鞭草属。高可达90厘米，属多年生草本植物，茎叶都有毛。茎方，分枝开展，基部木质。叶为暗绿色，对生，常深裂，并有缺刻和粗齿，正面有皱纹。花呈淡蓝紫色，小，密生成细长花穗，形如马鞭。果实呈长圆形，小。通常6～8月开花，7～11月结果。

【生长环境】生于河边、屋旁等向阳处。

【采收加工】全草入药，7～9月采收，洗净，切断，晒干。本品易发霉，须经常翻晒。

【性味功效】苦微寒，具有活血散瘀、通经、利水、止泻、杀虫等功效。

【主治用法】①关节痛、跌打损伤、肝炎、经闭、痛经。②水肿、水泻、痢疾、疟疾。上述病症常用药量为15～50克，煎服。③湿疹瘙痒：煎汤外洗。

虎杖

【处方用名】虎杖、虎杖根。

【别名】九龙根、花斑竹、斑根、大活血龙。

【植物形态】蓼科，蓼属。高可达180厘米，属多年生大型草本植物，有雌雄之分。地下根茎坚硬、横行，呈黄色。茎斜上，表面有条纹，空心，散生紫红色小点，有明显的节。叶互生，呈阔卵圆形或卵状椭圆形，长5～9厘米。花为白色，小，密生于叶腋。果实为赤褐色，呈三角形，光滑，外有红色有翅的萼。通常6～7月开花，9～10月果熟。

【生长环境】多生在河岸边、沟边等湿润处。

【采收加工】根入药，8～11月采挖，洗净，切片，晒干。

【性味功效】微苦甘温，利湿退黄、活血通经、通络止痛。

【主治用法】①黄疸、胆囊结石：治黄疸可配合连钱草等；治胆囊结石，可单用50克，煎服。②经闭，可配合茜草根、马鞭草、益母草等。③风湿痛、跌打损伤：治风湿痛，可配合西河柳、鸡血藤等；治跌打损伤可配合金雀根等，以上病症用9～50克，煎服。④水火烫伤：鲜根适量，用浓茶汁磨成糊状搽患处。

茅莓

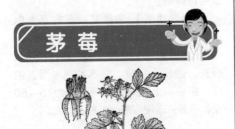

采收时间	生长环境	入药部位	治疗部位
① ② ③ ④ ⑤ ⑥ ⑦ ⑧ ⑨ ⑩ ⑪ ⑫			

【处方用名】 天青地白草。

【别名】 蛇泡筋、红梅消。

【植物形态】 蔷薇科，悬钩子属。高为90～120厘米，属落叶灌木。枝条有倒生小刺，呈拱形或带匍匐性。羽状复叶互生；小叶3片，边缘有不整齐粗齿，反面密生白色绒毛。花为粉红色，数朵生于枝顶。果实呈球形，成熟时为深红色。通常5～6月开花，7～8月果熟。

【生长环境】 多生于向阳的山坡或草丛中。

【采收加工】 全株入药，6～7月采收，洗净，晒干。

【性味功效】 甘苦凉，具有清热解毒、活血消肿之功效。

【主治用法】 ①跌打损伤：可配合金雀根、扦扦活、落得打、水苦荬等，

15～50克，煎服。②湿疹、皮炎：全草适量，煎汤熏洗。③疮痈肿毒：鲜草洗净，捣烂敷患处。

【附】 茅莓根（根）也叫作"红梅消""蛇泡筋""薅秧蔗"。具有清热解毒、活血消肿、祛风除湿的作用。治跌打损伤、感冒高热、咽喉肿痛、肝炎、咳血、吐血、肾炎水肿、尿路感染、风湿骨痛；又治干血痨(月经闭止、手心发热、身体消瘦)，可配合童子益母草、平地木、薄菜、仙鹤草、红枣等。以上病症用量15～50克，煎服。

紫葳

【处方用名】 凌霄花。

【别名】 紫葳花。

【植物形态】 紫葳科，紫葳属。属落叶木质藤本，茎干攀登高可达650厘米左右。羽状复叶对生；小叶7～9片，带卵形，边缘有粗锯齿。花橘红色，漏斗状钟形，直径约为5厘米，上部裂成5片，花下面的绿色萼有突起的纵棱。果实成熟时开裂。通常7～8月开花，11月果熟。

【生长环境】 庭园、园圃栽培。

【采收加工】 花入药，7～8月采摘，晒干。放篓内，防霉蛀，须经常翻晒。

【性味功效】 辛微寒，活血通经、凉血、祛风。

【主治用法】 ①经闭：可配合当归、赤芍、刘寄奴等，4.5～9克，煎服。②周身发痒，温暖时更痒：15～24克，煎服。③皮肤湿癣：可用凌霄花配合羊蹄根等量，酌情加煅明矾，共研细末，外搽患处。④痛风：9克，与络石藤15克，同煎服。

活血药

药名	处方用名	性味	功效	主治	常用量
川芎	川芎	辛温	活血，祛风	①妇产科要药，治月经不调、闭经、痛经、胞衣不下等；②头痛、关节痛	3～6克
赤芍	赤芍	辛甘平	活血，凉血	①妇科血滞诸症；②疮痈；③损伤瘀血	6～9克
桃仁	桃仁	苦甘平	活血，散瘀，滑肠	①活血功用同红花，常同用；②肠燥便秘；③阑尾炎	6～9克
红花	杜红花	辛温	活血，通经	①妇科血滞诸症；②跌打损伤；③关节酸痛	3～9克
五灵脂	五灵脂	甘温	活血，止痛	①胃痛；②妇科血滞诸症	3～6克
三棱	荆三棱	苦平	活血，理气，消积	①闭经、痛经；②食积不消；③痞块肿瘤	6～12克
莪术	蓬莪术	苦辛温	活血，理气	消积与三棱相似，故常同用	6～12克
王不留行	王不留行、行留行子	甘苦平	活血，通经，下乳，消肿。	①闭经；②乳少；③疮痈肿痛	4.5～9克
月季花	月季花、月月红	甘温	活血，调经，消肿	①月经不调、胸腹胀痛；②瘰疬	4.5～9克
姜黄	姜黄	苦辛温	破血行气，通经止痛	①瘀血阻滞、胸腹疼痛；②月经不通；③风痹臂痛	3～9克
牛膝	怀牛膝、川牛膝	苦酸平	补肝肾，强筋骨，活血通经。怀牛膝补肝肾较好，川牛膝偏于活血通经	①腰膝酸痛、风湿痹痛；②跌打损伤；③经闭；④小便不利、刺痛、尿血	4.5～9克

理气药

　　理气药具有疏通气滞、醒脾开胃和解郁止痛的作用，其药性大多辛温芳香。气滞的疾病，一般分为脾胃气滞(通常表现为腹部胀闷、嗳气泛酸、恶心呕吐、便秘或腹泻)、肺气滞(通常表现为咳嗽气喘等)、肝气郁滞(通常表现为胁肋胀痛，月经不调)等类型。一般滋补类中药在煎服时，为防其滋腻碍胃的副作用，通常加少量理气药。

棟

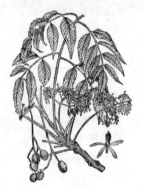

采收时间	生长环境	入药部位	治疗部位
① ② ③ ④ ⑤ ⑥ ⑦ ⑧ ⑨ ⑩ ⑪ ⑫			

　　【处方用名】 苦楝子、金铃子。

　　【植物形态】 楝科，楝属，高6.5～10米。属落叶乔木。树冠呈伞形，稀疏。嫩枝为绿色，老枝则呈紫褐色。羽状复叶大，互生；小叶有很多深浅不一的钝齿。花为淡蓝紫色，集合成腋生的大圆锥形花丛。果实肉质，近乎球形，熟时黄色。通常4～5月开花，10月果熟。

　　【生长环境】 栽培。

　　【采收加工】 种子入药，10～12月采收，洗净，敲扁或切开晒干。本品易霉蛀，须经常翻晒。

　　【性味功效】 苦寒，理气止痛、杀虫，治癣。

　　【主治用法】 ①胃痛、腹痛、疝气痛，可配合玄胡索或香附等；治疝气痛可与橘核、小茴香等配用。②蛔虫引起的腹痛。以上病症用量4.5～15克，煎服。③头癣：将苦楝子炒黄，研成粉末，加等量凡士林或猪油调匀外搽。

　　【附】 ①苦楝根皮(根皮) 详见驱虫药。②楝树叶(叶) 外用可治湿疹瘙痒：90～120克，与蜀羊泉等量煎汤外洗。

莎草

　　【处方用名】 香附。

　　【别名】 香附子、三角草。

　　【植物形态】 莎草科，莎草属。高30厘米左右，属多年生草本植物。地下有蔓延的匍匐茎和外皮黑色的块茎。地上茎呈三角形。叶细长，丛生，呈深绿色有光泽。花为红褐色，生于茎顶，花下有4～6片苞叶。果实为长三棱形，成熟时灰黑色，外有褐色毛。通常6～7月开花。

　　【生长环境】 多生在场地周围、田间、路旁、垄沟、海滩等地方。

　　【采收加工】 茎入药，9～11月采挖，洗净，晒干，燎去须根，用时打碎。

　　【性味功效】 辛苦平，具有理气解郁、调经止痛之功效。

　　【主治用法】 ①胸闷、胁肋痛、胃痛、腹痛。胸闷胁肋痛，可配瓜蒌皮、郁金等；胃寒腹痛(口不渴、喜饮热茶)可配干姜。②月经不调、痛经，可配合当归、川芎、玄胡索等。以上病症用量4.5～12克，煎服。

吐、口疮：6~15克，煎服。治噎膈，可配石见穿、威灵仙等；治反胃、呕吐，可配姜半夏、竹茹等。

枸橘枳

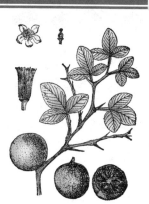

采收时间	生长环境	入药部位	治疗部位
❶ ❷ ❸ ❹ ❺ ❻ ❼ ❽ ❾ ❿ ⓫ ⓬			

【处方用名】　枸橘梨。

【别名】　臭橘、枸橘李。

【植物形态】　芸香科，枸橘属。最高可达3米，属落叶灌木或小型乔木。茎干和枝呈绿色。小枝扁，有棱角，顶端变坚硬刺。复叶互生；小叶3片，带革质，有半透明油点，边缘有小锯齿。花呈白色，生于去年枝上，叶前开放。果实为球形，外有柔毛，熟时黄色，有香气。通常4月开花，9~10月果熟。

【生长环境】　常栽培作绿篱用。

【采收加工】　种子入药，7~10月采摘，切成小块，晒干。

【性味功效】　辛苦温，具有利气、健胃、通便之功效。

【主治用法】　①子宫脱垂、脱肛。②疝气。③乳房结核。以上病症用量9~15克，大剂量可用50克，煎服。

【附】　枸橘叶(叶)又叫"臭橘叶"。行气消结，止呕。治噎膈、反胃、呕

野蔷薇

【处方用名】　白残花。

【别名】　野蔷薇花。

【植物形态】　蔷薇科，蔷薇属。属落叶灌木。枝细长多刺。复叶互生；小叶7~9片，呈倒卵形或椭圆形，上半部边缘有细锯齿，两面有微细柔毛。花呈白色或带微红，密集枝梢，有香气。果实呈球形，小，成熟时为红色。通常4~5月开花，9~10月果熟。

【生长环境】　多生于河边、沟旁或竹林中，有时作绿篱用。

【采收加工】　花入药，5月花朵初开时即应采收，晒干，密封瓶内，防止香气散失。

【性味功效】　苦涩寒，具有清暑热、顺气和胃、解渴、止血之功效。

【主治用法】　治暑热胸闷、吐血口渴、呕吐不思饮食：4.5~9克，煎服。

【附】　野蔷薇根(根)　具有活血、通络、收敛之功效。适用于：①小便失禁、白带、口腔腐烂。②关节炎、半身瘫痪、月经不调。上述病症用药量为15~50克，煎服。

马兜铃

【处方用名】　青木香。

【别名】　水马香果。

【植物形态】　马兜铃科，马兜铃属。

属多年生蔓草植物。茎攀缘上升，为暗绿色。叶互生，犁头形，基部两侧突出如耳。花为紫绿色，呈斜漏斗形，镰状弯曲。果实呈球形，下垂，形如小瓜，熟后裂成6瓣。通常7～8月开花，10月果熟。

【生长环境】 生在堤岸、田野、竹园、草丛等处。

【采收加工】 根入药，11月到来年3月挖根，洗净，切片，晒干。

【性味功效】 苦微辛寒。具有顺气止痛、解毒、消食、降血压、祛风湿之功效。

【主治用法】 ①暑天发痧腹痛、胃气痛：研末，每次吞服1.5～3克。②皮肤湿疹抓破后溃烂：适量研末，麻油调搽。③原发性高血压、风湿性关节炎：4.5～9克，煎服。

【附】 ①马兜铃(果实) 苦微辛寒，有清肺降气、止咳平喘的功效，可用于肺热咳嗽、痰多气喘、痰中带血等症，3～9克，煎服。也可配合枇杷叶、前胡等。②青木香藤(茎叶) 中药原名"天仙藤"。苦温，有活血通络、化湿消肿的功效，适用于风湿痛、妊娠水肿等症，

9～12克，煎服。

野葱

【处方用名】 薤白头。

【别名】 野白头、野葱头。

【植物形态】 石蒜科，葱属。属多年生草本植物，有强烈葱味。外形如葱，但全株较细弱，鳞茎球状，叶2～3片，细弱，常下垂，有纵棱，内侧扁平。花淡红色，花茎高30～60厘米，有时长满紫黑色珠芽而不开花，或花与珠芽混生，通常5月开花。

【生长环境】 多生长于田野、园圃等地。

【采收加工】 茎入药，4～5月中旬采挖，洗净，开水撩过后晒干。本品极易霉，须经常翻晒。

【性味功效】 辛温，具有温中、理气之功效。

【主治用法】 ①胸痛、胁肋痛：配合全瓜蒌同用。②痢疾。上述病症用药量为9～12克，煎服。

理气药

药名	处方用名	性味	功效	主治	常用量
木香	广木香	苦辛温	理气，止痛。	①消化不良；②胃痛、腹痛；③痢疾泄泻	3～6克
橘皮	陈皮、广皮	苦辛温	理气，健脾，化痰	①咳嗽痰多；②呕吐、腹胀、不思饮食	3～6克
青皮	小青皮	苦辛温	疏肝气，散积滞	①胁肋痛；②乳腺炎、乳房结块	3～6克

药名	处方用名	性味	功效	主治	常用量
枳壳		苦微寒	下气，化痰	①便秘；②痰多；③腹胀、腹痛；④内脏下垂	3～6克
厚朴	川朴	苦辛温	化湿散满，降气，平喘	①腹部胀闷、腹痛；②气喘痰多	3～6克
延胡索	玄胡索、元胡	苦辛温	理气，活血，止痛	为止痛要药，用于胃痛、腹痛、腰痛、痛经、四肢痛等	6～12克
郁金	广玉金	苦辛寒	理气，开郁，活血，止痛	①胸胁痛、痛经；②胸闷、神志不清；③肝胆疾病	6～9克
乌药	台乌药	辛温	顺气解郁，温中止痛	①胸腹胀痛；②疝痛；③小便频数	4.5～9克
香橼皮		苦辛平	理气宽中，化痰止痛	①胃痛、胸闷；②呕吐；③咳嗽痰多	4.5～9克
柿蒂		苦温涩	下气，止呃	呃逆	4.5～6克

止血药

　　用来治疗各种出血的药物统称为止血药，在使用止血药时须根据病情酌情配合活血药、清热药、凉血药、收敛药等使用。

白茅

【处方用名】　白茅根。

【植物形态】　禾本科，白茅属。高可达30～90厘米，属多年生草本植物。地下有白色、细长、具节的匍匐茎，节上有褐色鳞片和细根。叶细长，表面及边缘粗糙。花长5～18厘米，较叶先开，密集茎顶成圆柱状花穗，密生银白色长柔毛。

通常5～6月开花，7～9月结果。

【生长环境】　多生长在渠道边、河边、路旁和田埂等处。

【采收加工】　根入药，一年四季均可挖采，除去细根及外层"衣膜"，洗净，切断，晒干。防霉，或将带泥的放阴凉处备用，在应用时洗净。

【性味功效】　甘寒，具有清热、止血、利尿之功效。

【主治用法】　①麻疹发高热，疹子透发不畅，且有咳嗽、口渴等症，可与蝉衣、桑叶、牛蒡子、薄荷等同用。②肺热咳嗽、咳吐黄痰，可与鲜芦根、冬瓜子、枇杷叶等搭配使用。③热性病发热、烦渴，可与鲜芦根等配合使用。④咯血、吐血、鼻出血、尿血，可搭配侧柏叶、仙鹤草、生蒲黄等(治鼻出血，可单用鲜茅根60～120克，煎服）。⑤小便短少、腹胀水肿，可与冬瓜皮、车前子等搭配使用。上述病症常用量鲜根为30～60克，煎服。或干根15～50克，煎服。鲜根疗效比较好。

【附】茅针花（白茅的花穗）又名"白茅花"。亦具有止血功效，适用于吐血、鼻出血等病症。取药4.5～9克，煎服。

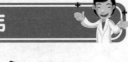

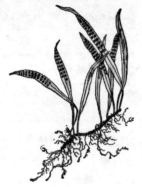

采收时间						生长环境	入药部位	治疗部位
①	②	③	④	⑤	⑥			
⑦	⑧	⑨	⑩	⑪	⑫			

【处方用名】七星草、瓦韦。

【别名】骨牌草。

【植物形态】水龙骨科，瓦韦属。高15～21厘米，属多年生常绿草本植物，根茎粗壮横走，密生质厚的鳞片。叶由根茎生出，呈线状披针形，革质，全缘，上端渐尖，基部渐狭成短柄；反面淡棕色，正面则为深绿色，中肋明显隆起。孢子囊群大，圆形，黄色，近中肋处，互相密接，幼嫩时具有圆形盾状的隔体，成熟时脱落。

【生长环境】多生于山坡林下的岩石上，或大树干上，荫蔽的砖墙上，溪边石隙中及瓦片缝中。

【采收加工】带根全草入药，5～8月采收带根全草，洗净，晒干。

【性味功效】苦平，具有清热、利尿、止血、解毒之功效。

【主治用法】①咳嗽吐血、眼睛上星：用全草9克（刷去孢子），煎服。②全草晒干炒炭存性，外治走马牙疳。③有些地区用来治肺结核并解硫黄中毒，9克，煎服。

鹿蹄草

【处方用名】鹿衔草。

【别名】鹿含草、破血丹。

【植物形态】鹿蹄草科，鹿蹄草属。属多年生常绿草本植物，地下具细长匍匐茎，具有不明显的节，每节上均有一鳞片。地上茎直立。叶于基部丛生，叶片呈圆形至阔椭圆形，全缘或具细疏齿，正面暗绿色，反面带紫红色。花茎由叶丛中央抽出，长12～21厘米，花集生于上端，呈粉红色。果实呈扁球形，具五棱。通常4～6月开花，9～10月结果。

【生长环境】生于山谷阴湿的草丛中或林下。

【采收加工】全草入药，全年可采，洗净，晒干。

【性味功效】苦平，补肝肾、强筋骨、止血、散瘀。

【主治用法】①肺结核咯血、其他内出血及慢性痢疾：15克，煎服。②筋骨疼痛、闭经：60克，酒500毫升，浸1周后，每日2次，分7～10日服完。③外伤出血：适量，研成细末，撒敷创面。

龙芽草

【处方用名】　仙鹤草。

【别名】　脱力草。

【植物形态】　蔷薇科，龙芽草属。高可达45～120厘米，全株有白色长毛，属多年生草本植物。复叶互生，小叶大小不等，边有粗齿，小叶间夹杂有成对的小裂片。花呈黄色，小，多数密生于枝顶叶作长穗状。果实有钩刺。通常8～9月开花，9～10月结果。

【生长环境】　多生在田野、竹园或屋旁，也有人工栽培的。

【采收加工】　全草入药，5～6月及9～11月采收，洗净，晒干。

【性味功效】　苦涩微温，具有止血、强心、强健身体之功效。

【主治用法】　①脱力劳伤、闪挫损伤、腰痛。②肝炎、腹泻、月经不调、小儿疳积。③吐血、咯血、鼻出血、尿血、子宫出血等症。上述病症常用药量为9～15克，大剂量可用30～90克，加水煎服。

地锦草

【处方用名】　地锦草。

【别名】　铺地锦、红茎草、粪脚草。

【植物形态】　大戟科，大戟属。含有白色乳汁，属一年生葡匐小型草本植物，茎从根部分为数枝，带紫红色，平铺地面。叶小，对生，长椭圆形，边缘有细齿。花呈暗红色，生于叶腋或陵腋，极

小。通常6～8月开花，7～9月结果。

【生长环境】　多生于路边、树下、房屋附近等处。

【采收加工】　全草入药，6～9月采收，洗净，晒干，切断。防霉。

【性味功效】　辛平，具有止血、利尿、健胃、活血、解毒之功效。

【主治用法】　①跌打肿痛、女人乳汁不通。②黄疸、痢疾、腹泻、尿路感染、便血、尿血、子宫出血、痔疮出血等症。③小儿疳积；上述病症用量9～50克，大剂量可用60克，煎服。④蛇咬伤、头疮、皮肤疮毒、创伤出血：取适量鲜草，洗净，捣烂外敷患处。

【注】　与地锦草同属的植物"斑地锦"等，亦作地锦草入药。

大蓟

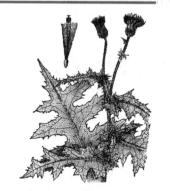

采收时间						生长环境	入药部位	治疗部位
① ② ③ ④ ⑤ ⑥ ⑦ ⑧ ⑨ ⑩ ⑪ ⑫								

【处方用名】　大蓟草。

【植物形态】　菊科，蓟属。高可达60～90厘米，属多年生草本植物，全株密生白色丝状毛。根肉质，簇生，通常呈长纺锤形或长锥形。叶互生，羽状深

裂，裂片5~6对，边缘牙齿状，齿顶生刺。头状花，紫红色，顶生，较小蓟花为大，外面有短刺。通常5~6月开花，8月结果。

【生长环境】 多生长在路旁、田野等处。

【采收加工】 全草入药，5~7月采收，洗净，晒干。

【性味功效】 甘苦凉，具有止血、散瘀、消肿之功效。

【主治用法】 ①疮痈肿毒，内服、外敷均可。②吐血、咯血、鼻出血、尿血、子宫出血等症，与小蓟草的止血功效相似，两药可同用，也可配合其他止血药。上述病症常用药量为9~15克，煎服。

【附】 大蓟根又句"六轮台"。上有止血，散瘀，消肿，固涩之功效。①遗精、白带。②吐血、鼻出血、尿血、子宫出血。③黄疸、疮痈。上述病症常用药量为15~60克，煎服。

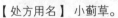
小蓟

【处方用名】 小蓟草。

【别名】 刺儿草、野红花、牛戳刺。

【植物形态】 菊科，蓟属。高可到45厘米，属多年生草本植物，地下有长匍匐根。叶呈椭圆形或长椭圆形，互生，两面有疏密不等的白色蛛丝状毛，边缘有针刺。头状花，呈淡紫色，单生于枝顶。通常5~6月开花。

【生长环境】 多生于田埂、路边、垄沟等湿润处。

【采收加工】 全草入药，5~6月采收，洗净，切断，晒干。

【性味功效】 甘苦凉，具有清热、

止血、降压、散瘀消肿之功效。

【主治用法】 ①黄疸、肝炎、肾炎。②各种出血证，可配合其他止血药。③高血压，可配枸杞根、夏枯草等。上述病症常用药量为9~15克，大剂量时可用50克，煎服或鲜草洗净，捣烂取汁服。

茜草

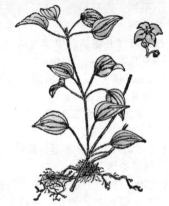

采收时间	生长环境	入药部位	治疗部位
① ② ③ ④ ⑤ ⑥ ⑦ ⑧ ⑨ ⑩ ⑪ ⑫			

【处方用名】 茜草根。

【别名】 血茜草、地苏木、过山龙。

【植物形态】 茜草科，茜草属，属多年生蔓草植物。根赤黄色。茎方，生倒刺。叶4片轮生，卵形或长圆形，叶柄、叶缘和叶反面均有刺。花呈淡黄色，小。果实呈球形，成熟时黑色。通常8~9月开花，9~10月结果。

【生长环境】 多生于篱笆、屋边、园林等处。

【采收加工】 根入药，9~11月挖根，洗净，晒干，防霉。

【性味功效】 苦寒，止血、活血散瘀。

【主治用法】 ①外伤出血：焙研细末，外敷。②跌打损伤：可用9～12克，配合当归、桃仁、川芎或落得打等，煎服。③吐血、咯血、鼻出血、尿血、便血、子宫出血等症：3克五分至9克，煎服。④月经不通：50克，煎服；也可配合童子益母草、虎杖根、马鞭草等。

【附】 茜草藤(茎藤) 原中药名叫"过山龙"。活血消肿。治跌打损伤、痈肿：常用药量为9～15克，煎服。治痈肿：用新鲜茎叶适量，捣烂外敷患处。

卷 柏

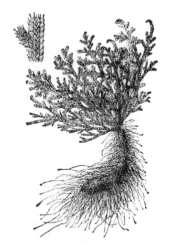

采收时间	生长环境	入药部位	治疗部位
①②③④⑤⑥⑦⑧⑨⑩⑪⑫			

【处方用名】 卷柏。

【别名】 九死还魂草、铁拳头。

【植物形态】 卷柏科，卷柏属，属多年生草本植物，主茎短，分枝直立而丛生，全株楔形，干后拳卷；各枝常为2歧，扇状2～3回羽状分枝。叶复瓦状密生，侧叶呈稍扁长圆状卵形，几全缘。孢子囊穗着生枝顶，孢子囊肾形。

【生长环境】 生于山谷的岩石处。

【采收加工】 全草入药，一年四季均可采摘，洗净，晒干。

【性味功效】 辛平，具有活血止血，强阴益精，镇痛之功用。

【主治用法】 ①吐血、鼻出血、大便出血、尿血、月经过多：30～60克，煎服；也可配白茅根50克，同煎。②小儿惊风：6克，煎服。③哮喘：90克，煎服。④跌打损伤：30～60克，水煎，冲入黄酒少量，内服。

侧 柏

【处方用名】 侧柏叶。

【别名】 扁柏叶。

【植物形态】 柏科，侧柏属。高可达3米，属常绿小型乔木。叶呈鳞片形，极小，密生于小枝上；小枝成片而生，往往与地面呈垂直排列。果实肉质，呈卵圆形，粉蓝色，成熟后则为红褐色，木质化而坚硬。通常4～5月开花，10～11月结果。

【生长环境】 人工栽培。

【采收加工】 叶入药，一年四季均可采摘，除去粗梗，晒干。

【性味功效】 苦涩微寒，具有止血的功效。

【主治用法】 咯血、吐血、鼻出血、尿血、大便出血及子宫出血等症：常用药量为9～15克，煎服或炒炭研粉，药量为1.5～3克，吞服，每日2～3次。

鳢肠

【处方用名】 墨旱莲。

【别名】 旱莲草。

【植物形态】 菊科，鳢肠属。高可达30厘米，属一年生草本植物，全株粗糙有毛。茎叶折断后，流出的液汁数分钟后，即变蓝黑色。茎直立或倾伏，着土后节上易生根。叶对生，带披针形，边缘常有细齿。头状花小，白色，生于叶腋或枝顶。果实黑色。由于全草干燥后呈黑色，所以得名墨旱莲。通常7~10月开花，8~11月结果。

【生长环境】 多生在路边草丛中或田间、水沟、河边、宅边等较阴湿处。

【采收加工】 全草入药，7~9月采收，洗净，晒干，切断。本品极易霉，须经常翻晒。

【性味功效】 甘酸凉，具有止血、止痛、消肿、排脓之功效，又有强健身体的作用。

【主治用法】 ①外伤出血：用鲜草洗净，捣烂外敷，或晒干研细末，外敷伤口，能止血、止痛。②咯血、吐血、鼻出血、大小便出血、慢性阑尾炎：用药物50克，煎服。治尿血，则可配合车前草用；其他出血，可配合生侧柏叶、藕节、生蒲黄或白茅根等。③皮肤湿痒：煎汤熏洗。④疮疡肿毒：鲜草适量，洗净捣烂外敷。⑤肝炎、小儿疳积发热、结膜炎：鲜草30~60克，煎服。⑥肝肾两亏、头发早白、头晕、耳鸣：常用药量为9~12克，配合女贞子、桑葚子、枸杞子各9~12克，煎服。

止血药

药名	处方用名	性味	功效	主治	常用量
槐花	生槐米、槐米炭	苦寒	止血，凉血	①各种出血(生用或炒炭都可)；②高血压(生用)	6~15克
陈棕	陈棕炭	苦涩平	止血	治各种出血	3~9克
藕节		涩平	止血	治各种出血	鲜藕绞汁内服具同样功效，9~15克(鲜用加倍)
白及		苦平	止血，消肿，生肌	①肺、胃等出血；②痈肿溃疡	3~9克
三七	参三七、田三七	甘微苦	止血，活血，止痛	①止血要药，内服治内脏出血，外用治创伤出血；②跌打损伤	3~6克研粉吞服，每次1.5~3克
血余(人发)	血余炭	苦平	止血，利尿	①治各种出血；②小便不通	2.5~6克

续表

药名	处方用名	性味	功效	主治	常用量
菊三七	菊三七根	甘微苦温	散阏，止血，解毒消肿	①跌打损伤；②吐血、咯血、鼻出血	3～9克
艾	艾叶	苦辛温	止血，散寒，止痛	①崩漏；②月经不调、痛经、白带	3～9克
蚕豆花		甘微辛平	止血，止带，降血压(梗用于止血)	①各种内、外出血；②白带；③高血压	15～50克
丝瓜叶		苦酸微寒	外用止血，消炎	创伤出血	干粉适量外敷
灶心	土灶心、土伏龙	肝辛微温	和胃止呕，收敛止血。	①虚寒性的吐血、便血；②反胃或妊娠呕吐	30～60克
荠菜花		甘淡凉	清热解毒，止血，降血压	①吐血、便血、子宫出血；②高血压、头晕、眼痛；③痢疾；④肾炎；⑤乳糜尿	9～12克，大剂量可用30～60克
蒲黄	生蒲黄	甘平	止血，行血(生用能行血，也能止血，不必炒炭)	①各种内出血；②瘀血刺痛；③外伤出血，可适量外敷	3～9克(包煎)
万年青根	白河车	甘苦寒	强心利尿，清热解毒，止血	①咯血、吐血、崩漏；②心脏病水肿；③咽喉闭塞、扁桃体炎、白喉等	9～50克

化痰止咳药

化痰药指的是用来减少痰涎或使之易于咳出的药物，而止咳药指的是能够减轻或制止咳嗽气喘的药物。由于在病机上咳嗽与痰有密切关系，所以把其归合在一起总称为化痰止咳药。根据不同的病情，化痰止咳药可配合收敛药、解表药、渗湿药、理气药等同用。

石胡荽

【处方用名】 鹅儿不食草、鹅不食草。

【别名】 球子草、二郎箭、鹅不食。

【植物形态】 菊科，石胡荽属。高

5～15厘米，属一年生小型草本植物。茎纤细，基部伏地，着土易生根。叶互生，匙形，上部边缘有3～5个齿。头状花细小，淡黄绿色，扁球形，单生于叶腋。通常5～10月开花，6～11月结果。

【生长环境】 生于路旁、园圃、石缝等阴湿地方，以树荫下较为常见。

【采收加工】 全草入药，5～6月采收，洗净，晒干。防霉。

【性味功效】 辛温，具有化痰、通鼻窍、消肿、解毒、明目之功效。

【主治用法】 ①感冒、流感、百日咳：3～9克，需加冰糖或白糖，煎服。②风火赤眼、怕光流泪：3～6克，煎服。③鼻炎：用鹅儿不食草研细，适量，加凡士林，调成10%～20%软膏，涂鼻黏膜。也可以加入少量薄荷研调。④疮痈肿毒、蛇咬伤、跌打损伤：鲜草适量，捣烂外敷。

【注】 鹅儿不食草有辣味，有刺激性，一般内服只用少量。

胡颓子

【处方用名】 胡颓子叶。

【别名】 潘桑叶、马奶树叶。

【植物形态】 胡颓子科，胡颓子属。高180厘米左右，属常绿灌木。小枝褐色，有时变刺状。叶革质，椭圆形，长5～11厘米，宽3～6厘米，边缘波状且常反卷，正面初时有鳞片，后变光亮，反面密生白色和褐色鳞片。花1～4朵簇生，下垂，为银白色。果实呈椭圆形，长约2厘米，初时灰褐色，成熟后为红褐色。通常10～11月开花，第二年5月果熟。

【生长环境】 栽培或呈半野生于丛林、路旁、宅边等处。

【采收加工】 叶入药，一年四季均可采摘。鲜用或晒干皆可。

【性味功效】 酸平，具有收敛、止咳之功效。

【主治用法】 肺虚咳嗽、气喘，可单用，也可与枇杷叶配合同用，9克，煎服。或焙干研末吞服，每服3克，每日1～2次。

【附】 ①胡颓子根(根) 酸平。止血。咯血、咽喉肿痛：9～12克，煎服。皮肤疮癣：适量煎汤熏洗。②胡颓子(果实) 酸平。止泻。治腹泻：4.5～9克，煎服。

半夏

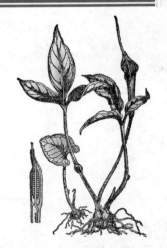

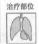

采收时间	生长环境	入药部位	治疗部位
① ② ③ ④ ⑤ ⑥ ⑦ ⑧ ⑨ ⑩ ⑪ ⑫			

【处方用名】 姜半夏、制半夏。

【别名】 野芋头。

【植物形态】 天南星科，半夏属。

高不足30厘米。属多年生草本植物。地下块茎为黄白色，呈球形，每块茎生叶1～2片。叶有长柄，柄下部内侧生一珠芽，顶端有3片小叶。花茎单一，由块茎生出，花序顶生，上部生雄花，下部生雌花，外包一绿色或带紫色的大苞片，花轴上端细长，突出苞外。通常6月开花。

【生长环境】　生在竹林、园圃、田野等阴湿处。

【采收加工】　球状块茎入药。6～7月采挖后，擦去外皮，洗净，切成2～3分厚的片，按鲜半夏重量比例称取明矾粉6％，生姜5％打汁（反复打碎取汁，后可加水适量，打至姜渣无辣味为止），将半夏片、明矾粉、姜汁拌和入缸，腌3～6日，以嚼后5分钟不麻喉舌为标准。然后取出漂净，晒干。

【性味功效】　辛温、有毒，具有化痰止咳、止呕之功效。

【主治用法】　①咳嗽痰多，口不苦、不渴的可配合橘皮，痰稀白色的可再加干姜，也可与佛耳草等配合。②胃寒呕吐（口不渴）、妊娠呕吐。上述病症用药量为4.5～12克，煎服。本品有毒，内服须经腌制。

【注】　还有一种"掌叶半夏"，民间亦作半夏用。

旋覆花

【处方用名】　旋覆花。

【别名】　全福花、金沸花、天打马兰。

【植物形态】　菊科，旋覆花属。高可达60厘米，属多年生草本植物。有蔓延的地下茎，全株有细毛。叶互生，呈阔披针形，边缘有浅齿，宽1～3厘米。头状花为黄色，生枝梢，直径3厘米左右。通常7～10月开花。

【生长环境】　生于河边、荒滩、垄沟边等湿润处及沿海地区。

【采收加工】　花入药，8～9月采花。晒1日，晾1日，隔日再晒。晒干后放容器内压紧，防散瓣，防霉。

【性味功效】　苦辛咸微温，化痰、下气。

【主治用法】　①咳嗽气喘，可配佛耳草或半夏、前胡、枇杷叶等。②嗳气胸闷：可配橘皮、半夏。以上病症用量6～12克，用纱布包，煎服。

【附】　旋覆梗　又名为"金沸草"。即摘去花的旋覆花全草，与旋覆花性能主治相似。9～12克，煎服。

蔊菜

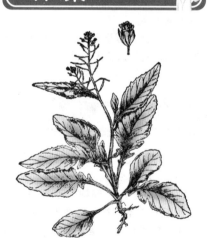

采收时间	生长环境	入药部位	治疗部位
① ② ③ ④ ⑤ ⑥ ⑦ ⑧ ⑨ ⑩ ⑪ ⑫			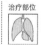

【处方用名】　蔊菜。

【别名】　江剪刀草、野菜子。

【植物形态】 十字花科，葶苈属。属多年生草本植物，茎随生长环境及土地的肥瘠不同而长短粗细大不一样，有时直立；有时伏地。根出叶和茎基叶呈长椭圆形，羽状分裂。茎生叶则为卵形至披针形，不分裂或稍分裂，边缘有不整齐锯齿。花为黄色，小。果实细长，熟时开裂成2瓣。 通常5～9月开花，边开花边结果。

【生长环境】 生在田野、路旁、沟边等阴湿处。

【采收加工】 全草入药，5～6月采收，洗净，晒干，切断。防霉。

【性味功效】 辛凉，具有止咳化痰、活血通经、清热解毒之功效。

【主治用法】 ①咳嗽气喘：15～50克，煎服。可配合黄药子、臭梧桐花等，或与棉花根等配合。②干血痨（经闭、腹胀、消瘦）：每日用50克，酌加红糖，煎服。③疔疮痈肿：用适量鲜草，打烂外敷患处。

【注】 据文献记载，本品不能与黄荆叶同用，同用则使人肢体麻木。

蔓生百部

【处方用名】 百部。

【别名】 肥百部。

【植物形态】 百部科，百部属。属攀缘多年生草本植物。根茎短，簇生，有纺锤形的肉质根。茎下部直立，上部常攀缘他物，全株光滑无毛。叶3～4片轮生，呈卵形至卵状披针形，全缘。花梗与叶中脉贴生，颇似花开于叶上，花瓣4片，淡绿色。果广卵圆形而扁，暗赤褐色。种子深紫褐色。通常5～7月开花结果。

【生长环境】 生于树林、竹林、旷野、路边等处。

【采收加工】 根入药，8月至来年4月掘取。洗净，于沸水锅中煮5～10分钟，撩出充分晒干。

【性味功效】 甘苦微温，润肺、止咳、杀虫。

【主治用法】 ①新久咳嗽：6～15克，煎服。②百日咳：制成20%百部糖浆，每次5毫升左右，内服，每日3次。或用15克，配合天将壳6克，煎服，酌加冰糖或白糖。③蛲虫：50克煎汁，灌肠。④头虱、体虱：适量浸酒洒发，或喷洒内衣。

【注】 本品同属植物，直立百部、对叶百部、细花百部、狭叶百部，功效与百部相似，亦入药用。

萝摩

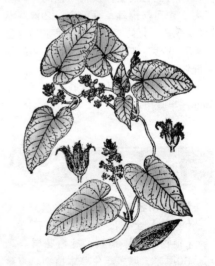

采收时间	生长环境	入药部位	治疗部位
① ② ③ ④ ⑤ ⑥ ⑦ ⑧ ⑨ ⑩ ⑪ ⑫			

【处方用名】 天浆壳、萝摩。

【别名】 麻雀棺材、天将壳。

【植物形态】 萝摩科，萝摩属。属多年生蔓草植物。茎叶断后有白色乳汁流出。叶对生，卵状心形，反面呈粉绿色。花生于枝端叶腋，白色带有淡紫红斑，里面密生长毛。果实呈纺锤形，长8～9厘米，宽约2厘米，表面有时有小突起。种子为扁平状，顶端生白色棉絮状毛，随风飞扬。通常7～8月开花，9月结果。

【生长环境】 生于田野、竹林、河边和路边等处。

【采收加工】 种子入药，10月采收（剖取种毛另作药用），晒干。

【性味功效】 甘辛温，具有化痰、止咳、平喘之功效。

【主治用法】 ①咳嗽痰多、气喘，可配合金沸草、前胡或枇杷叶、车前草等。②百日咳，可配合百部同用。③麻疹透发不畅、发热咳嗽，可作为辅助药，配合蝉衣、桑叶、牛蒡子等同用。以上病症用量6～9克，煎服。

【附】 ①萝摩藤(茎藤) 又叫"奶浆藤"。有补肾强壮作用。主治：肾亏遗精、乳汁不足、脱力劳伤。以上病症用量15～50克，煎服。②萝摩种毛(种毛)止创伤出血，适量外敷。

化痰止咳药

药名	处方用名	性味	功效	主治	常用量
杏仁	苦杏仁	苦温	止咳，平喘。滑肠	①咳嗽、气急；②便秘	6～12克
紫菀	生紫菀、炙紫菀	辛苦温	止咳，化痰、蜜炙润肺	①咳嗽气喘、咳痰不爽；②肺虚久咳	3～9克
款冬花		辛温	止咳	常与紫菀同用	3～9克
桔梗	苦桔梗	苦辛平	祛痰，排脓，开肺气	①咳嗽痰多；②肺脓肿；③咽喉疼痛	3～9克
前胡		苦辛微寒	化痰降气，散风热	①痰多气喘；②外感风热表证	6～9克
白果		甘苦涩平，有小毒	止咳平喘，止白带	①咳嗽气喘；②白带	4.5～9克
贝母	川贝、浙(象)贝	苦甘寒	止咳化痰，散结(浙贝)	①阴虚肺燥的咳嗽(如肺结核)用川贝；②浙贝治表证咳嗽及瘰疬	3～9克

药名	处方用名	性味	功效	主治	常用量
瓜蒌	全瓜蒌（皮、仁合用）、瓜蒌皮、瓜蒌仁	甘寒	清肺热，化痰，宽胸利气(皮)，消痈肿，润肠(仁)	①胸闷作痛；②痰黄稠；③便秘	6～15克
桑白皮	瓜蒌仁	辛甘寒	清肺热，止咳，利尿，降血压	①肺热咳嗽、咳喘痰多；②小便不利；③高血压；④糖尿病	9～12克
枇杷叶		苦平	止咳，化痰，止呕，解渴	①咳嗽痰多、气喘；②胃热呕吐、口渴	9～15克
天南星		辛苦温，有毒	搜风祛痰，燥湿通络	①风痰壅盛；②痰饮咳嗽；③风湿痹痛；④中风口噤	3～9克
白芥子		辛温	温肺豁痰，消肿止痛	①咳嗽痰多气急；②胸胁痰涎停留；③流注阴疽	3～9克
竹茹		甘微寒	清热止呕，涤痰开郁	①热证呕吐；②痰热郁结；③烦闷不宁	6～9克

驱虫药

驱虫药指的是用来驱除或杀灭人体寄生虫的药物。驱虫药大多有毒性，入脾、胃，经大肠，对人体内的寄生虫，尤其是肠道内寄生虫，具有毒杀、麻痹作用，迫使其排出体外。使用驱虫药物时，须根据患者体质的强弱、寄生虫的种类以及病情的缓急，来选用和配合适当的药物。本章另附有几种外用杀虫、疗癣药。

除虫菊

【处方用名】除虫菊。

【植物形态】菊科，菊属。属多年生草本植物。根生叶密集丛生，叶柄长，叶片呈椭圆形或长圆形，羽状全裂，裂片则呈线形，反面密生白色细毛。花茎干直立，上面有白色细毛，花朵单生于枝端。果实呈线形、瘦，通常5~6月开花。

【生长环境】　人工栽培。

【采收加工】　花、茎、叶均可入药，尤以花为最好。5~6月采收，加工成粉剂、油剂、熏剂(如蚊香)等。

【性味功效】　杀虫。

【主治用法】　主要为灭蚊、蝇、虱、臭虫、跳蚤。外用可治疗癣。

【注】　本品对人畜均无害，但在蚕室、蜂房附近避免使用本药物。

木 槿

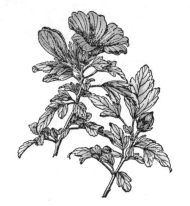

采收时间	生长环境	入药部位	治疗部位

【处方用名】　川槿皮、木槿皮。

【别名】　白槿皮。

【植物形态】　锦葵科，木槿属。高可达300厘米，树皮呈灰褐色，属落叶灌木或小型乔木。叶子呈卵形或菱形卵状，互生，长3~6厘米，边缘有不规则的粗型齿纹，通常有3裂，有3条明显

的主脉。花朵多为淡红紫色，单瓣生于叶腋，也有白色、紫色和重瓣的。果实整体呈长圆形，顶端呈尖嘴形状，有绒毛，成熟时会裂开成5瓣。种子背是有棕色长毛。通常8~9月份开花。

【生长环境】　通常栽培作为绿篱。

【采收加工】　茎皮入药，一年四季均可采收，洗净，切断，晒干。

【性味功效】　甘涩平，具有杀虫疗癣之功效。

【主治用法】　顽固癣症，用米醋浸汁外涂。

【附】　①木槿根(根)：性味甘微寒。具有清热除湿之功效。主治湿热白带。用量为50克，另加瘦猪肉50克同煮，吃肉饮汤。　②白槿花(花)：性味苦寒。具有清热解毒之功效。主治腹泻、痢疾、湿热白带等，其治痢止泻效果颇为显著。常用量为每次9~15克，用水煎服或焙干研末吞服，每次用量为3克，每日2~3次。③朝天子(果实)：性味苦平。具有清肺、化痰之功效。治偏正头痛，取适量用水煎汤熏洗。治咳嗽痰喘，常用量为9~15克，用水煎服。

【注】　①"白槿花"是木槿开白花的一个变种。②以"朝天子"为名的中药，有数种原植物，上海地区习惯上用木槿的果实。

羊踯躅

【处方用名】　羊踯躅、闹羊花。

【植物形态】　杜鹃花科，杜鹃花属。属落叶灌木。幼枝上有短小柔毛和刚毛。叶子互生，叶片呈长圆形，反面有灰色短柔行，叶子顶端钝或突尖，基部则呈楔形。花朵生于枝端，呈漏斗状或

钟状，多数呈黄色，有绿斑。果实呈长椭圆形，成熟时则呈赤褐色。通常4～5月开花。

【生长环境】 多生于山地。

【采收加工】 花或叶入药，通常4～5月采收，晒干。

【性味功效】 辛温，有大毒，可外用、杀虫。

【主治用法】 花、叶捣烂后浸水喷洒，或研粉撒，可用来消灭臭虫、跳蚤、蛆虫、孑孓和钉螺等害虫。

贯众

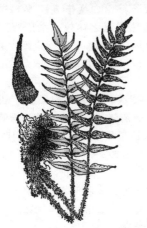

采收时间	生长环境	入药部位	治疗部位
① ② ③ ④ ⑤ ⑥ ⑦ ⑧ ⑨ ⑩ ⑪ ⑫			

【处方用名】 贯众。

【别名】 贯仲、昏鸡头。

【植物形态】 鳞毛蕨科，贯众属。高30～75厘米，属多年生草本植物。根状茎短，上面密布深褐色大鳞片，断面上有褐色麻点。叶呈羽状复叶，复生；小叶为10～20对，呈镰刀形，边缘有细型锯齿。

【生长环境】 多生于石隙、溪旁及山林阴湿等处。

【采收加工】 根入药，一年四季均可采收，洗净，切片，晒干。

【性味功效】 苦寒，有小毒，具有清热解毒、止血、杀虫之功效。

【主治用法】 ①蛔虫、蛲虫。②感冒发热、痢疾、疮疡。③便血、尿血、月经过多。上述三种病症常用药量为6～15克，最大剂量可为50克，用水煎服。

【附】 贯众叶 又名"金星凤尾草"。民间通常多用来治疗遗精。常用量为每次50克，取水煎服。

毛茛

【处方用名】 毛茛。

【别名】 老虎脚爪草。

【植物形态】 毛茛科，毛茛属。高为30～60厘米，属多年生草本植物，茎部直硬且有毛，叶呈白色，密集丛生于茎上。叶子多为掌状深3裂，裂片上端亦有浅裂。花朵生于茎梢，呈黄色。果实密集成球状，小。通常4～5月份开花，6～8月份结果。

【生长环境】 多生于旷野、路边和向阳山坡的草丛等处。

【采收加工】 全草入药，一年四季均可采，或随用随采。

【性味功效】 辛温，有毒，外用发泡，具有杀虫、截疟、退黄疸、治哮喘之功效。

【主治用法】 ①黄疸、结膜炎（风火赤眼）：取少量鲜根，洗净捣烂贴于寸口或内关穴上（也可下垫薄姜片1块），待皮肤有灼热感且起疱之时，即除去。②哮喘：方法与上同，敷大椎穴或取少量叶用纱布包塞鼻孔，喘平后即除去。③疟疾：方法亦与上同，在发作前6小时敷大椎穴，连敷2～3次。④杀灭子孑：取鲜草一份，切碎，加水19份，浸泡1日，取药汁喷洒积水坑等孑孑滋生地。

【注】本品只能外用，切不可内服。

驱虫药

药名	处方用名	性味	功效	主治	常用量
使君子		甘温	驱蛔	专治蛔虫病	4.5～9克
槟榔	花槟榔	辛苦温	驱虫，破气，行水	①肠寄生虫，尤以绦虫效最佳；②食积气滞的腹胀痛、泄泻；③脚气	12～50克
石榴根皮		酸涩温	驱虫，收敛，止泻	①蛔虫、绦虫；②久泻、久痢。【附】与石榴皮（果皮）功用相似，主要用于收敛止泻	4.5～9克
大蒜		辛温	杀虫，解毒	①阿米巴痢疾；②钩虫；③痈疽；④痢疾	6～12克
鸦胆子		苦平	杀虫，止痢，止疟	①阿米巴痢疾；②疟疾	每次吞10～20粒，日服3次
苦楝根皮		苦寒	驱蛔	蛔虫病	15～50克

消食药

消食药又称消导药或助消化药，是具有消除食积、增强消化功能的药物。如果饮食不节，损伤脾胃，每致饮食停滞，则会出现各种消化功能障碍的病症，如腹部胀闷、嗳气、疼痛、胃口不开、大便稀薄夹有泡沫和不消化食物等症状。消食药，主要适用于食积停滞所致的脘腹胀满、嗳气泛酸、恶心呕吐、不思饮食、泄泻或便秘等症。

消食药

药名	处方用名	性味	功效	主治	常用量
麦芽		咸平	消食，退乳	①专消米、面食积；②退乳	9～18克，退乳用60克
谷芽		甘平	消食	消米、面食积	常与麦芽同用9～18克
神曲	焦六曲、六神曲	甘辛温	消食	积滞不化、腹泻	6～15克
鸡肫	皮鸡肫、皮鸡内金	甘平	消食，止遗溺	①食积不消；②小儿遗尿	3～9克
山楂	焦山楂、山楂炭	酸甘微	消食，破气散瘀	①食积不消；②产后瘀阻腹痛；③泄泻下痢；④疝气肿痛	4.5～9克
莱菔子		辛甘平	消食，化痰	①食积不消、胃腹饱胀；②咳嗽痰多	4.5～9克

补益药

　　能够补助人体的气血阴阳的亏损，达到补虚或消除衰弱证的药物，称为补益药。

　　虚证一般分为气虚、血虚、阴虚、阳虚四种。

　　1. 气虚：体倦乏力、大便泄泻、食欲减退、气促声微、脘腹胀满等。

　　2. 血虚：面色苍白、眩晕耳鸣、心悸及月经不调等。

　　3. 阴虚：潮热盗汗、烦渴、干咳、咯血、舌红、脉细数等。

　　4. 阳虚：阳痿遗精、腰膝酸软、尿频、泄泻、气喘等。

　　补益药中有些药物能补气、能助阳，有些药物能补血、能滋阴，分别适用于上述病症。

　　根据病情的需要，也可配合应用。

何首乌

　　【处方用名】鲜首乌、干首乌、制首乌。

　　【别名】野山芋。

　　【植物形态】蓼科，蓼属。属多年生蔓草植物，地下的块茎肥大呈黑褐色，根茎为横行排列。茎呈绿紫色，缠绕性生长，基部木质，空心，上部多分枝。叶呈卵状心形，互生，全缘或略呈波状。花朵呈绿白色，小而繁密。果实黑色有光泽，呈三棱形。通常8～10月开花，11月结果。

　　【生长环境】多生于墙脚、石缝等地方。

　　【采收加工】块根入药，一年四季可采挖，洗净，切片，晒干，防霉，为干首乌。洗净，切片，反复焖蒸，使内部成棕褐色，晒干，为制首乌。采用新鲜的随用随切，称鲜首乌。

【性味功效】 苦甘微温，鲜首乌、干首乌具有润肠通便、消痈肿之功效。制首乌则有补血、补肾、滋补强壮等功效。

【主治用法】 ①制首乌：贫血体弱、遗精、头晕眼花、腰膝酸软。9～15克，用水煎服；亦可配合女贞子、枸杞子等同用。②鲜首乌、干首乌：便秘、疮疖、瘰疬。鲜用50克，干用9～15克，用水煎服。

【附】 ①首乌叶(叶)：用来治疗水、火烫伤，取适量鲜首乌叶，与鲜乌蔹莓叶，洗净，捣烂敷患处。治无名肿毒：取适量鲜首乌叶、鲜蒲公英，洗净，捣烂敷患处。②首乌藤(茎)又名"首乌藤"。具有安神、通络等功效，适用于失眠、贫血、周身酸痛等病症。常用药量为15～50克，用水煎服。

枸杞

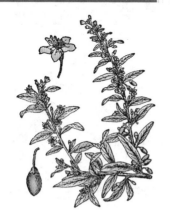

采收时间

| ① | ② | ③ | ④ | ⑤ | ⑥ |
| ⑦ | ⑧ | ⑨ | ⑩ | ⑪ | ⑫ |

生长环境　入药部位　治疗部位

【处方用名】 枸杞子。

【别名】 枸杞果、甘杞子。

【植物形态】 茄科，枸杞属。属落叶灌木植物。枝呈拱状弯垂，小枝常变成刺。叶呈披针状长椭圆形或狭卵形，互生，或丛生枝旁。花呈淡紫红色，有深紫色直纹，数朵生于叶腋。浆果呈红色，长卵圆形。8～10月开花，10～12月结果。

【生长环境】 多生于低山坡、路边、河边、竹园等处。

【采收加工】 种子入药，10～12月采果，先在阴凉处晾至外皮皱缩，后晒干。

【性味功效】 甘酸平，具有补血、补肾、养肝、明目之功效。

【主治用法】 ①腰痛体弱：可用枸杞子50克，加蜂蜜50克，水适量，煎服或隔水蒸服。连服5～7日。②贫血衰弱、肾亏遗精、腰酸、头晕、两眼昏糊：可配合女贞子、墨旱莲、桑葚子等，常用9～12克，煎服。

【附】 ①枸杞根(根) 祛风、清热、降血压、强壮。适用于关节痛、低热、高血压、两眼昏糊及肾亏等症，15～50克，煎服。治高血压，可与臭梧桐根或桑树根同用；治肺结核潮热，可配合功劳叶、鱼腥草等。②地骨皮(根皮) 苦寒。有清肺热、退虚热等功效，适用于肺热咳嗽、口渴、虚热、盗汗等症，9～12克，煎服。

山药

【处方用名】 山药、怀山药。

【别名】 薯蓣。

【植物形态】 薯蓣科，薯蓣属。属

多年生缠绕性草本植物，地下块茎肉质柔软而黏滑，一般呈圆柱状棍棒形，表面生有细须根。叶呈箭形或三角状卵形，对生，叶腋常生珠芽。花呈乳白色，有雄雌之分，雄花穗直立，雌花穗下垂。花果三翅，种子有圆翅。通常7～8月开花，9～10月结果。

【生长环境】 人工栽培或野生。

【采收加工】 块根入药，11～12月挖取，洗净，用竹刀刮去外皮，切片，晒干。防蛀。

【性味功效】 甘平，具有补脾胃、补肾、固精之功效。

【主治用法】 ①慢性咳嗽痰多，可配合生米仁、冬瓜子等。②气虚衰弱、慢性腹泻、食欲减退、肢体疲乏，可配合党参、生白术、生谷芽等。③遗精、小便次数多、糖尿病、白带多：治遗精，可配合桑螵蛸；治体弱白带，可配合白扁豆；治糖尿病，可配合生地、生黄芪等。上述三种病症用量9～15克，煎服；如炒研细粉，每次用量为1.5～4.5克，吞服。

【附】 山药藤(茎) 性味甘平。用来治疗皮肤湿疹、丹毒等，用药量为90～120克，用水煎汤熏洗；或捣烂鲜茎用来外敷患处。

女贞

【处方用名】 女贞子。

【别名】 冬青子。

【植物形态】 木樨科，女贞属。高可达600厘米，属常绿大灌木或小型乔木。叶呈革质，卵形或卵状披针形，对生，叶正面有光泽，长为8～12厘米。花为白色，小，密集于枝顶成大圆锥花丛。浆果呈长椭圆形，成熟时颜色为蓝黑色。通常6～7月开花，8～12月果熟。

【生长环境】 人工栽培。

【采收加工】 种子入药，11～12月采收，蒸熟，晒干。防霉。

【性味功效】 甘苦平，具有补肾滋阴、养肝、明目之功效。

【主治用法】 ①肾亏遗精、腰酸、头晕、耳鸣、两眼昏糊：可配合枸杞子、旱莲草等同用，用药量为9～24克，用水煎服。②治头晕、腰酸、两眼昏糊及贫血体弱等症：可用女贞子、旱莲草、桑葚子各120～240克，共同焙干研末，每日服9～12克，临睡时吞服，可酌加白糖。也可分2次服。连服1～2月。如有感冒、腹泻，可暂停数日。

蛇床

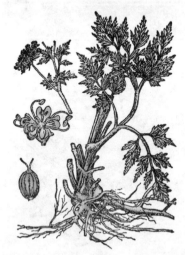

采收时间	生长环境	入药部位	治疗部位
1 2 3 4 5 6 7 8 9 10 11 12			

【处方用名】 蛇床子。

【植物形态】 伞形花科，蛇床属。高24～45厘米，属一年生草本植物，叶呈羽状细裂，互生。花为白色，小，伞形排列。果实呈卵圆形，有棱。通常4～7月开花，6～8月结果。

【生长环境】 多分布在郊县，生于田野、路旁等地。

【采收加工】 种子入药，6月采收，除去泥屑杂质，晒干。防蛀。

【性味功效】 辛苦温，有小毒，具有补肾助阳、杀虫之功效。

【主治用法】 ①阴道滴虫病、阴囊湿痒：取适量药物煎汤熏洗。②肾亏阳痿：常用药量为3～9克，用水煎服。

锦鸡儿

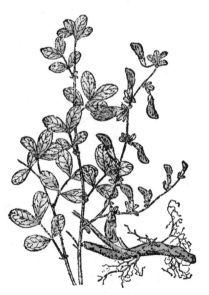

采收时间	生长环境	入药部位	治疗部位
① ② ③ ④ ⑤ ⑥ ⑦ ⑧ ⑨ ⑩ ⑪ ⑫			

【处方用名】 金雀根。

【别名】 金雀藤、阳雀花根、土黄芪。

【植物形态】 豆科，锦鸡儿属。高60～90厘米，属落叶灌木植物。枝干丛生，有黄褐色斑点，通常每节丛生数叶。叶子呈羽状复叶，上有小叶4片，呈倒卵形，分成二对，通常上面一对比下面一对大，复叶基部节上常有刺。花呈黄色，生于叶丛中。豆荚线形。4月开花，5月结果。

【生长环境】 多生于山坡、林下、路旁、郊野旷地上、杂丛中，市区亦偶有人工栽培。

【采收加工】 根入药，12月至来年2月采挖，洗净，切片，晒干。

【性味功效】 甘微温，补气、通乳汁、活血、止痛、利尿。

【主治用法】 ①跌打损伤，可配合扞扞活、落得打等。②风湿性关节疼痛，可配合虎杖根、细柱五加或桑枝等。③体虚乏力、浮肿、乳汁不足：加猪蹄炖服。上述病症常用药量为30～60克，用水煎服。

【附】 金雀花(花) 有活血祛风、止咳、强壮之功效。主治：头晕头痛、耳鸣眼花。肺虚久咳。小儿疳积。上述病症用药量为3～15克，用水煎服。

构 树

【处方用名】 楮实子。

【别名】 楮树、谷树子。

【植物形态】 桑科，构属。高可达900厘米，属落叶乔木，有雌雄之分。叶呈阔卵形，互生，叶长8～17厘米，宽3～9厘米，正面粗糙，反面密生柔毛，常有1至多个不对称的缺刻，边缘有锯齿。雄花穗腋生，下垂；雌花穗球形。果实有橘红色肉质外被，形似杨梅。通常4~5月开花，8~10月结果。

【生长环境】 多生于山野、村落、屋旁、河边等处，也有人工栽培。

【采收加工】 种子入药，9~10月采果实，晒干后，搓碎，簸除衣壳取子。

【性味功效】 甘寒，具有补肾、强筋骨、利尿明目之功效。

【主治用法】 腰膝酸痛无力、阳痿、水肿、眼睛生翳等病症；常用药量为9~15克，用水煎服。

【附】①谷树浆(树干砍一刀后流出的浆汁)鲜浆汁外涂可治顽癣及虫咬。②谷树根皮(刮去外皮的根白皮)具有利尿消肿、祛风湿之功效。可治疗水肿、筋骨酸痛，常用药量为9~15克，用水煎服。③谷树叶(叶)用来杀虫疗癣，用鲜叶打汁，外涂顽癣及虫咬。

野大豆

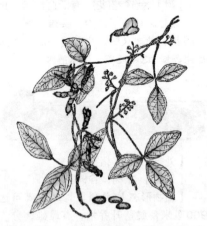

采收时间	生长环境	入药部位	治疗部位
① ② ③ ④ ⑤ ⑥ ⑦ ⑧ ⑨ ⑩ ⑪ ⑫			

【处方用名】 野毛豆。

【别名】 野豆。

【植物形态】 豆科，大豆属。全体密生锈色长硬毛，属一年生蔓草。茎细长，缠绕于它物上。复叶互生；小叶3片，呈卵形或披针状长椭圆形。花很小，多为红紫色，也有白色的。豆荚很像毛豆但比毛豆稍小，长7~23毫米，有时弯曲呈半月形，成熟后开裂，内有3~4粒种子。种子呈椭圆形或肾形，稍扁平。通常9月开花，10~11月结果。

【生长环境】 生于竹园或田间。

【采收加工】 带果全草入药，10~11月采收，洗净，切断，晒干。

【性味功效】 甘微寒，具有滋阴、强壮、敛汗等功效。

【主治用法】 自汗、盗汗：可与红枣、糯稻根等同用，取药量为30~60克，加水煎服。

【附】 野料豆(种子) 具有平肝、明目之功效，亦有强壮作用。治肝阳头晕，可与女贞子、桑叶、白菊花等同用；治头晕眼花、小儿疳积，常用药量为15~50克，加水煎服。

羊乳

【处方用名】 山海螺、羊乳根。

【别名】 四叶参、蔓参。

【植物形态】 桔梗科，党参属。属多年生蔓草植物，地下根呈纺锤形，肉质，并有特殊气味。茎长可达丈余，缠绕着生长，带紫色。多分枝，折断有白色乳汁。生于侧枝上的叶多近4片轮生，一般为卵形或广披针形。生于茎上的叶小而互生。花为绿白色，呈钟形。果实呈圆锥形。

【生长环境】多生于山坡、灌木丛下潮湿肥沃之处。

【采收加工】根入药，一年四季均可采挖，洗净，蒸透，切片，晒干。

【性味功效】甘平，具有滋阴强壮、润肺祛痰、排脓解毒、消肿之功效。

【主治用法】①肺脓肿、扁桃体炎、乳腺炎、疮痈肿痛。②病后体弱、产后缺乳、体虚白带。③蛇咬伤。上述病症常用药量为15～60克，煎服。

补益药

药名	处方用名	性味	功效	主治	常用量
党参	潞党参	甘平	补中益气，补血	①气虚乏力；②贫血体弱	6～15克
黄芪	生黄芪、炙黄芪	甘微温	补气，止汗，托疮生肌，利尿(蜜炙用于补气助阳)	除治气虚(弱于人参)外，尚可治：①自汗不止；②痈疽疮毒；③水肿；④风湿痛；⑤糖尿病	6～15克
白术	生白术、炒白术	苦甘温	补脾，化湿(健脾止泻可用炒白术)	①脾胃虚弱、胀闷、食欲不振、泄泻；②面目虚浮、四肢水肿	6～12克
大枣	红枣	甘温	补脾胃，补血	①脾虚血亏；②缓和药性	3～12颗
甘草	生甘草、炙甘草	甘平	祛痰，解毒(生)补气(炙)	①气血虚 咳嗽、气促；②生用能解毒(疮毒、药毒)	3～6克，大剂量可用50～120克
孩儿参		甘苦微寒	补气养胃	①体弱神疲；②小儿消瘦；③病后虚弱；④肺虚咳嗽	9～15克
黄精	制黄精	甘平	补脾，润肺，生津。	①脾胃虚弱；②肺虚咳嗽；③消渴	9～15克
白芍	杭白芍	苦酸微寒	养血，止痛，调经，平肝	①胸腹诸痛；②月经不调；③眩晕；④手足拘挛；⑤血虚	3～12克
当归	全当归	甘辛微温	补血，活血，调经，止痛	①血虚；②月经不调；③跌打损伤；④痈疽；⑤胁痛	3～12克

药名	处方用名	性味	功效	主治	常用量
桑葚	桑葚子	甘酸微凉	补肾明目，养血益阴	①烦躁失眠；②耳鸣目昏；③肠燥便秘；④血虚风痹	9～15克
地黄	大生地、熟地	甘寒(生)甘微温(熟)	滋阴，凉血，止血(生)，补血，滋阴(熟)	阴虚津少、低热、出血症(生)、贫血、心悸、头晕、津少、月经过多(熟)	9～15克
鹿角	鹿角片、鹿角粉	甘咸温	益气助阳，活血消肿	①治各种肾阳虚（比鹿茸差，但价廉）；②疮痛；③乳汁不通	3～9克(研粉吞)
肉苁蓉	甜苁蓉	甘酸温	补肾助阳，润肠	①阳痿、腰痛无力；②肠燥便秘	6～12克
人胞	紫河车、胎盘	甘咸温	补气血	治各种虚损，阳虚既可用，阴虚亦可配伍	3～9克(研吞)
杜仲	绵杜仲	甘辛温	补肝肾，降压，安胎	①肾虚腰痛、阳痿、尿频；②胎动不安；③高血压	9～12克
狗脊	金毛狗脊、制狗脊	苦辛温	补肝肾，祛风湿	①腰痛脚软；②风湿痛	9～15克
续断	川断	苦微温	补肝肾，止崩漏，通血脉	①腰痛脚软；②崩漏；③折跌损伤	9～12克
补骨脂		辛温	补肾助阳	①阳痿早泄；②溲频遗尿；③虚寒泄泻；④腰膝冷痛	6～12克
淫羊藿	仙灵脾	甘辛温	补肾助阳，强筋健骨	①阳痿腰弱；②筋挛骨痹	9～12克
智仁		辛温	温脾散寒，固肾暖胃	①脾寒泄泻；②涎多遗尿；③胃寒痛	6～12克
菟丝子		辛甘平	补肝肾，益精髓	①阳痿遗精；②腰痛脚软；③小便频数	9～15克

药名	处方用名	性味	功效	主治	常用量
韭菜子		甘辛温	补肾助阳，强腰膝	①小便频数、遗尿、遗精、白带多；②腰膝无力	4.5~9克
沙参	南沙参、北沙参	甘淡微寒	润肺止咳，养胃生津（南沙参力较薄弱）	①肺热咳嗽；②热病伤津和虚证口燥	9~12克
龟板	生龟板、炙龟板	咸甘平	滋阴，健骨	①阴虚诸症；②热病伤阴的昏迷痉挛；③肾虚骨软	15~50克(生用须先煎)
天冬	明天冬	甘苦寒	清肺滋肾	①肺热喘咳；②肺虚劳嗽；③消渴；④阴虚内热。	9~12克
石斛	川石斛、金石斛、鲜金石斛	甘平	滋阴，养胃，生津（川、金功效相似，鲜用清热生津）	①阴虚内热；②热病伤津；③烦渴舌绛；④病后虚热	9~12克
百合		甘平	润肺止咳，养阴清热	①劳嗽吐血、干咳久咳；②虚烦惊悸	9~15克

安神、镇痉药

安神、镇痉药是用来治疗神志不安、失眠、昏迷癫狂、高热惊厥、手足抽搐等病症的药物。在安神、镇痉药中，有的具有镇痉作用，主治惊风抽搐、肝风内动的，叫作平肝息风药；有的具有滋补益气的功效，被称作养心安神药。

钩藤

【处方用名】 钩藤、嫩钩藤。
【别名】 双钩藤、挂钩藤。

【植物形态】 茜草科，钩藤属。长约90~180厘米，属藤状灌木。嫩枝呈四方状，枝节上有1~2个鹰爪形状的钩。叶子呈椭圆形，互生，正面呈绿色，反面呈粉绿色。花朵为黄色，腋生，密集汇成头状花序，外形似绒球。

【生长环境】 多生于山谷、溪边、山坡和疏林等地方。

【采收加工】 带钩茎枝，或茎枝入药。春、夏、秋三季均可采收，切断，晒干。

【性味功效】 微苦寒，具有清热、平肝熄风、降血压之功效。

【主治用法】 ①头晕、头痛、高血

压。②神经性头痛。③小儿高热抽搐。上述病症可取药量9～15克，用水煎服。

【附】 钩藤根(根) 主治风湿性关节炎、坐骨神经痛等病症，取药量为15～50克，用水煎服。

【注】 钩藤不能久煎，所以处方上须注明后下。

景天三七

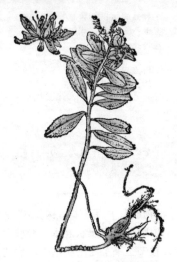

采收时间	生长环境	入药部位	治疗部位
① ② ③ ④ ⑤ ⑥ ⑦ ⑧ ⑨ ⑩ ⑪ ⑫	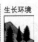		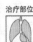

【处方用名】 景天三七。

【别名】 费菜、养心草。

【植物形态】 景天科，景天属。高30厘米左右，属多年生肉质草本植物。根状茎粗大强壮，且坚硬，近乎本质化。地上茎则常密集丛生。叶子扁平、肥大厚实，互生或近乎对生，呈披针形或倒卵状披针形，边缘多有细小锯齿。

花朵呈黄色，较小，一般密生于茎顶。多6～8月份开花。

【生长环境】 多生在山坡岩石等处，民间也有栽培。

【采收加工】 全草入药，可随用随采。

【性味功效】 甘微酸平，具有安神补血、止血散瘀之功效。

【主治用法】 ①精神不安、心悸、失眠、烦躁：可用60克鲜草，外加猪心一个，用水炖服。②跌打损伤：取适量鲜草，捣烂外敷患处。③吐血、咯血、牙龈出血、鼻出血、崩漏：取鲜草60克，用水煎服。

合 欢

【处方用名】 合欢皮。

【别名】 夜合皮。

【植物形态】 豆科，合欢属。高可达10米，属落叶乔木。树皮呈黑色或淡黄褐色。叶呈羽状复叶，且复生，有5～9片羽片，每片有20~26对镰刀状小叶，炎热天气或夜间则闭合。花朵为粉红色，呈丝绒形状，生长在枝梢。果实呈豆荚扁状，不裂开，多6~7月开花，10月份结果。

【生长环境】 多生于路边、旷野、山坡等处，也有栽培。

【采收加工】 茎可入药，2～4月剥皮，洗净，切成小块，晒干。

【性味功效】 甘平，具有安神、活血、消痈肿、止痛之功效。

【主治用法】 ①失眠心烦：可与首乌藤等同用。②痈肿。③肺痈：可与鱼腥草、冬瓜子、桃仁等配合使用。④跌打损伤：可单独用，取适量用水煎服。

也可与当归、赤芍、桃仁、川芎等配合使用。上述病症可取药量9～50克，用水煎服。

【附】夜合花(花蕾)又叫"合欢米""夜合米"，具有安神、理气解郁之功效。主治失眠、胸中郁闷、胃口不好，常用量为4.5～9克，用水煎服。

安神、镇痉药

药名	处方用名	性味	功效	主治	常用量
远志		苦辛温	安神，化痰	①神志不宁、惊痫；②咳嗽痰多	3～9克
酸枣仁	炒枣仁、生枣仁	甘酸平	安神，敛汗	①烦躁失眠；②虚汗	6～15克
柏子仁		甘辛平	安神，润肠	①失眠、盗汗；②老年人及产后便秘	6～15克
珍珠母	珍珠母、真珠母	咸寒	镇静，安神	头晕、心悸、失眠、高血压	50克(用河蚌壳内层也可)
牛黄		苦甘凉	定惊，清热，解毒	①高热、神志不清、说胡话、惊风、痉挛；②咽喉腐烂；③痈疽疔毒	0.3～0.9克
菖蒲	石菖蒲	辛温	安神，辟浊	①神志不清、耳；②胸腹胀闷、疼痛	3～9克
磁石	灵磁石、煅磁石	辛寒	镇惊安神、平喘	①肾亏耳鸣、头晕眼花；②肾虚喘咳；③心悸、失眠	9～50克(入丸药须煅用)
龙齿		涩凉	镇惊安神	①烦躁失眠；②惊痫癫狂	9～15克
蚯蚓	蚯蚓干、地龙	咸寒	清热，镇痉，活络，利尿，平喘	①热病、惊风、痉挛；②关节不利；③尿闭；④哮喘	3～9克
全蝎	淡全蝎	辛平，有毒	镇痉，止痛，解毒	①惊风、破伤风、抽搐、痉挛；②风湿痛；③瘰疬	全蝎1.5～2.5(研吞)
蜈蚣		辛温，有毒	熄风镇痉，解毒	①惊风、抽搐、痉挛；②痈疽瘰疬、蛇咬；③破伤风	1.5～3克

清暑药

清暑药是用来清热解暑的药物，主要用来治疗夏天中暑和暑湿作脾，比如出汗烦渴、怕冷发热、头重身重、胸闷腹胀、上吐下泻等病症。

黄花蒿

【处方用名】 秋蒿、黄花蒿。

【别名】 黄篙。

【植物形态】 菊科，艾属。茎部有棱条，高可达60～120厘米，属一年生草本植物。茎嫩时呈绿色，老后则呈黄褐色。叶子互生，呈黄绿色，分裂极细。花朵生于枝干顶部，很小，黄色，呈头状，球形。果实呈淡褐色，很小。通常8～10月开花，11月结果。

【生长环境】 多生在田野、荒地、竹园、路边或垄沟边等地。

【采收加工】 全草入药，通常8～9月采收，切断，晒干。

【性味功效】 苦寒，具有清热消暑之功效。

【主治用法】 ①疔疮、风疹块：取适量药物煎汤熏洗。②疟疾、间歇热、肺结核潮热：取药量9～15克，用水煎服。③暑热发痧、胸闷、腹痛：用种子15克或鲜嫩叶15～50克，煎后服。也可作清暑饮料。

清暑药

药名	处方用名	性味	功效	主治	常用量
藿香	鲜藿香、土藿香、广藿香	辛微温	解暑(鲜)，止呕，化湿(土、广藿香都是干品，功同)	①暑热证；②中暑吐泻、腹痛；③胸闷、消化不良	3～9克(鲜加倍)
佩兰	鲜佩兰、佩兰叶	辛平	解暑(鲜)，化湿	①暑热证；②口臭、恶心、消化不良	与藿香常同用 3～9克(鲜加倍)
香薷	陈香薷	辛微温	解暑，解表，利水	①暑天受凉，怕冷、发热、无汗等症；②水肿	4.5～9克
荷叶	鲜荷叶、干荷叶	苦平	解暑(鲜)，平肝(干)	①暑热证(鲜)；②头痛、头晕	(干)3～9克

祛寒药

祛寒药是用来治疗里寒证的药物，又称温里药，其性味通常为辛热。辛能发散，热则祛寒。由于脏腑不同，里寒证的表现也不同，通常表现为四肢发凉、怕冷乏力、面色苍白、呕吐泄泻、大汗不止、心腹冷痛、久泻水肿、脉象沉迟等病症。

竹叶椒

【处方用名】 土花椒。

【植物形态】 芸香科，花椒属。高为120～180厘米，属常绿灌木。枝上有刺。叶呈羽状复叶，且互生。小叶3～5片，呈披针形或椭圆状披针形，边缘有细小、圆形的细齿，叶脉上生有刺，总叶柄突起呈翅状。花朵呈淡绿色，且小。果实暗红色，呈球形，表面有许多瘤状小突起，有辛味。种子呈黑色，有光泽。通常5～6月份开花，7～8月结果。

【生长环境】 栽培。

【采收加工】 种子入药，10～11月可采摘果实，晒干。筛去种子(椒目)，另作药用。

【性味功效】 辛温，有少许毒性，具有温里、散寒、止痛、杀虫之功效。

【主治用法】 ①寒痰冷喘。②受寒引起的胃痛、腹痛、腹泻。③蛔虫引起的腹痛。上述三种病症可用药1.5～4.5克，用水煎服。④湿疹发痒：取药50克，煎汤外部擦洗。

【附】 椒目(种子)性味苦寒，有利尿消肿之功效。用于治疗小便不利、水肿、气喘等病症。常用量为3～6克，用水煎服。

祛寒药

药名	处方用名	性味	功效	主治	常用量
附子	淡附子、熟附片、黑刚块	大辛大热，有毒	回阳，温中，散寒	①大汗、大泻、大吐、腹痛之后的虚脱；②肾阳虚诸症；③胸腹寒痛；④寒湿关节痛	3～9克
肉桂		辛甘大热	温补，散寒	①治肾阳虚，常与附子同用；②寒证胃痛、腹痛、痛经	1.5～3克
干姜		大辛大热	回阳，温中，散寒	①治虚脱，常与附子同用；②胸腹寒痛、腹泻；③肺寒咳嗽	3～9克
吴茱萸		辛苦大热	温中止痛，理气止呕，杀虫	①胃腹胀满；②呕吐吞酸；③腹痛泻痢；④寒疝；⑤脚气	1.5～4.5克

外用药

外用药指的是应用于损伤部位的常见药物，通常采用涂、敷、擦、洗等方法来治疗疾患。这是因为外用药多有毒，所以大多只能体表外敷用。内服虽有一定的适应证，但必须十分小心，只有在必要时，暂时内服少量药物，且不能过量，更不能连续服用，以免中毒。

外用药常可用来杀虫解毒、化腐生肌、排脓止痛以及收敛止血。

外用药

药名	处方用名	性味	功效	主治	常用量
硫黄	生硫黄、制硫黄	酸温，有毒	杀虫，利肠，助阳	①疥癣；②虚寒久痢久泻；③虚寒便秘	外用适量，内服2.5克须用制硫黄
轻粉		辛寒，有毒	杀虫，攻毒，泻下	①疥癣、恶疮；②腹水肿胀	外用适量，内服0.05克，入丸散用
雄黄	腰黄	辛苦温，有毒	解毒，杀虫	①疥癣恶疮；②毒蛇咬伤；③痞积虫痛；④疟疾	外用适量，内服0.5克
硼砂	月石	甘咸凉	解毒，消肿	①咽喉肿痛；②眼睛红肿；③口疮	外用适量，内服2.5克
炉甘石	制甘石	甘平收湿。	止痒，生肌，明目消翳	①皮肤湿疹、疮疡脓水多；②眼红烂；③目生翳膜	外用适量
铅丹	广丹、东丹、黄丹、红丹、桃丹粉	辛咸微寒，有毒	拔毒生肌	为制膏药原料，配其他药治痈疽溃疡、跌打损伤、烫伤	外用适量

收敛药

收敛药又叫"收涩药"，具有收敛固涩的作用，是可以用来治疗各种滑脱证候的药物。滑脱的病症主要有盗汗、自汗、久咳、久泻、遗精、白带、脱肛、遗尿、尿频等。

盐肤木

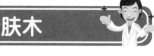

【处方用名】 盐肤木。

【别名】 盐树。

【植物形态】 漆树科，漆树属。属小型乔木。叶子呈羽关复叶，互生。小叶呈卵形，椭圆形或长椭圆形，多为7～13片，反面有密集的短柔毛，且边缘有粗型锯齿，叶轴有翼，且常于该处生虫瘿。花朵有雌雄之分，呈乳白色，多生于枝梢处，且成圆锥花序。果实外面密集生有灰白色短软绒毛，果实呈扁圆形。通常8～9月开花。

【生长环境】 生于旷野、坡地、丘陵等灌木丛中。

【采收加工】 根入药，一年四季均可剥取。洗净，晒干。

【性味功效】 咸凉，具有敛肺降火、祛瘀止血之功效。

【主治用法】 ①黄疸、子宫出血、便血：常用量为15～50克，用水煎服。②慢性支气管炎、肺结核：常用药量为50克，用水煎服。

【附】 五倍子(虫瘿)用来主治：①治小儿盗汗，用五倍子研成粉末，每次分三分，加少量温开水，调成糊状，每晚睡前敷肚脐处，另外再用一张小清膏药外贴加固。连敷三到四次。②治肺虚久咳、消渴盗汗、久泻久痢、便血脱肛、滑精遗尿等症，用量为2.5～6克，用水煎服。③用治先兆流产，用6克五倍子研成粉末，分两次，温开水送服。

金樱子

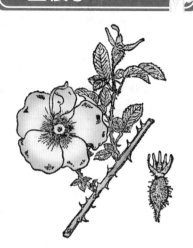

采收时间	生长环境	入药部位	治疗部位
①②③④⑤⑥⑦⑧⑨⑩⑪⑫			

【处方用名】 金樱子。

【别名】 糖罐子。

【植物形态】 蔷薇科，蔷薇属。属攀缘状灌木，多分枝，节处弯曲，有钩刺。叶呈复叶，且互生，叶背及叶柄也有钩刺，每叶常分为3片小叶，也有少部分有5～7片。花朵分为五瓣，呈白色。果实成熟时呈红黄色，甘甜可口，形状似花瓶，表面密生许多小刺。

【生长环境】 生长于丘陵、坡地、林边、路旁的灌木丛中等地。

【采收加工】 种子入药。秋冬季采收，要除去小刺，切开除去种子，蒸后晒干。

【性味功效】 酸涩平，具有收涩、固精、止泻之功效。

【主治用法】 主治慢性腹泻、白带、遗精、遗尿、小便次数多等。常用量为

9～15克，用水煎服。

【附】 金樱根(根) 又叫"野石榴根"，具有活血止泻、消炎止痛之功效。主要用来治疗腰酸腿疼、跌打损伤、慢性腹泻等。常用量为15～50克，用水煎服。

桃金娘

【处方用名】 岗稔根、岗稔果、岗稔叶。

【别名】 岗稔、山稔。

【植物形态】 桃金娘科，桃金娘属，高通常为90～180厘米，属灌木。叶子呈椭圆形状，且对生，正面光滑，反面则有白毛。嫩枝密集生长柔软多毛。花朵生于叶腋，呈紫红色。果实成熟时紫红色，形状似杯状，味道甜，可食。

【生长环境】 生于丘陵、坡地、山路旁；主产于福建、广东、广西、云南、台湾等地。

【采收加工】 根、果、叶皆入药。根一年四季均可挖采，洗净，切片，晒干。夏季采叶，晒干，亦可鲜用。秋季采果，蒸熟，晒干。

【性味功效】 甘涩平，具有收敛止泻、祛风活络、补血安神、益肝补肾等功效。

【主治用法】 ①急性胃肠炎：用叶煎服，用量为15～50克。②无黄疸型传染性肝炎(活动期)：用根煎服，用量为50克。须连续服用30～40日。③慢性痢疾、慢性肠炎、风湿骨痛、腰肌劳损、气虚浮肿：用根煎服，用量为15～50克。④孕妇贫血、病后体虚、头晕心悸：取果煎服，用量为9～15克。

碎米荠

【处方用名】 碎米荠

【别名】 白带草

【植物形态】 十字花科，碎米荠属。高18～24厘米，属二年生小型草本植物。叶子呈羽状分裂，裂片大小不等，最大的则为顶端裂片。茎从根部分成数枝，枝干上部左右连续弯曲。花朵呈白色，形状较小。果实直立，呈细长形状，成熟时两瓣裂开，通常3～4月份开花。

【生长环境】 生在路旁、田间、水边等潮湿地区。

【采收加工】 全草入药，3～4月采收，洗净，晒干，切断。注意防霉蛀。

【性味功效】 甘温，具有收敛、止带、止痢等功效。

【主治用法】 痢疾、白带：常用量为15～50克，煎服；另治白带，必须配山药、芡实、乌贼骨等。

臭 椿

【处方用名】 椿根皮。

【别名】 樗白皮、椿根白皮。

【植物形态】 苦木科，臭椿属。高达300厘米，树冠稀疏，属落叶乔木。叶呈复叶，且互生，很大，长30～60厘米；小叶呈卵状披针形，一般13～25片，长6～11厘米，边缘波状起伏，基部歪斜，各侧常有一个大齿牙。花朵小，呈绿色，密集生于枝梢。果实淡绿色，呈长椭圆形，长3厘米左右，有扁而薄的翅；种子则生于翅的中央。通常5月份开花，9~10月份果熟。

【生长环境】栽培或生于山野、竹园等处。

【采收加工】茎入药，一年四季均可采，洗净，切成小块状，晒干。

【性味功效】苦涩寒，具有清湿热、收敛止痢、止血、止白带之功效。

【主治用法】①湿热白带，可与黄芩、赤芍等配合用。②月经过多，可与墨旱莲、陈棕炭等配合用。③痢疾腹泻，可与黄芩、木香等配合同用；以上三种病症常用量为9~15克，用水煎服。④皮肤疮癣：外用，适量，煎汤洗。

【附】凤眼草(臭椿的果实) 功效与椿根皮相似，用于治疗痢疾、便血、白带等症，常用量为4.5~9克，用水煎服。

收敛药

药名	处方用名	性味	功效	主治	常用量
山萸	萸萸肉、山萸肉	酸涩微温	补肾，涩精	①遗精、阳痿；②腰痛、头晕；③小便频数	6~9克
五味子	北五味、五味子	酸温	敛肺滋肾，止泻止汗	①自汗、盗汗；②遗精；③虚证咳喘；④久泻不止；⑤失眠	3~6克
牡蛎	左牡蛎	咸平微寒	收敛，化结，平肝	①自汗、盗汗；②遗精；③瘰疬；④眩晕	12~50克
覆盆子		甘酸微温	缩尿，涩精	①虚证、小便频、遗尿；②遗精、阳痿、早泄	4.5~9克
芡实		甘涩平	健脾止泻，涩精	①脾虚久泻；②遗精；③白带多	9~15克
诃黎勒	诃子、诃子肉	苦酸平	涩肠敛肺	①痢疾、久泻、脱肛；②久咳、声哑	3~9克
乌梅		酸平	敛肺涩肠，安蛔止痛	①久咳不止；②久痢；③蛔虫病、呕吐、腹痛	3~9克
麻黄根		甘平	止汗	自汗、盗汗	3~9克
糯稻根		甘平	止汗	①自汗、盗汗；②肝炎；③丝虫病	30~60克，治丝虫病用60~240克

药名	处方用名	性味	功效	主治	常用量
鸡冠花		甘凉	固下止血	①赤白带下；②崩漏；③痔漏下血	9～15克
桑螵蛸	海螵蛸	咸甘平	固肾益精	①遗精早泄；②小便不禁	3～9克
乌贼骨		咸微温	止血，止带，制酸，收湿生肌	①子宫出血、白带；②胃酸过多；③皮肤外伤出血、阴囊湿疹、皮肤溃烂	9～12克。焙干研粉吞服，每次2.5～3克。外用适量
莲须		甘涩微温	益肾固精，止血	①遗精、遗尿、白带；②吐血；③崩漏	3～9克

软坚药

软坚药一般药味咸，即"咸软"，是用来软化硬结的药物，软坚药多用来治疗肿瘤、痞块（肝脾肿大）、瘿瘤（甲状腺肿）、瘰疬（慢性淋巴腺炎或淋巴结核）等疾病。

软坚药

药名	处方用名	性味	功效	主治	常用量
海藻		苦咸寒	化结利水	①瘰疬瘿瘤；②肝硬化；③水肿、脚气	3～12克
昆布		咸寒	化结利水	①瘰疬瘿瘤；②肝硬化；③水肿、脚气	3～12克
海带		咸寒	化结利水	①瘰疬瘿瘤；②肝硬化；③水肿、脚气	3～12克
鳖甲	炙鳖甲生鳖甲	咸平	化结滋阴	①痞块、肿瘤；②虚热、盗汗	15～50克(生用须先煎)

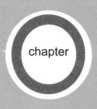

chapter

第七章

针灸与推拿

　　针灸与推拿是我国传统医疗方法的精华，也是我国历代劳动人民及医学家在长期与疾病的斗争中创造和发展起来的最早的医学。针灸和推拿具有适应证广，疗效明显，操作简便，不良反应少等优点，因此深受广大人民群众的欢迎。在社会发展进步的今天，针灸和推拿这两种非药物治疗方法，受到了世界范围内各界人士的重视和瞩目。

部位分成几等份，或称"骨度分寸"。

这种折量的分寸，可用手指来比量：屈中指中节，其两端纹头之间相当一寸，四横指相当3寸，两横指相当一寸半。

第一节 常用穴位

取穴的方法

穴位的取法，主要是根据体表的各种标志，如头面五官、骨节突起、肌肉凹陷、皮肤皱纹等。在距离这种标志较远的部位，则采用折量法，即把一定的

人体常见穴位

人体的常见穴所在部位主要可分为以下几个部分：头面颈项部、胸腹部、背腰部、上肢和下肢。

头面颈项部的常用穴位

穴名	部位	针法	针感	主治
人中	在人中沟上1/3处	斜刺，针尖向上，深0.2~0.5寸	有局部胀痛	休克、中暑、腰痛落枕、癫痫、面部肿痛
印堂	在两眉之间正中	斜刺，从上向下，深0.5~1寸	有局部酸胀	头痛、鼻病、目痛、眩晕、失眠、小儿惊风
上星	头部前正中线入发际1寸处	横刺，从前向后沿皮刺入，深0.3~0.5寸	有局部酸胀	头痛、目痛、鼻出血、鼻塞、鼻炎
百会	在头顶正中线与两耳尖连线的交叉处	横刺，向前后左右透刺，深0.5~1寸	有局部酸胀	严重头痛、眩晕、休克、高血压、脱肛
哑门	项后正中入发际5分	针尖向喉结方向，深1~2寸，注意不要过深	浅刺时有局部发胀，深刺时病人有手足或全身触电感，如有此感应时，应立即退针	聋哑、项强、神经官能症
大椎	第七颈椎与第一胸椎棘突之间	直刺，深0.5~1寸。灸法：直接灸5~15壮，温灸15~30分钟	酸胀向下或向头部放散	疟疾、肝炎、癫痫、支气管炎、肩背冷、白细胞减少

续表

穴名	部位	针法	针感	主治
迎香	鼻翼旁5分，鼻唇沟中	斜刺，针尖透向内上方，深0.2~1寸	有局部酸胀	鼻炎、鼻窦炎、面神经麻痹
太阳穴	太阳眉梢与外眼角中间向后1寸凹陷处	直刺0.2~0.3寸，向后斜刺0.8~2寸	有酸胀痛，放散至半侧头部	偏头痛、眼痛、感冒、失眠
听宫	耳屏中部，张口时耳前凹陷处	直刺1~2寸	耳中发胀	耳聋、耳鸣、聋哑、中耳炎、面神经麻痹
听会	耳屏下部缺口前，张口凹陷处	直刺或向下方刺，深1~2寸	耳部发胀，有时扩散至半侧面部	聋哑、耳鸣、耳聋、齿痛、中耳炎
翳风	耳垂后，张口凹陷处	针尖向内前方，深1~2寸	沉胀感，耳根、耳道胀麻，耳底酸，有时半侧面颊发热	聋哑、耳鸣、中耳炎、腮腺炎、面神经麻痹
颊车	下颌角前上方约一横指，咬肌中	直刺0.5寸，或横刺透向地仓穴	有局部酸胀，并向周围扩散	牙痛、面神经麻痹、腮腺炎、下颌关节炎
地仓	口角旁4分处	刺入0.2寸左右，再横刺透向颊车穴或迎香穴	针部周围酸胀	面部神经麻痹、流涎、三叉神经痛
四白	瞳孔直下，当眶下孔凹陷处	直对瞳孔直刺0.2~0.3寸，或斜刺，从上向下可刺0.5~0.8寸	有局部酸胀	目赤痛痒，目翳，口眼歪斜，头痛眩晕
承泣	目下眶孔内，四白穴上3分	直刺透向内眦角处	有局部酸胀	近视、角膜炎、视神经萎缩、眼肌痉挛
阳白	眉上1寸，正对目中线	在额肌沿皮向眉中透刺0.3~0.5寸	额区胀痛	面神经麻痹、夜盲、眶上神经痛

头面颈项部穴位

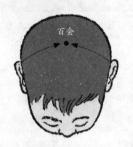

百会

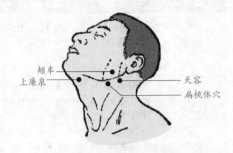

颊车
上廉泉
天容
扁桃体穴

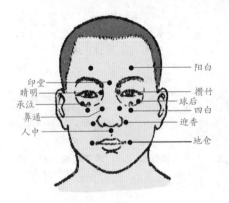

印堂
睛明
承泣
鼻通
人中
阳白
攒竹
球后
四白
迎香
地仓

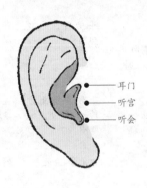

耳门
听宫
听会

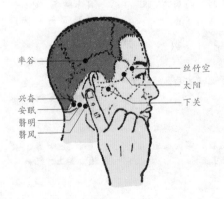

率谷
兴奋
安眠
翳明
翳风
丝竹空
太阳
下关

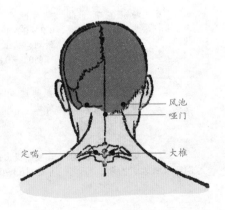

风池
哑门
定喘
大椎

胸腹部常用穴位表

穴名	部位	针法	针感	主治
天突	胸骨柄上缘凹陷处	针尖向下沿胸骨柄后缘斜刺，深0.8~1.2寸(不宜过深)灸法：直接灸5~15壮	咽部酸胀向下样感觉	支气管哮喘、支气管炎，咽喉炎，呕吐
膻中	胸骨上，平第四肋间两乳头连线中点	直刺3~5分或沿皮横刺1寸灸法：直接灸5~10壮	局部胀痛	支气管哮喘、支气管炎，乳汁分泌少、胸痛
中脘	剑突与脐孔之中点，脐上4寸	直刺0.8~2.5寸深。亦可斜向左右下方透刺	上腹部闷胀重感	胃痛、胃下垂、呕吐、消化不良、腹胀、泛酸
脐中	脐孔中	灸法：隔姜或隔盐灸5~15壮，禁针刺	同上	急慢性肠炎、腹泻虚脱、血压下降
气海	脐下1.5寸	直刺1~1.5寸	局部酸胀，有时感应向外生殖器放散	腹胀、腹痛、遗尿、痛经、月经不调
关元	脐下3寸	直刺1~2寸	局部酸胀，有时感应向外生殖器放散	遗尿、痛经、月经不调
中极	脐下4寸	同上，膀胱胀满时不可深刺	同上	尿潴留、尿频、尿道痛
乳根	乳头直下、乳房下沟陷处，当第五肋间	直刺0.2寸后横刺向上或左右，不宜直深刺	乳房下胀痛，有时向该肋间左右放散	乳汁不足、乳腺炎
梁门	中脘穴旁2寸	直刺0.5~1.5寸	局部酸胀	急、慢性胃炎，胃痛、胃溃疡
天枢	脐旁2寸	直刺1~2寸	酸胀放散到侧腹部	痢疾，腹胀、便秘、肠麻痹
水道	关元穴旁2寸	直刺1~2寸	同上	肾炎、膀胱炎
大横	脐旁4寸，腹直肌外缘	直刺1~2寸	同上	腹胀、便秘
子宫	中极穴旁3寸	直刺，深1.5~2寸	同上	子宫脱垂、月经不调、痛经

背腰部穴位

穴名	部位	针法	针感	主治
至阳	第七胸椎棘突下，相当于两肩胛骨下角水平	针尖稍向上方斜刺1寸左右	局部酸胀，有时向两旁扩散	肝炎、胆囊炎、胃痛、肋间神经痛
命门	第二腰椎棘突下	斜刺，深1～1.5寸	表层为局部发胀，至深部时两下肢有触电感	腰痛、腰扭伤、坐骨神经痛、遗尿、脊髓炎、小儿麻痹症
长强	尾骨尖端下方，当尾骨端与肛门之间	斜刺，从下向上，沿尾骨刺入，深1～1.5寸	肛门区胀痛，肛门有收缩感	癫痫、脱肛、痔核、腰神经痛
大杼	在第一胸椎棘突下	督脉旁开1.5寸处取穴，直刺0.5～1寸	局部酸胀麻，有时向两肩放散	头痛、癫痫、支气管炎、感冒、颈椎病
肺俞	第三胸椎棘突下旁开1.5寸	直刺0.3～0.5寸，或斜刺，灸法：直接灸5～15壮，温灸10～15分钟	局部酸胀麻，有时向肋间胀散	肺炎、支气管炎、肺结核、胸膜炎、咳嗽
膈俞	第七胸椎棘突下旁开1.5寸	直刺0.3～0.5寸，针尖向脊柱刺入0.5～1寸	同上	胃溃疡、肝炎、肠炎、食道癌、胃癌、哮喘、贫血
肝俞	第九胸椎棘突下旁开1.5寸	直刺0.5寸或斜刺针尖向脊柱刺入1寸	同上	肝炎、胆囊炎、肝大、肋间神经痛
胆俞	第十胸椎棘突下旁开1.5寸	直刺0.5寸或斜刺针尖向脊柱刺入1寸	同上	黄疸、胆道蛔虫症、腹胀、胸肋痛
脾俞	第十一胸椎棘突下旁开1.5寸	直刺0.5～1寸，或斜刺1寸。灸法：直接灸10～15壮，温灸10～15分钟	局部酸胀，并向腰部放散	胃痛、消化不良、脾肿大、贫血、白细胞减少
胃俞	第十二胸椎棘突下旁开1.5寸	斜刺，进针1寸	同上	胃痛、失眠、肝炎、十二指肠溃疡、胰腺炎、肠炎、腰背痛

穴名	部位	针法	针感	主治
肾俞	第二腰椎棘突下旁开1.5寸	直刺，深1~1.5寸	局部酸胀麻，有时向臀部放散	肾炎、腰痛、神经衰弱
大肠俞	第四腰椎棘突下旁开1.5寸	直刺1.5~2寸	腰部酸胀，有时向下肢扩散	腰痛、腰扭伤、肠炎、便秘
上髎	第一骶后孔中	针尖向内下方，深刺，深可达1.5~2寸	骶部酸胀，并向腰腿放散	下腰痛、坐骨神经痛、泌尿生殖系病、引产、神经衰弱
次髎	第二骶后孔中	针尖向内下方，深刺可达1.5~2寸	骶部酸胀，并向腰腿放散	下腰痛、坐骨神经痛、泌尿生殖系病、引产、神经衰弱
中髎	第三骶后孔中	针尖向内下方，深刺可达1.5~2寸	浅层时为局部酸胀，达深部时向下腹子宫体放散	下腰痛、坐骨神经痛、泌尿生殖系病、引产、神经衰弱
秩边	臀裂正中旁开3寸	坐骨大孔中，直刺，深2~3寸	大多有触电感放散至整个坐骨神经	坐骨神经痛、下肢瘫痪、麻木
肩中	俞大椎穴旁开2寸	直刺0.5~1寸	局部酸胀及沉重感，有时扩散至肩胛	肩胛神经痛、落枕、支气管炎
肩井	第七颈椎棘突和肩峰连线中点	直刺0.5~1寸	肩背部酸胀，有时麻至手臂前侧	中风后遗症、颈项部酸痛、子宫功能性出血
曲垣	肩胛岗上缘内侧凹陷处	直刺0.5~1寸	肩胛区酸胀	肩胛神经痛
夹脊	第一胸椎到第五腰椎各棘突间，旁开0.5寸	针尖向脊柱方向针刺，背段穴位可针1寸，腰段穴位可针2~2.5寸	局部酸胀，有时或向肋间及四肢放散	腰背痛、脊柱炎、肋间神经痛、邻近脏器病

胸腹部及背腰部穴位

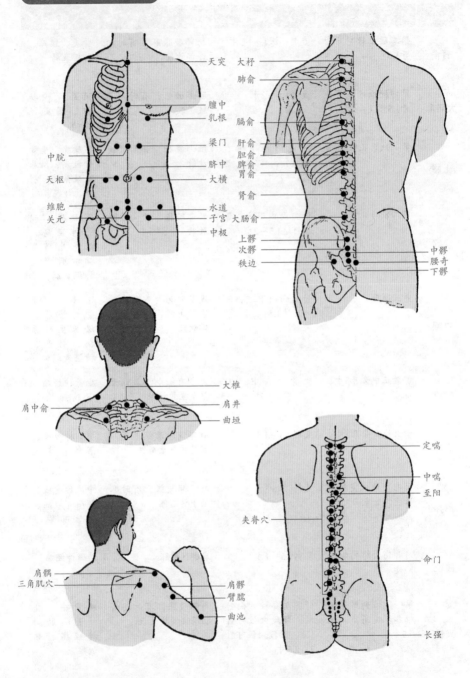

天突
膻中
乳根
梁门
中脘
天枢
脐中
大横
维胞
关元
水道
子宫
中极

大杼
肺俞
膈俞
肝俞
胆俞
脾俞
胃俞
肾俞
大肠俞
上髎
次髎
秩边
中髎
腰奇
下髎

肩中俞
大椎
肩井
曲垣

肩髃
三角肌穴
肩髎
臂臑
曲池

定喘
中喘
至阳
夹脊穴
命门
长强

上肢常用穴位表

穴名	部位	针法	针感	主治
肩髃	肩峰前下方，举臂时有凹陷处	直刺2～2.5寸，透向极泉穴	局部酸胀，有时放散到手指	肩关节炎、风湿性肌肉神经痛、偏瘫
肩髎	肩峰后下方凹陷处	斜刺，透向极泉穴，深2～3寸	局部酸胀，有时放散到手指	肩关节炎、风湿性肌肉神经痛
肩前	在肩内上方，当肱骨头、锁骨与喙突之间	直刺0.5～1寸	肩内侧酸胀，整个上肢有触电感	肩关节周围炎、偏瘫
曲池	曲肘、横纹头至肱骨外上髁之间	直刺1～2寸，可透少海穴	局部酸胀麻，感应可放散到手指及肩部	肩臂痛、偏瘫、扁桃体炎、发热、高血压
少海	曲肘、横纹内端	直刺0.5～1寸	局部酸胀麻，感应可放散到手指	高血压、失眠、心悸、手震颤、肩臂痛
尺泽	曲肘、横纹上、肱二头肌腱桡侧	直刺1～1.5寸	酸麻向前臂放散	肺炎、支气管炎、扁桃体炎、胸膜炎、咯血
孔最	桡侧腕后上7寸	直刺1～1.5寸	酸麻向前臂放散	肺炎、支气管炎、扁桃体炎
郄门	前臂内侧正中两筋间	腕上五寸处，直刺1～1.5寸	酸麻向指掌放散	神经性心跳过速、胸膜炎、心绞痛、肋间神经痛
间使	前臂内侧正中两筋间	腕上三寸处，直刺1～1.5寸	酸麻向指掌放散	心悸、心绞痛、胃痛、精神分裂症、癫痫、疟疾
内关	前臂内侧正中两筋间	腕上二寸处，直刺0.8～1寸	触电感向中指放散	胸闷、呕吐、失眠心悸、心绞痛、胃神经痛、胃溃疡、胃炎、低血压
神门	腕内小指侧掌后	横纹头陷中，直刺0.3～0.5寸	酸麻向小指放散	失眠、健忘、癔病、神经性心动过速
养老	腕背上1寸，尺骨小头桡侧骨陷	斜刺0.5寸许，针尖向肘部	酸麻可放散到指或肩肘	视力减退、落枕、头痛、肩臂和腰背酸痛
尺侧	第五掌骨之后下方	直刺0.3～0.5寸	酸胀向周围扩	腕指关节炎、腰痛

续表

穴名	部位	针法	针感	主治
阳溪	在腕背横纹桡侧, 跷起拇指, 当拇短伸肌腱与拇长伸肌腱之间的凹陷中	直刺0.3~0.5寸	局部酸胀	牙痛、腕痛、腱鞘炎
后溪	第五掌骨小头后握拳横纹端	直刺0.5~1寸	局部酸胀感	头顶痛、腰痛、落枕
少泽	小指尺侧指甲根后一分处	点刺出血或斜刺	局部疼痛	乳汁分泌少、乳腺炎、头痛、耳聋
支沟	外关穴上1寸处	直刺1~1.5寸	酸胀向周围扩散, 有时可放散到指掌区	肋间神经痛、胸膜炎、习惯性便秘、耳聋、耳鸣
外关	腕背横纹上2寸, 两骨间与掌侧内关相对处	直刺1~1.5寸	酸胀向周围扩散, 有时可放散到指掌区	感冒、发热、肋间神经痛、耳聋、耳鸣、手臂神经痛、上肢关节炎
中渚	手背第四、五掌骨间, 指缝后1寸	直刺或向上斜刺, 深0.5~1寸	酸胀向下传导, 有时向上传导	聋哑、耳鸣、耳聋
合谷	第一、第二掌骨间之中点	针尖透向劳宫穴或后溪穴, 深1~2寸	酸麻传导到指或肩	头痛、齿痛、扁桃体炎、咽喉炎、鼻炎、感冒发热、面神经麻痹、痛经、上肢关节痛
列缺	腕桡侧横纹上1.5寸	斜刺, 针尖向肘, 深0.8~1寸	酸麻放散到肩肘部	咳嗽、哮喘、头痛、咽喉痛、齿痛
鱼际	第一掌骨中间1/2处	直刺0.5~1寸	局部酸胀	哮喘、咳嗽、咯血、咽喉痛
少商	大指桡侧, 指甲根旁0.5寸	点刺出血	局部痛	扁桃体炎、肺炎、耳下腺炎
八邪	手五指背侧指缝间	针刺, 针尖沿掌骨方向刺向掌中, 深1寸许	局部酸胀, 有时麻向指端	手指关节炎、头痛、指痛
十宣	两手十指, 距指甲游离缘0.1寸, 左右共10个穴位	点刺出血	有痛感	昏迷、中暑、癫痫发作
四缝	手示指、中指、无名指、小指掌面的中节横纹中, 共八穴	刺1分许, 刺出黄白色透明液体	有痛感	小儿消化不良、瘦弱, 百日咳

续表

穴名	部位	针法	针感	主治
中魁	中指中节尖上	麦粒灸3~15壮	有痛感	呕吐、呃逆

上肢穴位

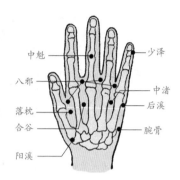

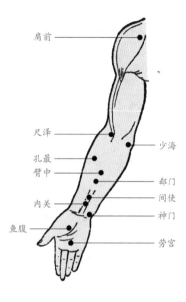

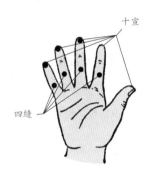

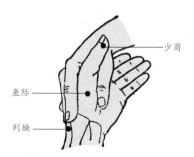

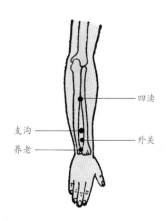

下肢常用穴位表

穴名	部位	针法	针感	主治
环跳	臀部股骨大转子最高点与臀裂正中的连线上外 1/3 与内 2/3 中间	直刺，深2～3寸	触电感，向下肢放散，直至趾端	坐骨神经痛、中风偏瘫、下肢关节炎、小儿麻痹症、下肢瘫痪
殷门	臀横纹至腘窝横纹正中连线中点	直刺，深2～3寸	触电感，向下肢放散，直至趾端	坐骨神经痛、腰背神经痛、下肢瘫痪
委中	腘窝横纹中央	直刺0.5～1寸，或点刺放出血	触电感，向下肢放散，直至趾端	腰背痛、坐骨神经痛、小儿麻痹症
承山	小腿肚下正中	直刺，深1～2寸	酸胀向下扩散	坐骨神经痛、小儿麻痹症、脱肛、腓肠肌痉挛
昆仑	足外踝与跟腱之间	直刺，深0.5～1寸	酸麻向小趾放散	背部神经痛、坐骨神经痛、足踝关节痛、头痛
申脉	足外踝下骨缝中	斜刺，针尖向下刺入0.3～0.5寸	局部酸胀痛	头痛、颈项强、癫痫、小儿麻痹症
风市	直立时两手下垂当中指尽处	直刺1.5～2寸	局部酸胀或向下放散	偏瘫、膝关节炎、股外侧皮神经麻痹
伏兔	膝上6寸，股骨的前外侧	直刺1～2寸	酸胀向膝部或下肢放散	偏瘫、小儿麻痹症、膝关节炎
至阴	小趾甲根外侧0.5寸	点刺或斜刺，针尖向上。灸法：麦粒灸5～15壮，温灸5～15分钟	有痛感	头痛、胎位不正、难产
阳陵泉	腓骨小头前下方凹陷处	直刺1～3寸，可透向阴陵泉	酸胀向下扩散，有时麻至小趾侧肋间	神经痛、胆囊炎、胆道蛔虫症、膝关节炎、偏瘫
胆囊穴	阳陵泉下1～2寸，当压痛最明显处	直刺1～3寸	酸胀向下扩散	胆囊炎、胆道蛔虫症
光明	外踝直上5寸处	直刺1～2寸	局部酸胀	近视、夜盲症、视神经萎缩、腓肠神经痛

续表

穴名	部位	针法	针感	主治
悬钟	外踝直上3寸处	直刺，深1～1.5寸	局部酸胀或向足底放散	落枕、偏瘫、脚气
丘墟	外踝前下方凹陷处	斜刺，针尖透向踝关节腔，深1～1.5寸	局部酸胀	足踝关节炎、扭伤、肋间神经痛
膝眼	膝盖下两旁凹陷处	斜刺，针尖向对侧1～2寸深	局部酸胀	膝关节炎
足三里	外膝眼下3寸，胫骨外侧一横指	直刺1～2寸	酸胀向下放散，有时向上扩散至膝	胃病、腹痛、腹胀、腹泻、呕吐、小儿消化不良、高血压等
阑尾穴	足三里下1～2寸，压痛最明显处	直刺1～2寸，根据病情，每日可针二至四次，每次留针1/2～2小时，留针时每隔10分钟捻针一次	酸胀向下扩散	阑尾炎
上巨虚	足三里下3寸，当患腹泻痛时，穴处每有压痛出现	直刺1～2寸，根据病情，每日可针一至二次，每次留针半小时以上	同上	痢疾、腹泻、阑尾炎
丰隆	外踝上8寸，胫骨旁开二横指处	直刺1～3寸	小腿外侧酸胀	下肢神经痛、咳嗽痰多、头痛、眩晕
解溪	踝关节前横纹上，当两肌腱之间	直刺向关节腔，深0.5～1寸	局部酸胀	足踝关节炎、小儿麻痹症
内庭	第二、三趾的趾缝间	斜刺0.2～0.5寸，针尖向解溪穴	局部酸痛	齿痛、扁桃体炎、头痛、胃痛
血海	髌骨内侧上2寸处	直刺1～2寸	局部酸胀	子宫功能性出血、月经过多、荨麻疹
阴陵泉	胫骨内侧髁直下方陷窝中	直刺1.5～3寸	小腿内侧酸麻，有时扩散至膝	尿潴留、浮肿、膝关节炎

穴名	部位	针法	针感	主治
三阴交	内踝直上3寸，胫骨后缘	直刺1～2寸	酸胀向下放散，有时可扩散至膝关节	生殖系统疾病（如子宫功能性出血、痛经、带下、难产、盆腔炎、遗精、遗尿、疝气等）
商丘	内踝前下方凹陷处	斜刺0.5～1寸，针尖透向关节踝	关节酸胀	踝关节炎、消化不良
公孙	足大趾本节后1寸处，赤白肉际	刺入1～2寸，针尖透向涌泉穴	足底酸胀麻	胃神经痛、消化不良、痛经
曲泉	屈膝时膝内横纹头上方凹陷处	斜刺，针尖透向委中穴，深1～2寸	局部酸胀，有时酸痛向下放散	膝关节炎、疝气、阴道炎
蠡沟	内踝上5寸，胫骨后缘	斜刺向后外方，深1.5～3寸	局部酸胀，有时酸痛向下放散	疝气、性功能亢进、痛经、子宫内膜炎
太冲	足大趾、次趾的趾缝上1.5寸处	直刺0.5～1寸，或斜刺向涌泉穴	局部酸胀麻	高血压、头痛、疝气、子宫功能性出血、乳腺炎
复溜	内踝后上2寸	直刺0.5～1寸	局部胀痛，有时触电感向足底放散	低热、肾炎、神经衰弱、盗汗
太溪	足内踝与跟腱之间凹陷中	直刺0.3～0.5寸	触电感	神经衰弱、腰痛、子宫内膜炎
照海	足内踝直下骨陷中	直刺0.3～0.5寸	酸痛	癫痫、扁桃体炎、神经衰弱、癔病、子宫脱垂
涌泉	脚底心凹陷中，当脚底前1/3与后2/3中间	直刺0.5～1寸	有痛感	头痛、昏迷、中暑、脑出血
八风	足趾的趾缝间，左右共八穴	斜刺，针尖向足掌心方向，深为0.5～1寸	局部酸胀麻	脚气、足背红肿、蛇咬伤

人体下肢穴位

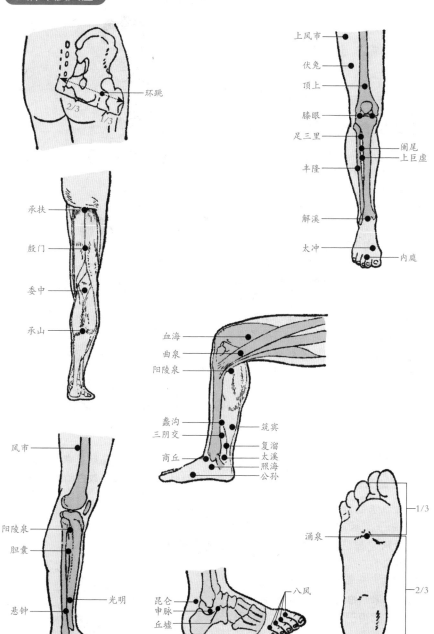

环跳

2/3　1/3

上风市
伏兔
顶上
膝眼
足三里
丰隆
解溪
太冲
阑尾
上巨虚
内庭

承扶
殷门
委中
承山

血海
曲泉
阳陵泉
蠡沟
三阴交
商丘
筑宾
复溜
太溪
照海
公孙

风市
阳陵泉
胆囊
悬钟
光明

昆仑
申脉
丘墟
八风
至阴

涌泉
1/3
2/3

第二节 推拿疗法

作用及适应证

推拿疗法是通过各种手法在病人的一定部位和穴位上进行治疗，具有疏通经络、通利气血、滑利关节等作用，并改善生理功能以增强机体的自我抗病能力，因此对运动系统、神经系统、消化系统的某些疾病具有一定的效果。

例如，对急性腰扭伤、四肢关节软组织损伤、落枕、胸胁痛、腰椎间盘突出、肩周炎、慢性腰背痛、风湿痛和类风湿性关节炎、三叉神经痛、面神经麻痹、头痛、高血压、胃和十二指肠溃疡、腹泻、脊髓灰质炎和乙型脑炎后遗症等病种，推拿疗法均能起到积极的治疗作用。

常用手法

推拿手法的种类较多，名称和形态亦不统一。为了便于读者掌握，这里把揉法、擦法等几种临床常用手法，介绍如下：

1. 擦法：全掌附着于治疗部位上做上下、左右来回推动，使局部发热，称为擦法，它适用于全身各部。擦法必须直接接触病人皮肤，故需用冬青油膏(冬青油18%、薄荷油2%、凡士林80%混合成膏)或伤筋药水作润滑剂。

擦法

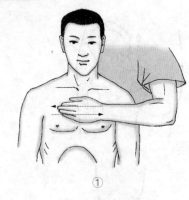

①

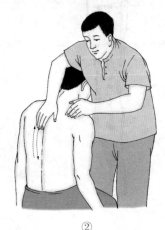

②

2. 揉法：用大鱼际或掌根部附着于一定部位，以腕关节做主动的摆动，称为揉法，适用于面部、腹部和肿胀患部的周围。

揉法

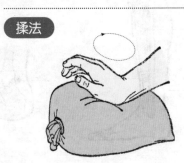

3. 摩法：用全掌附着于一定部位，以腕关节为主动，做回旋动作，称为摩法，适用于腹部。

摩法

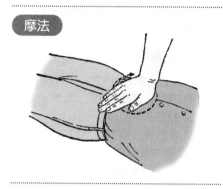

4. 拿法：以拇指与其他四指相对，捏住某一部位或穴位提拿揉捏的手法。适用于颈项、肩部、腋下及四肢部位，适用于颈项、肩部、腋下及四肢部位。

拿法

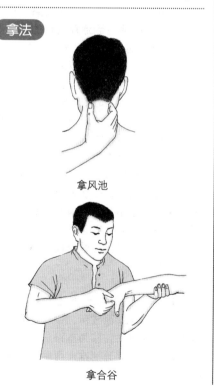

拿风池

拿合谷

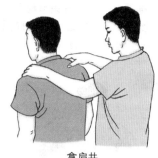

拿肩井

5. 按法：用大拇指螺纹部、示指屈指中节或肘关节鹰嘴突按压于一定部位，缓慢用力，称为按法，适用于全身各部位。

按法

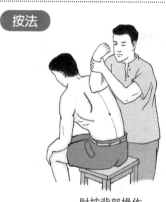

肘按背部操作

6. 抹法：用单手或双手大拇指螺纹部或偏峰贴于一定部位前后左右抹动称为抹法，适用于头面、颈项部。

抹法

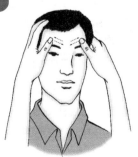

...

7. 摇法：用两手在关节前后托住和握住，然后上下左右缓慢做旋转摇动，称为摇法。适用于全身关节。

摇法

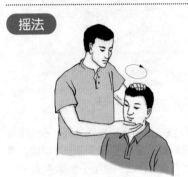

颈部操作

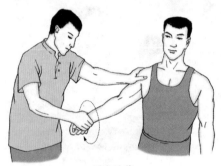

摇肩关节

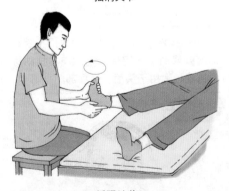

摇踝关节

在施用上述几种手法时，病人坐着和躺着较为适宜，这样能够放松局部的肌肉，便于治疗。

在进行推拿的过程中，有时需要热敷，也就是将毛巾浸在烧热的药水里，取出绞干折叠成方形敷于患处。这样有利于疾病的治愈，但要注意防止烫伤皮肤。

常见的热敷方

1. 羌活、独活各9克，川桂枝9克，香樟木15克，路路通9克，生川、草乌各9克，杜红花9克。

2. 草药方：鹅不食草125克，仙人掌60克，樟树叶60克，大山桂皮15克，大血藤50克，浪伞根50克，韭菜50克。

小儿推拿

小儿推拿基本上和成人推拿一样，用取穴和手法来达到治疗的目的，但由于小儿形体弱小，血气未充，脏腑柔嫩，因此治疗的手法和成人不一样；有的手法名称虽同，但动作及作用均不相同，在取穴上也与成人有所区别。

小儿取穴，有的成线状，有的成面状，同一穴位操作时使用不同手法能够起到不同的治疗作用。小儿皮肤娇嫩，在使用手法时要取姜汁、葱白头汁、酒精等作为润滑剂，以加强治疗作用。这里所介绍一些小儿常见病的推拿方法，适用于5岁以下的儿童，尤以乳儿期(即1月至1岁)的小儿治疗效果较佳。

小儿常用手法

1. 推法：分为直推法、分推法两种。用拇指螺纹面或示、中二指面在穴位上做直线推动，称为直推法。用两手拇指自穴位中点分别推向两端，称为分推法。

推法

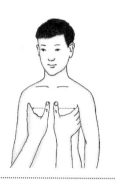

2. 揉法：用中指螺纹面或掌根部贴住穴位，做轻柔缓和的回旋动作。

揉法

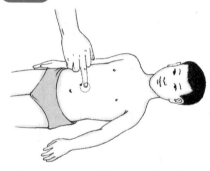

3. 捏脊法：用拇指顶住皮肤，示、中指前移，提拿皮肤，自尾椎两旁双手交替向前，至大椎两旁，称为捏脊法。如捏三次提拿一次，名为捏三提一法。

捏脊法

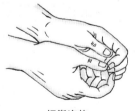

捏脊姿势

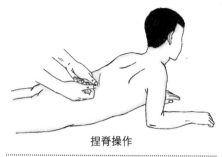

捏脊操作

小儿常见病的推拿方法

1. 发热：外感发热又称感冒，是小儿受了风寒而出现的一种症状。

治疗方法：用冷水揉大椎穴100次，揉肺俞50次，推脊柱300次，咳嗽者加分推膻中。

2. 呕吐：呕吐是小儿因体质虚弱、饮食过度和多吃生冷食物或受寒而引起的一种症状。

治疗方法：推膻中50～100次，摩中脘5分钟，按足三里20次。

3. 疳积：疳积多由饮食不节而损伤脾胃所致，也有因病后失调或腹部虫积而成，主要症状是胃口不好、身体消瘦、夜间烦躁、大便酸臭、小便浑浊。

治疗方法：摩中脘5分钟，摩腹3分钟，揉脐3分钟，推七节200次，捏脊从下向上连续5次。

4. 脱肛：脱肛多由体质虚弱或泄泻日久所致。主要症状有精神萎靡、胃口不好、肛门脱出不收、肿痛难忍。

治疗方法：揉丹田10分钟，揉脐中3分钟，揉龟尾200次，推七节（向上)200次。

小儿推拿常用穴位

1. 大椎穴：第七颈椎棘突下凹陷处。

操作要求：用拇指螺纹面做揉法，名为揉大椎。

主治：发热、惊风、感冒、咳嗽。

2. 肩井穴：肩胛岗上窝的上方。

操作要求：用两示指或中指尖端做按法，名为按肩井；用拇指、示指做拿法，名为拿肩井。

主治：风寒感冒、胃脘疼痛。

3. 肺俞穴：第三胸椎下旁开1.5寸。

操作要求：用两拇指或示、中指尖端做揉法，名为揉肺俞。

主治：发热、咳嗽、气喘、痰涎雍盛，潮热。

4. 脊柱穴：自大椎穴起至尾骶椎。

操作要求：用示、中指螺纹面骶由上而下直推，称为推脊柱。

主治：发热、腹泻、小儿麻痹后遗症。

5. 七节穴：自第四腰椎起至尾骶成一直线。

操作要求：用拇指或示、中指的螺纹面做推法，自上而下或自下而上均可，名为推七节。

主治：向下推治便秘；向上推治泄泻。

6. 龟尾穴：尾椎骨端。

操作要求：用拇指端做揉法名为揉龟尾。

主治：泄泻、痢疾、脱肛、便秘。

7. 膻中穴：二乳头中点。

操作要求：用拇指分左右推至乳头，称为分推膻中。

主治：呕吐、嗳气、痰多、胸闷、咳嗽。

8. 中脘穴：胸骨下端至脐中点(脐上4寸)。

操作要求：用中指尖做揉法，名为揉中脘；亦可用掌根摩，名摩中脘。

主治：呕吐、腹泻、腹胀、痞满、食积、痰喘。

9. 丹田穴：脐下1.5寸。

操作要求：用中指或拇指螺纹面做揉法。

主治：小腹胀满、遗尿、小便少而赤，或尿闭、疝气以及体质虚弱者。

10. 脐中穴：肚脐中央即神阙穴。

操作要求：用中指端或掌根做揉法，名为揉脐。

主治：腹泻、腹胀、腹痛、食积、小便癃闭、大便燥积等。

11. 足三里穴：膝下三寸，胫骨外侧一横指处。

操作要求：用拇指端按或揉，称为按揉足三里。

主治：消化不良、腹胀、泄泻、呕吐。

小儿推拿取穴图

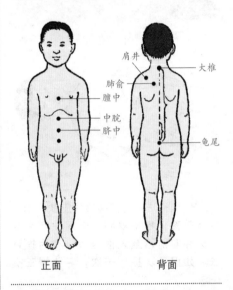

正面　　　　　　背面

肩井　肺俞　膻中　中脘　脐中　大椎　龟尾

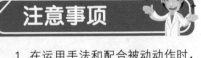

注意事项

1. 在运用手法和配合被动动作时，不能用粗暴蛮力，应该在病人能忍受的疼痛和生理范围内进行。如初次接受推拿治疗的病人，在治疗后局部肌肤可能有疼痛的反应，一般仍可继续推拿。

2. 皮肤病、烫伤、皮肤溃疡、结核病、化脓性关节炎以及骨折、脱位的病人，或患有严重心脏病、各种肿瘤疾病、恶性贫血及体力极度衰弱的病人，以及妇女在怀孕期、月经期或产后恶露都不宜做推拿治疗。

第三节 新罐疗法

"拔火罐"是我国民间流传已久的一种独特的治病方法，俗称"拔罐子"。拔罐疗法简便易行、效果明显，所以在民间广为流传，成为老百姓经常使用的日常保健与治疗方法。

随着社会的发展、医学的进步，拔罐疗法又有了新的发展，出现了刺血拔罐法、推罐法和水罐法等。

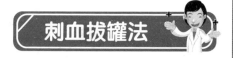

所需器材

梅花针，三棱针，大、中、小广口瓶，纸片或带蜡纸，酒精棉球，面粉等。

治疗方法

选定治疗部位后，先用酒精棉球对皮肤消毒，再用梅花针叩打局部皮肤，以皮肤潮红略见血点为宜。点刺后，盖上薄面饼，再用合适的瓶子(火罐)将纸片或酒精棉球点燃后投入瓶内。见火旺时，立即盖在穴位上。吸着后，留置10～15分钟。去罐时，先用指头压迫火罐边缘皮肤，使空气进入罐内，另一手即可拿去火罐。去罐后，用消毒草纸擦净血迹。

拔火罐原理

利用燃烧时的热力，排除罐内部分空气，造成负压(罐内气压低于外面大气压)，使罐吸附于皮肤。

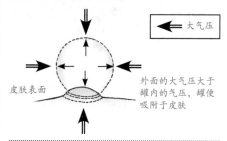

大气压

皮肤表面

外面的大气压大于罐内的气压，罐便吸附于皮肤

每次治疗间隔以3～7日为宜，一般以4～6次为一疗程。

治疗部位

1. 感冒、咳嗽：取双侧肺俞等上背部穴。

2. 胃痛：取脾俞、胃俞等下背部的穴位。

3. 肌肉劳损、关节痛：以压痛最明显处为治疗点。

4. 坐骨神经痛：取环跳、委中，亦可加用腰、臀部压痛点。

5. 高血压、失眠、头晕：取颈项后两侧，有时可加用大椎及第三、四胸椎之间，头晕可加用太阳穴。

注意事项

1. 初次治疗可拔罐2～3处，重复治疗可拔罐2～5处，不宜过多。

2. 若在点火过程中发现瓶口已发烫时，应换瓶，以防烫伤。

3. 对毒蛇咬伤、小腿溃疡，丹毒、冻疮等，也可用此法治疗，但须配合有关治疗方法。

4. 若拔罐处发生水疱，可涂龙胆紫。

5. 对心力衰竭、恶性肿瘤、活动性

肺结核、精神病、孕妇、月经期、出血性疾病、急性传染病以及年老体弱者不宜用此法。

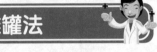

推罐法

适应范围

感冒后腰背痛、腰背肌肉劳损及其他原因所致的腰背痛或四肢肌肉酸痛、哮喘及支气管炎。

治疗方法

在选定的部位涂一薄层凡士林或其他油类，点燃95％酒精棉球，投放罐中，趁热将罐盖在穴位上。待罐吸紧后，将罐体在患部上、下、左、右推动，约6～8次，局部出现青紫色即可。

注意事项

推罐时应选肌肉丰满、毛发少的部位，如肩背部、腰臀部、四肢等。凡骨骼凹凸不平、有皮肤病及毛发多的部位均不适用。大血管经过处、水肿部位和孕妇的下腹部不能进行推罐。

水罐法

所需器材

大小不等的小口瓶(如青霉素瓶、链霉素瓶)，瓶口加带铝盖的橡皮塞，将瓶底切掉，边缘磨平备用。

治疗方法

在选用的水罐内装入配制的药液

约半瓶，紧紧地盖在选定的治疗部位，用注射器针头从橡皮塞中间刺入瓶中，抽出部分空气，使瓶内产生压力，瓶口就会吸紧皮肤，所用的药液应具有刺激性，如辣椒液、入地金牛液等。

适应证和注意事项

参照"刺血拔罐法"和"推罐法"。瓶底切掉，边缘周围必须平滑无缺口，以防划破皮肤。

拔罐手法

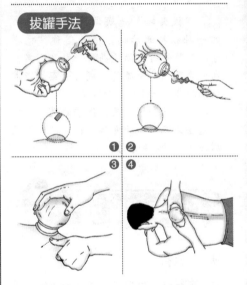

❶❷
❸❹

图① 贴棉法：将2厘米见方的乙醇棉片贴敷于火罐内壁底部，点燃后迅速扣于穴区。

图② 投火法：用蘸有95％浓度乙醇的棉条或纸片，点燃后投入罐内，迅速扣在所选的区域。

图③ 取罐法：取罐时，一手扶罐身，一手手指按压罐口的皮肤，使空气进入罐内，火罐即可脱落。

图④ 推罐法：待罐吸紧后，将罐体在患部上下推动，约6～8次，局部出现青紫色即可。

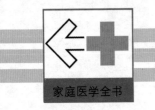

家庭医学全书